胆道閉鎖症
診療ガイドライン
〈第2版〉

日本胆道閉鎖症研究会 編

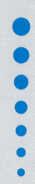

作成主体：
日本胆道閉鎖症研究会

厚生労働科学研究事業「小児期発症の希少難治性肝胆膵疾患における包括的な診断・治療ガイドライン作成に関する研究」班（平成26〜27年），「小児期発症の希少難治性肝胆膵疾患の移行期を包含し診療の質の向上に関する研究」（平成28〜30年），「小児期・移行期を含む包括的対応を要する希少難治性肝胆膵疾患の調査研究」班（令和元年〜3年）および「小児期発症の希少難治性肝胆膵疾患における医療水準並びに患者QOLの向上のための調査研究」班（令和4〜6年）

へるす出版

序　文

　初版の『胆道閉鎖症診療ガイドライン』は，2013年に日本胆道閉鎖症研究会にて安藤久實愛知県心身障害者コロニー総長（当時）を座長とする「胆道閉鎖症診断・治療ガイドライン作成委員会」が立ち上げられ，Minds（公益財団法人日本医療機能評価機構）の吉田雅博先生のご指導を頂き，Minds の2014年版診療ガイドライン作成マニュアルに沿った形で2018年に完成した。折から2015年に胆道閉鎖症は指定難病に取り上げられ，小児期から成人期に至るまで多くの診療領域，職種の連携により医療提供や成長の見守り，社会支援などを行っていくべき疾患として，広く認知されるようになった。

　初版ガイドライン作成から2年が経過した2020年12月5日の日本胆道閉鎖症研究会幹事会において，最新の『Minds 診療ガイドライン作成マニュアル2020 ver 3.0』に沿った形での胆道閉鎖症診療ガイドライン改訂が承認された。これに伴い初版作成時の統括委員を中心に，再び Minds の吉田雅博先生にもご参加頂いてガイドライン統括委員会が結成され，日本小児外科学会，日本小児栄養消化器肝臓学会，日本小児放射線学会，日本肝移植学会，日本小児肝臓研究会などの協力を得て，患者代表にも参加をお願いし，ガイドライン作成グループならびにシステマティックレビューチームが結成された。これらのガイドライン作成組織は，初版の作成に関与したメンバーを中心に新たな若い人材を起用し，将来的なガイドライン改訂における継続性の担保を図った。2021年9月15日の第1回委員会以降，前回の CQ の見直し，スコープの改訂作業に入り，システマティックレビューを経て，このほど改訂第2版が完成した。診療ガイドラインの構成については初版と同様に，①病態，②疫学，③診断，④治療，⑤合併症，⑥予後に分け，①病態と②疫学に関しては総説とし，③診断，④治療，⑤合併症，⑥予後に関しては総説を併記しつつ，CQ を上げ，それに対する推奨文・解説文の形式をとった。改訂第2版においては直接性の高い臨床課題を洗い出し，『Minds 診療ガイドライン作成マニュアル2020 ver 3.0』に沿った形で，利益相反の透明性，患者意向の取り入れ，医療経済的視点の組み入れなど新たな方針で作成作業が行われた。CQ は初版から大きく変わっている。改訂作業の進捗と課題については第49回日本胆道閉鎖症研究会（2022年）および第50回日本胆道閉鎖症研究会（2023年）において報告，討論が行われた。

　こうした結果，改訂第2版は初版とかなり趣きを異にする診療ガイドラインとなっている。このガイドラインが胆道閉鎖症診療の一助として患者，家族，医療者の助けになってくれることを切望している。

黒田達夫
胆道閉鎖症診療ガイドライン統括委員会委員長

序文（初版）

　1959（昭和34）年に葛西らにより胆道閉鎖症（以下，本症）non-correctable type に対する初の手術成功例が報告されて以来，術式や術後管理の改善が積み重ねられ，わが国の本症における治療成績は世界を大きくリードしてきた。しかし，日本胆道閉鎖症研究会による全国集計結果をみると，黄疸消失率・自己肝生存率は近年，横ばい状態となっている。これは，希少疾患であるため医療関係者の本症に対する経験が十分でなく，診断や手術の遅れ，あるいは統一した治療などがなされていないことなども治療成績が頭打ちとなっている要因と考えられる。また，持続する肝障害のために満足に働けずに成人期を迎える患者にとって，高額な医療費は大きな負担となっており，小児慢性特定疾病という年齢制限のある制度のみではなく，成人に達しても医療費の補助を受けられるようにすることが要望される。

　これらのことを鑑み，本症の早期診断・早期手術を促して治療成績の向上および良好な QOL 獲得を目指すとともに，指定難病に認められるために必要な「診断基準」「重症度分類」「重症度判定」および「診療ガイドライン」を作成する必要があるとの提案が，2013（平成25）年，日本胆道閉鎖症研究会幹事会においてなされた。早速，小児外科医はもとより小児科医，病理医らを加えた統括委員会，事務局，ガイドライン作成委員会，システマティックレビューチーム，文献評価選定委員会および外部評価委員から構成されるガイドライン作成委員会が結成された。Minds（公益財団法人日本医療機能評価機構）による『診療ガイドライン作成の手引き2014』に基づき会議を重ね，患者アウトカムに結びついたクリニカルクエスチョン（CQ）を作成するとともに，ランダム化比較試験，非ランダム化比較試験，観察研究などの個別研究論文およびシステマティックレビュー論文などのなかから，論文の優先順位を明確にすると同時に，エビデンスの示す強さを記載し，その結果をもとにした CQ に対する回答を作成してその推奨度を決定した。このような過程を経て世界初の「胆道閉鎖症診療ガイドライン」が完成したのである。

　本症の診断・治療に携わるにあたり「胆道閉鎖症診療ガイドライン」が活用され，その結果，早期診断・早期手術の実現，手術成績の向上，良好な QOL が得られるならば，ガイドライン作成の目的は達成されるのであり，できるかぎり早い時期にこの目的が達成されることを望むものである。なお，鏡視下手術や肝移植などの発展をはじめとし，本症の病態解明や診断・治療は日進月歩で変化しているので，それに遅れずに「胆道閉鎖症診療ガイドライン」を改訂していくことも，われわれに課せられた今後の課題である。

　最後に，「胆道閉鎖症診療ガイドライン」が作成されたことも影響して，成人期の本症患者およびその家族にとって，医療費の負担の軽減に役立つと思われる告示番号296の指定難病に認められたことを報告し，序文とする。

安藤久實
胆道閉鎖症診療ガイドライン統括委員会委員長

胆道閉鎖症診療ガイドライン改訂にあたって

　2018年10月に『胆道閉鎖症診療ガイドライン』が出版され，さらにその後，その概要版がJournal of Hepato-Biliary-Pancreatic Sciences に英文で報告された。2020年12月に，当初の予定に沿って公開から5年後の改訂を目指しての作業が開始された。初版の統括委員会から黒田達夫先生，吉田雅博先生と仁尾が残り，蛭川大樹先生，内田広夫先生，山髙篤行先生，鈴木達也先生が新たに加わって改訂のための統括委員会が組織され，黒田先生に委員長をお務めいただいた。作成主体は初版と同じ日本胆道閉鎖症研究会が担当し，最新の Minds 診療ガイドライン作成マニュアルに準拠したガイドライン作成を行う方針が確認され，協力学会についても初版に倣い，実際に胆道閉鎖症の診療・研究を担当している医師・研究者が所属する5学会・研究会に連携を依頼して作成チームが組織された。ガイドラインの透明性を確保するためのCOI 管理については，日本胆道閉鎖症研究会利益相反委員会の協力を得て行われた。作成チームは，胆道閉鎖症にかかわる医師および研究者に加え，ガイドライン作成の専門家，疫学の専門家，看護師，患者と患者家族および患者会の代表者など，多彩な方々が参加して編成された。基本的には初版と同様の手順でガイドライン作成が行われたが，CQ の追加と大幅な見直しや繰り返し協議が行われたため，当初の予定よりやや時間を要したが，このほど最終化の運びとなった。

　本ガイドラインは，胆道閉鎖症診療に特化するものとしては世界でも唯一と考えられ，このほどその改訂版が公開されるということは，日本のみならず世界の医師・研究者，そして患者およびその家族にとっても大きな朗報である。

　近年，胆道閉鎖症の移行期医療，いわゆるトランジションがしばしば話題になるが，年長者を含めて診療は主に小児外科医が担当し，移植後は移植外科医に委ねられているのが現状と考えられる。1989年に開始された胆道閉鎖症全国登録は，本年でようやく35年目を迎え，成人期以降の諸問題の集積は今まさに行われている最中である。自己肝生存者が今後さらに増加し，また高齢化するなかでより望ましいトランジション体制の構築が近い将来の課題になるものと考えられる。胆道閉鎖症については，その病因解明がもっとも急がれるところであるが，臨床面での課題の克服までにはまだかなりの道のりを要するものと考えられ，次回以降のガイドライン改訂に向けて，治療成績のさらなる向上とエビデンスの集積に期待している。

　今回の改訂にあたり，黒田統括委員長をはじめとするガイドライン作成チームの方々の多大なるご貢献と，関連する学会・研究会の関係各位のご理解とご協力に深く感謝し，心から敬意を表する。

仁尾正記

厚生労働科学研究費補助金難治性疾患政策研究事業
「小児期発症の希少難治性肝胆膵疾患における医療水準並びに患者 QOL の向上のための調査研究」研究代表者
日本胆道閉鎖症研究会事務局代表

『胆道閉鎖症診療ガイドライン』

目　次

ガイドラインサマリー 2
用語・略語一覧 6
診療アルゴリズム 10
診療アルゴリズムに関する議論内容（一次肝移植の位置づけ） 12

第1章　作成組織・作成経過

作成組織 16
作成経過 19

第2章　スコープ

診療ガイドラインがカバーする内容に関する事項 24
システマティックレビューに関する事項 25
推奨決定から最終化，公開後の取り組みまで 27
【基本的特徴】
　　1. 臨床的特徴 30
　　2. 疫学的特徴 42

第3章　診　断

【総　論】
　　1. 胆道閉鎖症が疑われる症状・徴候 52
　　2. 診断手順と鑑別すべき疾患 52
　　3. 精　査 54
　　4. 直接胆道造影と葛西手術 55

【クリニカルクエスチョン(CQ)と推奨】
　　CQ1　スクリーニングは早期診断に有用か？　59
　　CQ2　淡黄色便の新生児・乳児に精査を行うことは有用か？　62
　　CQ3　遷延性黄疸と肝腫大のある患者に精査を行うことは有用か？　65
　　CQ4　術中胆道造影は予後予測に有用か？　68
　　CQ5　鑑別診断として肝生検は有用か？　70
　　CQ6　病理学的検査は予後予測に有用か？　75

第4章　治　療

【総　論】
　　1. 胆道閉鎖症疑い患者に対する術前準備 82
　　2. 葛西手術と胆道再建法 83
　　3. 逆流防止手術と術後胆管炎が予後に与える影響 84
　　4. 肝門切離範囲と吻合の際の注意点 85

【クリニカルクエスチョン（CQ）と推奨】

CQ7　生後 30 日以内の葛西手術は有用か？　88
CQ8　術後のステロイド投与は有用か？　91
CQ9　術後の抗菌薬長期投与は有用か？　95
CQ10　術後の UDCA 投与は有用か？　98
CQ11　いったん黄疸消失を得た術後患者に対する再葛西手術は有用か？　101
CQ12　腹腔鏡手術は有用か？　105

第 5 章　合併症

【総　論】

1. 胆管炎と肝内胆管拡張および肝内結石 ……………………………………… 112
2. 門脈圧亢進症 …………………………………………………………………… 112
3. 腫　瘍 …………………………………………………………………………… 113
4. その他 …………………………………………………………………………… 113

【クリニカルクエスチョン（CQ）と推奨】

CQ13　胆管炎に対する抗菌薬の予防投与は有用か？　117
CQ14　術後晩期の胆管炎に抗菌薬治療に加えて利胆療法，禁食管理の併施は有用か？　119
CQ15　術後症例における肝内胆管拡張あるいは肝内囊胞に対してドレナージ治療は有用か？　122
CQ16　乳幼児期から食道・胃静脈瘤のチェックは有用か？　124

第 6 章　予　後

【総　論】

1. 一般的な肝移植の適応について ………………………………………………… 131
2. 良好な自己肝生存を得るための一般的な検査や管理 ………………………… 131
3. 内視鏡検査および治療 …………………………………………………………… 132
4. 妊娠・出産について ……………………………………………………………… 133

【クリニカルクエスチョン（CQ）と推奨】

CQ17　自己肝生存例の成長障害に肝移植は有用か？　135
CQ18　自己肝生存例の妊娠・出産では，集学的管理は必要か？　137
CQ19　肝腫瘍のスクリーニング検査は有用か？　140
CQ20　食道・胃静脈瘤に対して予防的静脈瘤治療は有用か？　143
CQ21　脾機能亢進症に対する治療は有用か？　147
CQ22　難治性の胆管炎，治療抵抗性の門脈圧亢進症による病態に肝移植は有用か？　151
CQ23　初診時病態の進んだ患者に一次肝移植は有用か？　155

第 7 章　参考資料

公費負担医療の種類と申請方法 ………………………………………………… 160
胆道閉鎖症に関する情報の入手先一覧 ………………………………………… 168

索　引 ……………………………………………………………………………………… 170

ガイドラインサマリー
用語・略語一覧
診療アルゴリズム

ガイドラインサマリー

診断

→ 第3章　p. 51〜

	クリニカルクエスチョン	推　奨［推奨の強さ］	エビデンスの強さ
CQ 1	スクリーニングは早期診断に有用か？	生後1カ月前後の新生児・乳児に対するスクリーニングを行うことを推奨する〔1〕	B
CQ 2	淡黄色便の新生児・乳児に精査を行うことは有用か？	淡黄色便を呈する新生児・乳児では精査を行うことを推奨する〔1〕	C
CQ 3	遷延性黄疸と肝腫大のある患者に精査を行うことは有用か？	遷延性黄疸と肝腫大のある新生児・乳児では精査を行うことを推奨する〔1〕	C
CQ 4	術中胆道造影は予後予測に有用か？	術中胆道造影による病型診断を行うことを推奨する〔1〕	C
CQ 5	鑑別診断として肝生検は有用か？	鑑別診断として肝生検を行うことを限定的に提案する〔2〕	D
CQ 6	病理学的検査は予後予測に有用か？	肝門部組織を含めた病理学的検査を行うことを推奨する〔1〕	C

治療

→ 第4章 p.81〜

	クリニカルクエスチョン	推　奨 ［推奨の強さ］	エビデンスの強さ
CQ 7	生後30日以内の葛西手術は有用か？	生後30日以内の葛西手術を行うことを推奨する〔1〕	**B**
CQ 8	術後のステロイド投与は有用か？	葛西手術後患者にステロイド投与を推奨する〔1〕	**B**
CQ 9	術後の抗菌薬長期投与は有用か？	早期胆管炎の予防には，術後2週間程度の抗菌薬静脈投与とそれに続く長期経口抗菌薬投与を提案する〔2〕	**C**
CQ 10	術後のUDCA投与は有用か？	葛西手術後患者にUDCA投与を提案する〔2〕	**C**
CQ 11	いったん黄疸消失を得た術後患者に対する再葛西手術は有用か？	葛西手術後いったん減黄したが再上昇した例，または，いったん良好な胆汁排泄を認めたものの，突然胆汁排泄の途絶をきたした場合，再葛西手術を行うことを提案する〔2〕	**C**
CQ 12	腹腔鏡手術は有用か？	推奨なし〔なし〕	**D**

合併症

→ 第5章 p. 111〜

	クリニカルクエスチョン	推 奨［推奨の強さ］	エビデンスの強さ
CQ 13	胆管炎に対する抗菌薬の予防投与は有用か？	術後に予防的抗菌薬投与を行うことを提案する〔2〕	**C**
CQ 14	術後晩期の胆管炎に抗菌薬治療に加えて利胆療法，禁食管理の併施は有用か？	術後晩期の胆管炎に対して，症状に応じてステロイド，その他の利胆剤の使用を提案する〔2〕が，禁食管理は行わないことを提案する〔3〕	**D**
CQ 15	術後症例における肝内胆管拡張あるいは肝内囊胞に対してドレナージ治療は有用か？	術後症例における肝内胆管拡張あるいは肝内囊胞に対してドレナージ治療を行うことを提案する〔2〕	**D**
CQ 16	乳幼児期から食道・胃静脈瘤のチェックは有用か？	食道・胃静脈瘤に関して，病態に応じて適切な方法によりチェックすることを提案する〔2〕	**D**

予後

→ 第6章 p. 129〜

	クリニカルクエスチョン	推 奨 ［推奨の強さ］	エビデンスの強さ
CQ 17	自己肝生存例の成長障害に肝移植は有用か？	自己肝生存例の成長障害の改善のために肝移植を行うことを提案する〔2〕	**C**
CQ 18	自己肝生存例の妊娠・出産では，集学的管理は必要か？	自己肝生存例の妊娠・出産では，周産期中や産後の全身状態や肝機能の悪化に備え，集学的管理を行うことを推奨する〔1〕	**C**
CQ 19	肝腫瘍のスクリーニング検査は有用か？	自己肝生存例では，長期経過症例において肝腫瘍のスクリーニング検査を行うことを推奨する〔1〕	**C**
CQ 20	食道・胃静脈瘤に対して予防的静脈瘤治療は有用か？	食道・胃静脈瘤に対する予防的静脈瘤治療を行うことを提案する〔2〕	**D**
CQ 21	脾機能亢進症に対する治療は有用か？	脾機能亢進症に対する治療を行うことを提案する〔2〕	**D**
CQ 22	難治性の胆管炎，治療抵抗性の門脈圧亢進症による病態に肝移植は有用か？	難治性の胆管炎，治療抵抗性の門脈圧亢進症による病態に肝移植を行うことを推奨する〔1〕	**C**
CQ 23	初診時病態の進んだ患者に一次肝移植は有用か？	初診時病態の進んだ患者に一次肝移植を行うことを限定的に提案する〔2〕	**D**

用語・略語一覧

1. 重要用語の定義

用 語	解 説
一次肝移植	胆道閉鎖症に対して，胆汁流出を図る手術を実施することなく初回手術として行われる肝移植手術
黄疸	体内にビリルビンが過剰にあることで眼球や皮膚といった組織や体液が黄染した（黄色く染まる）状態
黄疸消失	本ガイドラインでは胆道閉鎖症術後の黄疸消失は，日本胆道閉鎖症研究会の全国登録事業に基づいて，各施設の総ビリルビン値の正常値を下回った場合に，黄疸消失したと定義する
葛西手術	胆道閉鎖症に対する手術術式の名称で，本来は，閉塞した肝門部胆管組織を切除して肝門部肝組織と腸管とを吻合する術式（肝門部腸吻合術）を指すが，肝内に連続する胆管（肝管）が併存する例に対して行われる術式（肝管腸吻合術）を併せて，肝から分泌された胆汁の流出路の再建を図る術式全体を一括して葛西手術と呼ぶことがある
合併症	手術中・手術後に生じる，加療を必要とする病態
肝移植	さまざまな原因により機能が低下した肝を取り出し，健康な肝を移植する治療。脳死肝移植と生体肝移植の2種類が存在する
肝硬変・肝不全	さまざまな成因により生じた慢性肝炎や肝障害が徐々に進行し肝が硬くなった状態。また，病態の悪化により肝機能が極端に低下した状態
肝腫大	さまざまな原因により正常の大きさを超えて肝の容積が増大した状態
肝生検	肝の組織の一部を採取し，病理学的検査を行うこと
肝胆道シンチグラフィ	放射性物質が肝から胆道を通じて腸管に排出される動きを追跡する検査
肝内結石	肝内の胆管内に存在する結石
肝内胆管拡張	肝の中の胆汁の通り道である肝内胆管が拡張した状態
肝肺症候群	肝疾患に関連して生じた肺血管拡張に基づく酸素化の異常
肝門部結合織塊	胆道閉鎖症において，肝門部の胆管が炎症により線維性構造物に置き換わった組織
針生検	特殊な針を用いて組織の一部を採取すること
自己肝生存率	胆道閉鎖症術後に肝移植をせずに自分の肝で生存している患者の割合
指定難病	発病の機構が不明で治療法が確立しておらず，長期の療養を必要とする，希少な国が指定した341疾患（2024年4月1日施行）
小児慢性特定疾病	生命を長期にわたって脅かしたり，症状や治療が長期にわたって生活の質を低下させる子供の慢性的な病気のなかで，高額な医療費の負担を軽減するために国が指定した845疾患（2022年4月1日時点）
食道・胃静脈瘤	門脈圧亢進症に起因する食道または胃の静脈拡張
心臓超音波検査	超音波診断装置（体表から当てた超音波に反射した情報を画像化する装置）を用いて心臓の形や動きを調べる検査法
スクリーニング	集団において対象疾患または疑いが強い患者を抽出するために行われる検査
スコープ	診療ガイドラインの作成にあたり，診療ガイドラインがカバーする内容に関する事項，システマティックレビューに関する事項，推奨作成から公開に向けた最終調整，公開に関する事項，疾患トピックの基本的特徴を示した文章
ステロイド	副腎皮質ホルモンの一つで，炎症や免疫が過剰になるさまざまな病気の治療に用いられる薬剤
成長発育障害	年齢と性別に応じた身長・体重に対して常に少ないか，あるいは短期間に減少すること
遷延性黄疸	生まれて2週間以上経過したあとも黄疸が遷延した状態
総生存率	胆道閉鎖症の患者のなかで葛西手術または肝移植後に生存している患者の割合
多脾症候群	内臓が左右対称性（両側性）に形成され，複数の脾を認める症候群
胆管炎	胆管内に急性炎症が発症した病態である。診断基準としては指定難病の胆管炎診断基準があり（表），本ガイドラインでは胆管炎の診断基準としてこの診断基準を用いる
胆汁うっ滞	肝で作られた胆汁が肝内外において消化管への流出障害をきたした状態

胆道閉鎖症全国登録制度	1989 年より日本胆道閉鎖症研究会によって実施されている胆道閉鎖症症例の登録制度
直接胆道造影	開腹あるいは腹腔鏡手術のもとで胆嚢から造影剤を注入して胆道の形態を調べる検査
直接ビリルビン	赤血球中のヘモグロビンなどが代謝されて作られる間接ビリルビンが，肝で処理されて生成されるビリルビン。胆道閉鎖症では徐々に上昇する
脾機能亢進症	門脈圧亢進症に起因する脾の腫大と脾の機能亢進
ビタミン K	胆汁が吸収に深くかかわる脂溶性ビタミンの一種で，血液の凝固や骨の形成に関連しているビタミン
病型分類	胆道閉鎖症の分類で，基本型分類ではⅠ型（総胆管閉塞型），Ⅱ型（総肝管閉塞型），Ⅲ型（肝門部閉塞型）が定義されている
腹部超音波検査	超音波診断装置を用いて腹腔内や骨盤内臓器の形態，病変，腹水，出血などの有無を調べる検査法
部分的脾動脈塞栓術	脾機能亢進症に対して脾動脈の一部を塞栓することで脾機能亢進や脾腫大を改善させる治療法
便色異常	便の色が異常に薄く，便色カードでは 1 〜 3 番に相当する状態。灰白色便が典型的とされるが，その多くは淡黄色便と呼ばれる色の薄い黄色便である
便色カード	胆道閉鎖症を早期発見する目的で開発された，新生児期・乳児期の便色判定のためのカード
母乳性黄疸	母乳主体の育児をしている場合に，生後 1 〜 3 カ月まで黄疸が遷延する状態。間接ビリルビンの上昇を認め，便・尿の色に変化は認めない
門脈圧亢進症	肝硬変などに伴い門脈の血圧が異常に高くなる病態
門脈肺高血圧症	門脈圧亢進症に起因する肺動脈性肺高血圧症
MELD スコア	12 歳以上の肝硬変および肝移植登録者における肝予備能の診断のために血液検査と透析治療の有無を用いたスコアリングシステム
National Clinical Database（NCD）	日本で 2011 年から開始された手術症例のデータベース。日本外科学会，日本消化器外科学会，日本小児外科学会，日本胸部外科学会，日本心臓血管外科学会，日本血管外科学会，日本呼吸器外科学会，日本内分泌外科学会，日本乳癌学会，日本脳神経外科学会，日本病理学会，日本泌尿器科学会，日本形成外科学会，日本内視鏡外科学会の 14 学会が参画している（2022 年 4 月 1 日時点）
PELD スコア	12 歳未満の肝硬変および肝移植登録者における肝予備能の診断のために血液検査や年齢，成長度を用いたスコアリングシステム
UDCA（ウルソデオキシコール酸）	肝で合成された胆汁酸の一種で肝保護に作用する

表　急性胆管炎診断基準

A．全身の炎症所見
　　　　A − 1．発熱（悪寒戦慄を伴うこともある）
　　　　A − 2．血液検査：炎症反応所見
B．胆汁うっ滞所見
　　　　B − 1．黄疸の出現または増悪
　　　　B − 2．血液検査：肝機能検査異常

確診	A，B すべての所見を認めるもの
疑診	A，B のいずれかを認めるもの
注	A − 2：白血球数の異常，血清 CRP 値の上昇，他の炎症を示唆する所見 B − 2：血清 ALP，γ-GTP（GGT），AST と ALT の上昇 ALP：alkaline phosphatase，γ-GTP（GGT）：γ-glutamyltransferase AST：asparate aminotransferase，ALT：alanine aminotransferase

域値	A − 1：	発熱		BT>38℃
	A − 2：	炎症所見	WBC（×1,000/μl）	<4, or >10
			CRP（mg/dl）	≧ 1
	B − 1：	黄疸		T-Bil ≧ 2（mg/dl）
	B − 2：	肝機能検査異常	ALP（IU）	>1.5 × STD
			γ-GTP（IU）	>1.5 × STD
			AST（IU）	>1.5 × STD
			ALT（IU）	>1.5 × STD

STD（standard）：各症例の平時のデータ
〔難病情報センターホームページ（2024 年 7 月現在）から引用〕

2. 略語の定義

略語名	正式名称	
ADL	activities of daily living	基本的日常生活動作
AFP	α-fetoprotein	α-フェトプロテイン
ALT	alanine aminotransferase	アラニンアミノトランスフェラーゼ
AST	aspartate aminotransferase	アスパラギン酸アミノトランスフェラーゼ
BA	biliary atresia	胆道閉鎖症
BASM	biliary atresia splenic malformation	
B-RTO	baloon-occluded retrograde transvenous obliteration	バルーン閉塞下逆行性経静脈的塞栓術
COI	conflict of interest	利益相反
CQ	clinical question	クリニカルクエスチョン
CRP	C-reactive protein	C反応性蛋白
CT	computed tomography	コンピュータ断層撮影
DIC	disseminated intravascular coagulation	播種性血管内凝固症候群
DNA	deoxyribonucleic acid	デオキシリボ核酸
DPM	ductal plate malformation	胆管板形成異常
ERCP	endoscopic retrograde cholangiopancreatography	内視鏡的逆行性胆管膵管造影
FNH	focal nodular hyperplasia	限局性結節性過形成
γ-GTP	γ-glutamyl transpeptidase	γ-グルタミルトランスペプチダーゼ
GWAS	genome-wide association study	ゲノムワイド関連解析
HA	hepatic artery	肝動脈
HLA	human leukocyte antigen	ヒト白血球抗原
ICU	intensive care unit	集中治療室
JBAR	Japanese biliary atresia registry	胆道閉鎖症全国登録制度
MELD	model for end-stage liver disease	
Minds	medical information distribution service	
MRCP	magnetic resonance cholangiopancreatography	核磁気共鳴胆管膵管撮影
MRI	magnetic resonance imaging	核磁気共鳴画像法
M2BPGi	Mac-2 binding protein glycosylated isomers	Mac-2結合蛋白糖鎖修飾異性体
NCD	national clinical database	
NLS	native liver survival	自己肝生存
NPV	negative predictive value	陰性的中率
OPSI	overwhelming postsplenectomy infection	脾摘後重症感染症
OR	odds ratio	オッズ比
PELD	pediatric end-stage liver disease	
PIVKA	protein induced by vitamin K absence or antagonist	ビタミンK依存性凝固因子前駆体

PT	prothrombin time	プロトロンビン時間
PT-INR	prothrombin time-international normalized ratio	プロトロンビン時間－国際標準化比
PTC	percutaneous transhepatic cholangiography	経皮経肝胆道造影
PTCD	percutaneous transhepatic cholangio drainage	経皮経肝胆道ドレナージ
PPV	positive predictive value	陽性的中率
PS	partial splenectomy	脾部分切除術
PSAE	proximal splenic artery embolization	脾動脈近位塞栓術
PSE	partial splenic embolization	部分的脾動脈塞栓術
PV	portal vein	門脈
QOL	quality of life	生活の質
RCT	randomized controlled trial	ランダム化比較試験
sROC	summary receiver operating characteristic curve	サマリー ROC 曲線
TCS	triangular cord sign	
Th1	T helper 1 cell	ヘルパー T1 細胞
Th2	T helper 2 cell	ヘルパー T2 細胞
TIPS	transjugular intrahepatic portosystemic shunt	経頸静脈的肝内門脈大循環短絡術
Treg	regulatory T cell	制御性 T 細胞
UDCA	ursodeoxycholic acid	ウルソデオキシコール酸
USBA	urinary sulfated bile acid	尿中硫酸抱合型胆汁酸
WBC	white blood cell	白血球

診療アルゴリズム

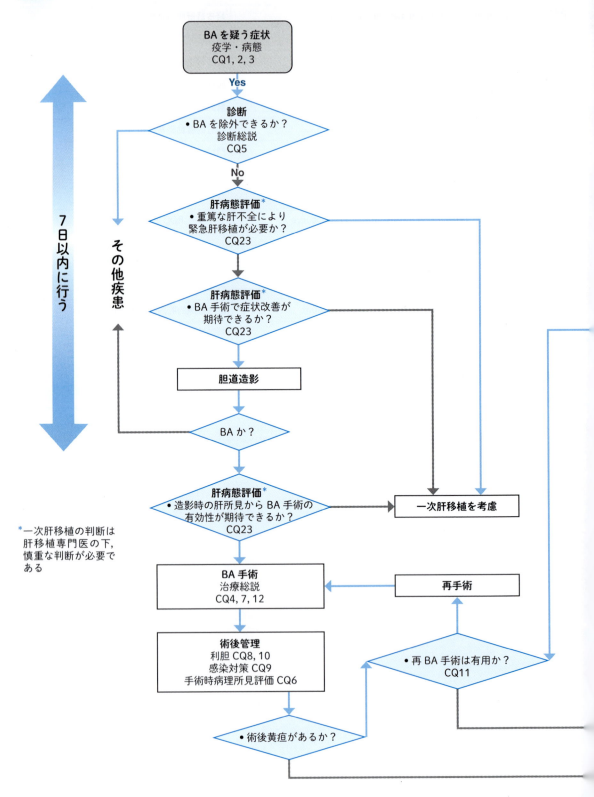

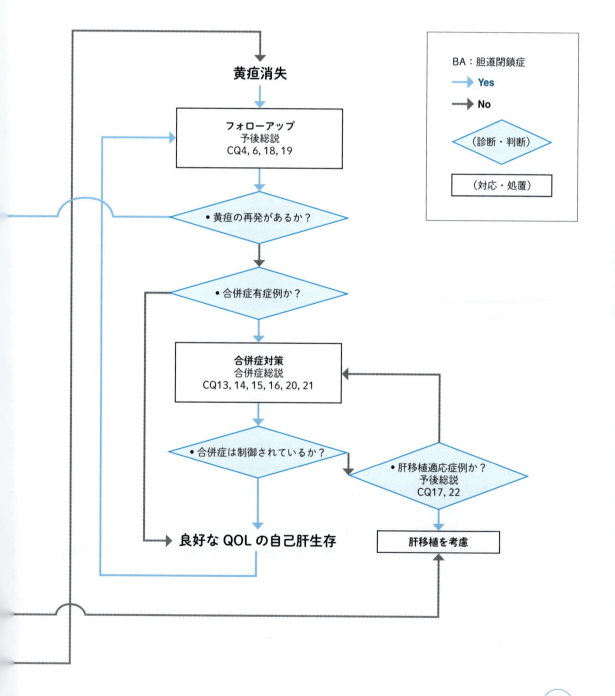

診療アルゴリズムに関する議論内容（一次肝移植の位置づけ）

　第1版の『胆道閉鎖症診療ガイドライン』のアルゴリズムでは，「耐術能は十分か」という（診断・判断）において「No」の症例は「肝病態評価」に進み，一次肝移植が有用と考えられる症例が一次肝移植に進むアルゴリズムとなっていた（図1-1）。しかし，改訂作業において，耐術能が不十分な症例が一次肝移植に進むアルゴリズムは適切かどうかが議論の焦点となった。

　そこで，改訂アルゴリズムでは，「耐術能は十分か」を「極端な病態の進行があるか？」という（診断・判断）の項目に修正を行うこととした。しかし，同判断を胆道造影による確定診断の前後どちらで行うかについては以下のような意見もあり，作成グループ内においても意見が分かれることとなった。

- 極端な病態の進行ということは，肝不全状態の患者では試験開腹には耐えられない状態であり，胆道造影により葛西手術の可能性を探るのではなく，一次肝移植を選択することがベストとなる症例がある
- 胆道閉鎖症が疑われる症例のなかには急性肝不全などの症例も含まれており，症例によってはただちに移植を準備すべき症例がある
- 胆道造影で診断が確定した場合には，肝病態が進行した症例においても葛西手術により改善する症例があり，現時点で一次肝移植の具体的な基準を設けることは難しい
- 胆道閉鎖症で診断が遅れた例では，門脈逆流や凝固機能障害，低蛋白血症，腹水の状態で紹介されてくることがまれにあり，このような症例では一次肝移植が考慮される。しかし，胆道閉鎖症の場合はビタミンK製剤や新鮮凍結血漿による治療で全身状態は持ち直すことが多く，多くの場合は安全に胆道造影が可能な状態になる
- 胆道造影は行ったものの，肝病態の進行から葛西手術は選択されず，一次肝移植を目的に紹介となった症例の経験がある

　そこで，「極端な病態の進行があるか？」という表現を「非代償性肝硬変ではなく，BA手術で病状改善が期待できるか？」に変更しつつ，胆道造影の前後両者に「肝病態評価」を位置させることで，肝病態評価のタイミングは各施設で判断が可能なものとする案が出された。

　しかし，同じ文言の（診断・判断）を記載することにより読者の混乱を招くことが懸念された。そこで，胆道造影前の「肝病態評価」については始めに危機的病態の回避を目的とした「重篤な肝不全により緊急肝移植が必要か？」という（診断・判断）を位置づけた。続いて，緊急肝移植とまではいかないものの一次肝移植を考慮すべき症例のため，「BA手術で症状改善が期待できるか？」という（診断・判断）を位置づけた。さらに，胆道造影後の「肝病態評価」は「造影時の肝所見からBA手術の有効性が期待できるか？」に文言の修正を行った。

　実臨床において一次肝移植を判断するタイミングや基準は各施設に委ねられるため，本アルゴリズムは各施設判断を妨げるものではない。ただし，現時点で一次肝移植の判断基準を設けることは困難なことから，判断時には肝移植専門医へのコンサルトの下，慎重な判断が求められることを最後に記す。

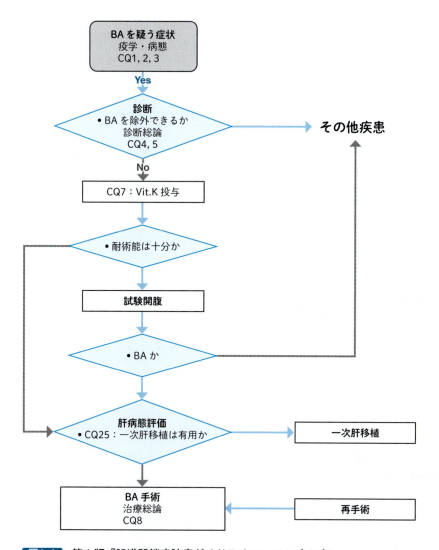

図1-1 第1版『胆道閉鎖症診療ガイドライン』アルゴリズム
〔日本胆道閉鎖症研究会：胆道閉鎖症診療ガイドライン，第1版，へるす出版，東京，p 8，2018．より抜粋〕

第1章

作成組織・作成経過

作成組織

1. 作成主体

本ガイドラインの作成主体は日本胆道閉鎖症研究会である。

また本ガイドラインは日本小児外科学会，日本小児栄養消化器肝臓学会，日本小児放射線学会，日本肝移植学会，日本小児肝臓研究会からの作成協力を得て作成された。

2. ガイドライン統括委員会 （五十音順・敬称略，所属は2023年3月1日現在）

虻川　大樹	宮城県立こども病院総合診療科・消化器科
内田　広夫	名古屋大学大学院小児外科学
黒田　達夫	慶應義塾大学医学部小児外科
鈴木　達也	藤田医科大学医学部小児外科学講座
仁尾　正記	東北大学大学院医学系研究科小児外科学分野
山髙　篤行	順天堂大学大学院医学研究科小児外科・小児泌尿生殖器外科
吉田　雅博	国際医療福祉大学市川病院人工透析センター（一般外科）

3. ガイドライン作成グループ （五十音順・敬称略，所属は2023年3月1日現在）

青木　亜紀	東北大学病院看護部：横断的分野
虻川　大樹	宮城県立こども病院総合診療科・消化器科：診断
家入　里志	鹿児島大学大学院医歯学総合研究科小児外科学：予後
乾　あやの	済生会横浜市東部病院小児肝臓消化器科：疫学
内田　広夫	名古屋大学大学院小児外科学：治療
大友　恭子	胆道閉鎖症の子どもを守る会：横断的分野
大畠　雅之	高知大学医学部外科学講座小児外科学：診断
大藤さとこ	大阪公立大学大学院医学研究科公衆衛生学：横断的分野
岡島　英明	金沢医科大学小児外科学：予後
奥山　宏臣	大阪大学大学院医学系研究科小児外科学：診断
小野　　滋	京都府立医科大学大学院小児外科学：治療
鹿毛　政義	久留米大学先端癌治療研究センター：病態
笠原　群生	国立成育医療研究センター：予後
金森　　豊	国立成育医療研究センター小児外科系専門診療部外科：合併症
北川　博昭	聖マリアンナ医科大学小児外科：疫学
黒田　達夫	慶應義塾大学医学部小児外科：合併症
越永　従道	日本大学医学部外科学系小児外科学分野：治療
古村　　眞	東京大学大学院医学系研究科組織幹細胞・生命歯科学講座：合併症

齋藤　武	千葉県こども病院小児外科：病態	
佐々木隆士	大阪市立総合医療センター小児外科：合併症	
佐々木英之	東北大学大学院医学系研究科小児外科学分野：疫学	
新開　真人	神奈川県立こども医療センター外科：予後	
鈴木　達也	藤田医科大学医学部小児外科学講座：予後	
田尻　達郎	九州大学大学院医学研究院小児外科学分野：病態	
仁尾　正記	東北大学大学院医学系研究科小児外科学分野：疫学・病態	
西　　明	群馬県立小児医療センター外科：診断	
野坂　俊介	国立成育医療研究センター放射線診療部：診断	
橋爪　徹	胆道閉鎖症の子どもを守る会：横断的分野	
橋爪　伸江	胆道閉鎖症の子どもを守る会：横断的分野	
平林　健	弘前大学医学部付属病院小児外科：合併症	
藤代　準	東京大学大学院医学系研究科小児外科学：合併症	
渕本　康史	国際医療福祉大学成田病院小児外科：診断	
文野　誠久	京都府立医科大学大学院小児外科学：作成グループアドバイザー	
別所　一彦	滋慶医療科学大学大学院医療管理学研究科：病態	
本多　奈美	東北大学大学院教育学研究科・教育心理学講座臨床心理学分野：横断的分野	
町野　翔	福島県立医科大学附属病院小児外科：横断的分野	
松藤　凡	三井物産株式会社人事総務部健康管理室診療所：治療	
水落　建輝	久留米大学医学部小児科学講座：合併症	
水田　耕一	埼玉県立小児医療センター移植外科：予後	
見田　美穂	胆道閉鎖症の子どもを守る会：横断的分野	
山髙　篤行	順天堂大学大学院医学研究科小児外科・小児泌尿生殖器外科学：治療	
横井　暁子	兵庫県立こども病院小児外科：治療	
米田　光宏	国立成育医療研究センター小児外科系専門診療部外科診療部：作成グループアドバイザー	

　担当分野は「病態」「疫学」「診断」「治療」「合併症」「予後」の6分野に分けた。「横断的分野」には，患者・市民の参画として患者2名，患者家族3名に加え，小児病棟看護師長，臨床心理学，公衆衛生学専門医を加えた。さらに，日本小児外科学会のガイドライン委員会より「作成グループアドバイザー」として2名の委員が参加した。

4. システマティックレビューチーム　（五十音順・敬称略，所属は2023年3月1日現在）

石毛　崇	群馬大学大学院医学系研究科小児科学分野：治療	
乾　あやの	済生会横浜市東部病院小児肝臓消化器科：疫学	
岩間　達	埼玉県立小児医療センター消化器・肝臓科：予後	
上野　豪久	大阪大学大学院医学系研究科小児外科学：診断	
梅津守一郎	済生会横浜市東部病院小児肝臓消化器科：診断	

大久保龍二	東北大学大学院医学系研究科小児外科学分野：合併症
垣内　俊彦	佐賀大学医学部小児科：予後
加藤　　歩	宮城県立こども病院総合診療科・消化器科：診断
熊谷　秀規	自治医科大学小児科学講座：合併症
古賀　寛之	順天堂大学大学院医学研究科小児外科・小児泌尿生殖器外科学：治療
小西健一郎	東京大学大学院医学系研究科小児外科学：合併症
近藤　宏樹	近畿大学奈良病院小児科：合併症
齋藤　　武	千葉県こども病院小児外科：病態
阪本　靖介	国立成育医療研究センター臓器移植センター：予後
櫻井　　毅	東北大学大学院医学系研究科小児外科学分野：治療
佐々木隆士	大阪市立総合医療センター小児外科：合併症
佐々木英之	東北大学大学院医学系研究科小児外科学分野：疫学
里村　宜紀	大阪急性期・総合医療センター小児科・新生児科：治療
眞田　幸弘	自治医科大学医学部外科学講座消化器一般移植外科部門：予後
城田千代栄	名古屋大学大学院小児外科学：治療
鈴木　光幸	順天堂大学大学院医学研究科小児思春期発達病態学：治療
田井中貴久	名古屋大学大学院小児外科学：治療
高橋　信博	慶應義塾大学医学部小児外科：診断
田中　　拡	昭和大学横浜市北部病院こどもセンター小児外科：診断
谷川　　健	公立八女総合病院病理診断科：病態
富田　紘史	東京都立小児総合医療センター外科：疫学
西亦　繁雄	東京医科大学病院小児科・思春期科：診断
野口　篤子	秋田大学大学院医学系研究科医学専攻小児科学分野：合併症
藤代　　準	東京大学大学院医学系研究科小児外科学：合併症
別所　一彦	滋慶医療科学大学大学院医療管理学研究科：病態
松浦　俊治	九州大学大学院医学研究院小児外科学分野：合併症
松村　知彦	群馬中央病院小児科：治療
水落　建輝	久留米大学医学部小児科学講座：予後
安井　稔博	藤田医科大学医学部小児外科学講座：病態
柳　　忠宏	やなぎクリニック：予後
山田　洋平	慶應義塾大学医学部小児外科：合併症
横井　暁子	兵庫県立こども病院小児外科：治療

担当分野は「病態」「疫学」「診断」「治療」「合併症」「予後」の６分野に分けた。

5. 外部評価委員会　　　　（五十音順・敬称略，所属は2023年3月1日現在）

| 泉　　陽子 | 東北大学東北メディカル・メガバンク機構バイオバンク部門健康政策分野 |
| 竹内　公一 | 胆道閉鎖症の子どもを守る会 |

田中　篤　　帝京大学医学部内科学講座
中山　健夫　京都大学大学院医学研究科社会健康医学系専攻健康情報学分野

6. ガイドライン作成事務局

本ガイドラインの作成事務局は日本胆道閉鎖症研究会事務局内に設置された。

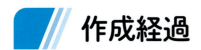

作成経過

1. 作成方針

本診療ガイドライン作成にあたって重視した全体的な方針を以下に記載する。
①公益財団法人日本医療機能評価機構による「Minds 診療ガイドライン作成マニュアル2020 ver.3.0.」に準拠する。
②利益相反（COI）に配慮した透明性の高いガイドラインを作成する。
③臨床現場の需要に即したクリニカルクエスチョン（CQs）を掲げる。
④現段階におけるエビデンスを公平な立場から評価し，コンセンサスの形成により結論を導き出す（evidence based consensus guideline）。

2. 使用上の注意

　本ガイドラインは，それぞれのエビデンスの研究デザインを明示するとともに研究の質を評価したうえで，質の高いエビデンスを重視した。しかし，胆道閉鎖症が希少疾患であることより，すべてのCQに対して，決して良質なエビデンスを得ることができない場合も存在していた。そのような臨床課題では今後のさらなる検討が必要と考えられた。以上の状況を踏まえて総体としてのエビデンスの質を評価し，日本での医療状況を加味したうえで，推奨の強さを決定した。推奨文は簡潔にまとめられているため，推奨に至る背景を理解するためには解説文を一読することが望ましい。
　ガイドラインはあくまで指針である。診療行為を行うにあたり，本ガイドラインは決してその行為を制限するものではない。実際の診療行為は施設の状況（人員，経験，機器など）や個々の患者の個別性を加味して，最終的な対処法が決定されるべきである。
　ガイドライン作成については正確性を保つために万全を期しており，ガイドラインの記述の内容については，ガイドライン作成ならびに評価に関する委員が責任を負うものとする。一方で，利用者がガイドラインの情報を利用することにより何らかの不利益が生じたとしても，ガイドライン作成ならびに評価に関する委員は一切の責任を負わない。診療結果に対する責任は，直接の治療担当者に帰属するべきものであり，ガイドライン作成ならびに評価に関する委員は責任を負わない。
　また，本ガイドラインを医事紛争や医療訴訟の資料として用いることは，本来の目的から逸脱するものである。

本ガイドラインの有効期限は原則公開から5年とし，本作成主体を中心として5年以内に改訂を行う予定である。

3. 利益相反

本ガイドラインの利益相反管理は，「Minds診療ガイドライン作成マニュアル2020 ver.3.0.」および「日本医学会COI管理ガイドライン」ならびに日本胆道閉鎖症研究会「胆道閉鎖症に関する研究の利益相反に関する指針」に従って作成された「胆道閉鎖症診療ガイドライン（第2版）作成にかかわるCOI管理方針」に則り，日本胆道閉鎖症研究会利益相反委員会の協力を得て行われた。ガイドライン統括委員，作成チーム，システマティックレビューチームならびに外部評価委員は全員，利益相反（個人的COIおよび組織的COI）に関する申告を行い，全員，本ガイドライン作成に関して該当なしと判定された。

4. 患者の意向の組み入れ

患者の意向をガイドライン作成に組み入れるために，外部評価委員会とガイドライン作成グループに胆道閉鎖症の患者会の代表および患者本人・患者家族に意見を頂戴した。具体的には，初版のガイドラインに対する意見と改訂ガイドラインに求めるものについて，Googleフォームを用いて自由記載による意見収集を行い，ガイドライン作成グループ会議において収集された意見の共有を行った。また，ガイドライン作成グループ会議においては，CQ文言や解説文について出された意見を基に修正を行うとともに，患者・患者家族が利用できる社会保障制度に関する参考資料を追加した。

5. 作成資金

本ガイドラインは，厚生労働科学研究事業「小児期・移行期を含む包括的対応を要する希少難治性肝胆膵疾患の調査研究」班（令和元年～3年）および「小児期発症の希少難治性肝胆膵疾患における医療水準並びに患者QOLの向上のための調査研究」班（令和4～6年）の一環として，また，日本胆道閉鎖症研究会一般会計から一部の費用支弁を受けて作成された。

資金提供機関に属する委員に関する利益相反管理は，「胆道閉鎖症診療ガイドライン（第2版）作成にかかわるCOI管理方針」に則り，日本胆道閉鎖症研究会利益相反委員会で行われ，本ガイドラインの内容に影響を与えないことが確認された。

6. 作成工程

（1）準　備
委員会の開催など，実施事項，実施結果，問題点などについて記載する。

2020年12月15日の日本胆道閉鎖症研究会幹事会で「Minds診療ガイドライン作成マニュアル2020 ver.3.0.」に則った形で『胆道閉鎖症診療ガイドライン』改訂を行うことが決定された。

2021年9月15日に第1回ガイドライン統括委員会が開催され，ガイドライン作成組織の素案，ガイドライン作成の基本方針，COI管理方針，作業工程案の確認ならびに決定がなされた。

（2）スコープ

　ガイドライン統括委員会が中心となり2021年10月よりスコープの作成に着手して，2022年2月1日にスコープを策定した。

　策定されたスコープを基に，2022年7月までにガイドライン作成グループにより各分野のCQが確定された。

　CQを作成する際には重要臨床課題からP（patients：介入対象），I（interventions：検討する介入）/C（comparisons：比較検討の介入），O〔outcomes：アウトカム（転帰事象）〕を抽出した。このときに抽出されたアウトカムについては，ガイドライン作成グループの担当者により相対的な重要性を評価して，システマティックレビューを行う際に検索対象とする「重要・重大とされるアウトカム」を選定した。

会議日程と概要

　2021年10月7日に第2回ガイドライン統括委員会，2022年2月1日に第3回ガイドライン統括委員会がそれぞれ開催され，スコープの策定がなされた。

　2022年3月10日にガイドライン作成グループ全体説明会が開催され，スコープ策定の経緯の説明がなされた。

　2022年3月15日に第4回ガイドライン統括委員会，2022年4月12日に第5回ガイドライン統括委員会が開催され，CQ案作成の進捗報告がなされた。

　2022年5月17日に第1回ガイドライン作成グループ会議が開催され，ガイドライン作成員全体でのCQ案の討議がなされた。

　2022年6月21日の第6回ガイドライン統括委員会ならびに2022年7月19日の第2回ガイドライン作成グループ会議を経て各分野のCQが確定された。

（3）システマティックレビュー

　2022年8月23日に第1回システマティックレビューチームミーティングで，システマティックレビューを行う際の留意点とCQ作成の経緯などを事務局より説明して，共通の認識の下で作業を行う基盤を整えた。その後にシステマティックレビューの作業を進めた。

　2022年9月22日　　第2回システマティックレビューチームミーティング
　2022年11月10日　　第3回システマティックレビューチームミーティング

この2回の会合でシステマティックレビューの結果を確定させた。

（4）推奨作成

　ガイドライン統括委員会とガイドライン作成グループの全構成員（計44名）でガイドラインパネルを組織し，Web会議を開催して推奨草案および解説に対して修正Delphi法による推奨案を作成した（総意形成）。

　さらに2022年12月3日に東京で黒田達夫会長（当時）が主催した第49回日本胆道閉鎖症研究会における特別企画「ガイドラインセッション」で改訂推奨草案が発表され，議論が行われた。

　その後，一般に広く受け入れられる推奨草案にするために，日本胆道閉鎖症研究会のホームページに推奨草案を掲載し，パブリックコメントを求めた（2024年1月15日～2月15日）。

会議日程と概要

　計6回のWeb会議により，推奨文，推奨度，エビデンスの強さなどを修正Delphi法により決定した。この会議はパネルメンバー計44名の75％以上にあたる33名以上の参加を確保して行われた。

- 第1回ガイドラインパネル：2022年11月22日（CQ2，4）
- 第2回ガイドラインパネル：2023年1月31日（CQ1，8，9，11，12，14，16〜21）
- 第3回ガイドラインパネル：2023年2月28日（CQ7，10，13）
- 第4回ガイドラインパネル：2023年3月28日（CQ5，15，22，23）
- 第5回ガイドラインパネル：2023年5月8日（CQ3，6）
- 第6回ガイドラインパネル：2023年9月22日（全体まとめ）

　その後，ガイドライン統括委員により，ガイドライン作成グループで作成された解説文の確認と外部評価後の確認，公開に至るまでの作業工程を確認した。

（5）最終化

　診療ガイドライン草案を第三者の立場で評価し，改善するための助言を求めるためパブリックコメントおよび外部評価委員による外部評価を受けた。パブリックコメントは日本胆道閉鎖症研究会，日本小児外科学会，日本小児栄養消化器肝臓学会，日本小児放射線学会，日本肝移植学会，日本小児肝臓研究会それぞれのホームページでガイドライン草案を1カ月間公開のうえ，意見を求めた。外部評価ではAGREE Ⅱまたは自由記載の形式で評価を受けた。集められた意見を基にガイドライン作成グループにおいて改訂を行い，最終的に作成グループとしての最終化を行った（2024年1月15日〜2024年4月22日）。

（6）公開

　ガイドライン作成主体である日本胆道閉鎖症研究会のホームページで公開する。またMindsに最終版を提出し，承諾が得られればMindsのホームページに公開予定である。さらに，実用版の書籍化および英文化をそれぞれ予定している。

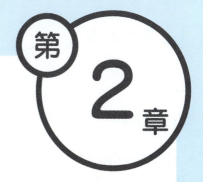

スコープ

診療ガイドラインがカバーする内容に関する事項

1. タイトル

『胆道閉鎖症診療ガイドライン』第2版

2. 目的

『胆道閉鎖症診療ガイドライン』第1版以降の新たなエビデンスの解析に基づき，胆道閉鎖症の早期発見のための適切な診断について明らかにし，最適な手術的治療および薬物治療や医療者の介入により，胆道閉鎖症患者の良好なQOLと予後を得ることを目指す。

3. トピック

胆道閉鎖症の診断と治療。

4. 診療ガイドラインがカバーする視点

本診療ガイドラインは，individual perspective（個人視点）で作成する。

5. 想定される利用者，利用施設

医療者（診断に関しては新生児から乳児期早期の対応にあたる医療者，診断後の治療については専門機関に従事する医療，および胆道閉鎖症にかかわるその他の医療者）ならびに患者やその家族を含めた一般市民。

6. 既存の他疾患のガイドラインとの関係

「Tokyo Guidelines 2018」，『肝硬変診療ガイドライン2020』，『膵・胆管合流異常診療ガイドライン』，『原発性胆汁性胆管炎（PBC）の診療ガイドライン（2017）』や『原発性硬化性胆管炎ガイドライン2017』などから，胆道閉鎖症の診療と関連のある領域を参照する。

7. 診療ガイドラインがカバーする範囲

胆道閉鎖症が疑われる新生児・乳児期早期の黄疸症例ならびに自己肝生存している胆道閉鎖症症例。肝移植の適応についてはカバーするが，移植の手術手技や管理，合併症についてはカバーしない。

8. 重要臨床課題

（1）早期診断

　胆道閉鎖症の予後向上のためには，早期発見が重要であるが，適切な診断方法は検討・普及していない。早期診断の方法について明らかにし，その普及を促進する。

（2）葛西手術の成績向上

　胆道閉鎖症の治療は，現在，肝移植以外には葛西手術が唯一の治療方法であるが，治療成績は良好とはいえない。成績向上のための術前管理，術式（腹腔鏡手術を含む），術後管理，再手術，トランジションなどについて推奨診療を提示する。

（3）良好な長期 QOL 獲得

　胆道閉鎖症の長期経過例には，門脈圧亢進症や肝硬変・肝不全などの発症頻度が高く，時に悪性腫瘍の合併も報告されるなど，いまだに予後不良である。肝移植の適応を含め，良好な長期 QOL 獲得のための推奨診療を提示する。

システマティックレビューに関する事項

1. 実施スケジュール

　p.21「第1章　6．作成工程　（3）システマティックレビュー」同様。

2. エビデンスの検索

　エビデンスタイプとして，（1）個別研究論文〔ランダム化比較試験（randomized controlled trial；RCT），非ランダム化比較試験，観察研究〕，（2）システマティックレビュー論文，（3）前述の診療ガイドラインを検索対象とする。検索するデータベースは PubMed と医学中央雑誌，検索を行う時期は2022年6月末まで（CQ が確定した後）とする。ヒトを対象とした臨床研究として，検索式はキーワードとし，基本的に PubMed では「biliary atresia」，「English」で制限を加え，医学中央雑誌では「胆道閉鎖症」を含み会議録を除くものとする。一部必要と考えられる場合には上記キーワードを含まない検索を行う場合もあり得る。

3. 文献の選択基準，除外基準

　文献選択は一次スクリーニング，二次スクリーニングを経て実施する。

（1）一次スクリーニング

システマティックレビューチーム2名が独立して一次スクリーニングを行う。一次スクリーニングではタイトル，アブストラクトからCQに合っていないもの，採用基準に合致しないものを除外する。2名の結果を照合して，二次スクリーニング用データセットを作成し，文献を収集する。

（2）二次スクリーニング

システマティックレビューチーム2名が独立して二次スクリーニング用データセットの論文の全文を読み，2名の結果を照合のうえ採用論文を決定する。

（3）選択基準

複数の論文が存在する場合に，分析的疫学研究以上のスタディデザイン論文を選択する。分析的疫学研究以上の論文が検索し得なかった場合には，必要に応じて記述研究や専門家の意見を採用する。既存の診療ガイドラインはCQとの関連性に応じて適宜採用する。

（4）除外基準

英語，日本語以外の文献，動物実験の報告，遺伝子に関する論文は除外する。

4. エビデンスの評価と統合の方法

まず胆道閉鎖症の診断，治療にかかわる各CQが含む，重要，重大なアウトカムを提示する。次いで，このアウトカムを結果に含む論文を研究デザインでグループ分けして用いる。

収集されたエビデンスを『Minds診療ガイドライン作成マニュアル2020ver. 3.0』の手法を用いて評価する。

STEP 1：エビデンスの評価：個々の研究に対する評価

アウトカムごとにまとめられた個々の論文について，分析疫学研究以上のエビデンスについては研究デザインごとにバイアスリスク，非直接性を評価し，対象人数を抽出する。

記述研究については構造化抄録を作成する。

STEP 2：エビデンス総体の評価

アウトカムごとにエビデンス総体を評価した。研究デザインごとに『Minds診療ガイドライン作成マニュアル2020ver. 3.0』の手法を用いて評価を実施する。

エビデンス総体をアウトカム横断的に統合し，CQに対する「エビデンス総体の総括」の強さを決定する。

推奨決定から最終化，公開後の取り組みまで

1. スケジュール

①ガイドライン作成グループの作業に先立ち作成されたスコープ案に，その後収集された新たな情報を追加してスコープを確定する。推奨の強さを決めるため，統括委員会とガイドライン作成グループの全構成員でガイドラインパネルを組織する
②各 CQ の担当者は，システマティックレビューの作業によって得られた結果を基に，診療の推奨文章の案を作成，提示する
③ガイドラインパネルはエビデンスの確実性（強さ），益と害のバランスを中心に，患者・市民の価値観・希望，負担，資源利用を加味して総合的に勘案のうえ協議する

2. コンセンサス形成の具体的方法

基本的に修正 Delphi 法を用い，ガイドラインパネル委員75％以上の参加の下，参加者70％以上の賛成をもって決定とする。1回目で結論が集約できないときは，各結果を公表したうえで討議を行い，2回，3回と投票を繰り返す。

3. 推奨作成の際に考慮する因子

（1）アウトカム全般に関する全体的なエビデンスの確実性（強さ）

アウトカム全般の，全体的なエビデンスの確実性（強さ）が強いほど，推奨は「強い」とされる可能性が高くなる。逆に全体的なエビデンスの確実性（強さ）が弱いほど推奨は「弱い」とされる可能性が高くなる。

（2）望ましい効果（益）と望ましくない効果（害と負担など）のバランス

望ましい効果（益）と望ましくない効果（害と負担など）の差が大きいほど推奨が強くなる可能性が高い。逆に正味の益が小さいほど，あるいは有害事象が大きいほど推奨が「弱い」とされる可能性が高い。

（3）患者・市民の価値観・希望，負担の確実さ（あるいは相違）

ばらつきがあればあるほど，または価値観や希望における不確実性が大きければ大きいほど，推奨が「弱い」とされる可能性が高くなる。

（4）費用対効果

コストに見合った利益があることが明らかであるほど推奨が「強い」とされる可能性が高くなる。本ガイドラインでは資源利用については考慮しない。

4. 推奨を文章で表現する際に準拠するルール

　その結果を踏まえて，前述と同様な修正 Delphi 法を用いて，表に示す「推奨の強さ」を決定し，本文中の囲み内に明瞭に表記する。ただし，投票を3回繰り返しても，70% 以上の同意が得られない場合には，「推奨なし」とする。

5. 推奨の強さを表現する基準

（1）エビデンスの強さ（表1-1）

表1-1　エビデンスの強さ

A（強）	効果の推定値に強く確信がある
B（中）	効果の推定値に中程度の確信がある
C（弱）	効果の推定値に対する確信は限定的である
D（とても弱い）	効果の推定値がほとんど確信できない

（2）推奨の強さの記載方法（表1-2）

表1-2　推奨の強さ

推奨の強さ「1」	行うことを推奨する
推奨の強さ「2」	行うことを提案する
推奨の強さ「3」	行わないことを提案する
推奨の強さ「4」	行わないことを推奨する
推奨の強さ「なし」	明確な推奨ができない

　一致率：前記の推奨作成に際して，開催するガイドラインパネルでの修正 Delphi 法により，担当者の作成した推奨文・推奨度の素案に対して，パネルが賛成した割合を「一致率」と定義して，推奨の強さに付記する

6. 最終化

　外部評価はパブリックコメントおよび外部評価委員によりなされる。パブリックコメントおよび外部評価委員の評価を考慮して草案の修正を行い，最終的に作成グループとしての最終化を行う。また，外部評価の内容とその返答内容のうち診療ガイドラインの内容に対して重大な評価内容であると判断するものに関しては，診療ガイドラインの詳細版を作成時に明記する。

7. 公開後の組織体制

　本ガイドライン公開後は次期の診療ガイドライン統括委員会，作成グループならびにシステマティックレビューチームが新たに編成されるまで活動を継続する。

8. 導入から普及・活用

　①本ガイドライン（実用版）を書籍として発刊し，作成主体である日本胆道閉鎖症研究会のウェブサイ

トに掲載予定である。また公益財団法人日本医療機能評価機構の審査を受けてウェブサイトへの掲載を目指す予定である

②ガイドラインの英文化を行い，国際学術誌への掲載を目指すことで，本ガイドラインを日本のみならず，全世界へ発信する予定である

③書籍による発刊，ウェブサイトでの掲載，英文化など多様な情報媒体を活用することで診療ガイドライン活用の促進が期待される

さまざまな媒体で公開を行い，医療者（診断に関しては新生児から乳児期早期の対応に当たる医療者，診断後の治療については専門機関に従事する医療者，および胆道閉鎖症にかかわるその他の医療者）ならびに患者やその家族を含めた一般市民の理解が深まることは，本ガイドラインの適用にあたる促進要因といえる。

9. 効果の評価

今回の改訂にあたり第1版の評価のために，日本胆道閉鎖症研究会の施設会員および登録参加施設に対して，第1版の診療ガイドラインに関するアンケート調査を2023年に実施する。本ガイドライン公開後にはガイドライン作成の活用状況とその有用性を評価するために改めて診療についてのアンケート調査を実施し，その結果を日本胆道閉鎖症研究会幹事会で確認・公表のうえ，次回改訂時の資料とする予定である。

10. 改　訂

本ガイドラインの有効期限は原則公開から5年とし，現在の厚生労働科学研究事業ならびに日本胆道閉鎖症研究会を中心として5年以内に改訂を行う予定である。

エビデンス，制度の変更に合わせて，全面改訂ないし部分改訂を行う。緊急の必要性がある場合には追加を行い，研究会ウェブサイトで公表する。

診療ガイドライン作成グループの一部を診療ガイドライン検討グループとして，常設の改訂検討グループとする。

11. 編集の独立性

（1）経済的利益相反

①「胆道閉鎖症診療ガイドライン（第2版）作成にかかわるCOI管理方針」に則り，かつ厚生労働科学研究としての経済的利益相反の管理を行った。

②上記を踏まえて，ガイドライン統括委員，作成グループ，システマティックレビューチームならびに外部評価委員は全員，利益相反に関する申告を行う。

（2）学術的利益相反

①推奨決定を行ったガイドラインパネルにおいて，学術的利益相反について確認を行い，CQごとに学術的利益相反ありと申告した参加者は，該当するCQについては推奨の決定に関与しないこととする。

基本的特徴

1. 臨床的特徴

（1）定 義
　新生児期から乳児期早期に発症する原因不明の硬化性炎症により肝外胆管が閉塞し，肝から十二指腸への胆汁排泄の途絶をきたす肝・胆道疾患である。

（2）歴史的事項
　胆道閉鎖症の歴史は，1811年，Burns の教科書の「incurable state of the biliary apparatus」という記載に始まる[1]。1891年に，Thompson が初めてこの疾患を系統的に記載した[2]。1916年，Holmes は，この疾患の16％に，肝内に連なる肝外胆管が開存する，いわゆる吻合可能型の存在を認め，手術的な治療の可能性を示した[3]。1928年，Ladd が吻合可能型に対する初めての手術成功例を報告した[4]。しかし，本疾患の大多数を占める吻合不能型の外科的治療はまったく不可能な時代がしばらく続いた。

　1957年，葛西は吻合不能型の胆道閉鎖症に対して索状肝外胆管を切除して，肝門部と空腸を吻合する手術（葛西手術）を実施し，世界初の救命例を得た。1959年，この術式が雑誌「手術」に発表され[5]，さらに，1963年にドイツ語で[6]，1968年には英語で[7]，それぞれ報告された。1970年代になって，国内における葛西手術の成績は急速に向上し[8]，欧米でも少し遅れて救命例の報告が出始め，1970年代後半には葛西手術の外科的治療法としての意義が世界的に確認された。

　1975年に，胆道閉鎖症の病型分類作成を最初の目的として日本胆道閉鎖症研究会が発足した。1989年には，この研究会が主体となって胆道閉鎖症全国登録制度（Japanese biliary atresia registry；JBAR）を開始し，2021年までに3,777例が登録され，現在も継続中である[9]。この間に早期手術の重要性が広く認識され，2012年から全国の母子健康手帳に便色カードが綴じ込まれるようになり，早期診断症例を増やすための取り組みが続けられている。

　葛西手術の成績は時代とともに向上したが，救命できない例も少なくなく，そのような症例には肝移植が行われる。1963年，Starzl らは初めての肝移植を報告し，レシピエントは胆道閉鎖症患児であった[10]。肝移植の成績は当初は思わしくなかったが，1980年代になって飛躍的に向上し[11]，欧米を中心に脳死移植が急速に普及した。1988～1989年にかけ，ブラジル[12]とオーストラリア[13]で生体部分肝移植が行われた。国内では1989年，島根医科大学（現島根大学）で，胆道閉鎖症患児に生体肝移植が行われ[14]，これを契機として国内でも肝移植が急速に普及した。以後，葛西手術と肝移植との連携により，胆道閉鎖症の予後は著明に向上した。

　胆道閉鎖症の救命例の増加とともに，小児期から成人期への医療移行，いわゆるトランジションの対象となる症例が増加し，2013年，胆道閉鎖症が厚生労働省難病対策研究事業の対象疾患となり，幅広い年齢層にわたる診断・治療の標準化に向けた調査研究が開始された。そしてこの研究事業の流れのなかで，2015年に胆道閉鎖症が指定難病に認定され，2018年には『胆道閉鎖症診療ガイドライン』第1版（作成主体，日本胆道閉鎖症研究会）が作成された[15]。

　胆道閉鎖症は，かつては先天性胆道閉塞症あるいは先天性胆道閉鎖症という呼び名が一般的であったが，その後，この疾患がほかの先天奇形と異なり，いったん形成された肝外胆管が何らかの原因による炎

症機転で閉塞するとの理解が広まり，1980年ころより胆道閉鎖症と呼ばれるようになった。

（3）診　断

胆道閉鎖症は新生児期または乳児期早期に発症し，手術時の肉眼的所見と直接胆道造影所見で，胆道閉鎖症病型分類（図2-1）における基本型分類の3つの形態のいずれかに当てはまる疾患である。鑑別診断として，母乳性黄疸，胆道閉塞を伴わない新生児・乳児期発症閉塞性黄疸疾患，先天性胆道拡張症などがあげられる。診断の参考となる検査所見を以下に記す。

〈胆道閉鎖症の診断の参考となる各種検査所見〉
1．血液・生化学的検査所見：直接ビリルビン値の上昇を見ることが多い。
2．十二指腸液採取検査で，胆汁の混入を認めない。
3．画像検査所見
　1）腹部超音波検査では以下に示す所見のいずれかを呈することが多い。
　　①triangular cord sign（TCS）：肝門部で門脈前方の三角形あるいは帯状高エコー。縦断像あるいは横断像で評価し，厚さが4mm以上を陽性と判定。
　　②胆嚢の異常：胆嚢は萎縮しているか，描出できないことが多い。また胆嚢が描出される場合でも授乳前後で胆嚢収縮が認められないことが多い。
　2）肝胆道シンチグラフィでは肝への核種集積は正常であるが，肝外への核種排泄が認められない。

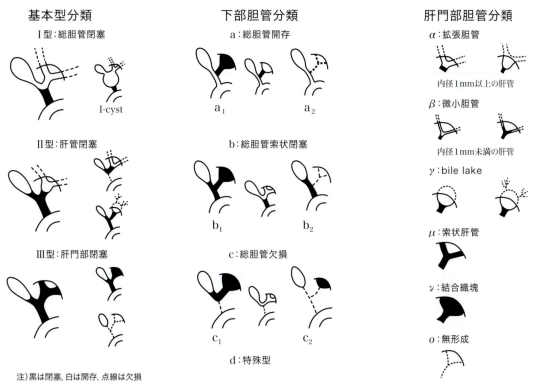

図2-1　胆道閉鎖症病型分類

（4）分　類

　本分類は，術中の肉眼的所見と直接胆道造影所見を基に決定する。

基本型分類

　胆管の閉塞部位のレベルによって3型に分類する。Ⅰ型は閉塞部位が総胆管にある総胆管閉塞型で，このうちとくに閉塞部位より肝側胆管が嚢胞状に拡張するものをⅠcyst型と呼ぶ。閉塞部位が胆管レベルのものをⅡ型（肝管閉塞型），肝門部レベルのものをⅢ型（肝門部閉塞型）とする。なお，肝門部に肉眼的には胆管構造を確認できない場合でも，胆嚢からの胆道造影で肝内に連なる胆管が確認できればⅠ型とする。

　Ⅰ型と先天性胆道拡張症との違いは，胆道閉鎖症では必ず総胆管に完全閉塞部位が存在する点である。ただし，生後2～3カ月まで正常な黄色便が排泄されていた症例は胆道閉鎖症から除外する。

下部胆管分類

　閉塞部位以下の胆管の形態によって，胆嚢から十二指腸まで内腔に開存の見られるもの（a），総胆管が索状に閉塞しているもの（b），総胆管が欠損しているもの（c）に分け，さらに肝管組織の有無により1と2に分ける。また，a，b，cのいずれにも該当しないものを特殊型（d）とし，索状総胆管内に孤立性の嚢胞が存在する場合などがこれに当たる。

肝門部胆管分類

　肝門部胆管の形態を，拡張肝管（α），微小肝管（β），bile lake（γ），索状肝管（μ），結合織塊（ν），および無形成（o）に分ける。αでは，肝内に連なる1mm以上の内腔を有する肝管を認める。βでは，肝内に連なる内腔1mm未満の肝管が造影などで確認される（肉眼で管腔が確認できない場合を含む）。γのbile lakeは，胆道から漏出した胆汁色素により肝門部に形成された仮性嚢胞であり，穿刺造影で肝内胆管との交通を認めない場合（Ⅲ型）と肝内に向かう微細なヒゲ状の構造を認める場合（Ⅱ型）がある。肝内胆管分枝が明瞭に造影される場合はαにいれる。左右に分岐する内腔のない索状肝管が存在する場合をμ，左右に分岐せず肝内のGlissonに連なる結合織塊を呈する場合をνとする。oでは肝門部に肝管の痕跡すら認めない。

　αとβはⅠ型，Ⅱ型のみに認められ，γはⅡ型またはⅢ型，μ，ν，oはⅢ型における肝門部形態である。Ⅰ-νやⅡ-μといった組み合わせは，本分類上存在しない。

　すべての症例は基本型分類，下部胆管分類，肝門部胆管分類の組合せで記載し得る。

　病型につき言及した近年の大規模な報告は5報あり，日本[9]，アメリカ[16]，イギリス[17]，オランダ[18]，フランス[19]から報告されている。日本の病型分類に準じた4報について**表2-1，2-2，2-3**に示す。

　いずれにしても肝門部が結合織に置換されて肝門部閉塞を示す型がもっとも多い。

　病型は黄疸消失率や自己肝生存率と関連し，肝門部閉塞型（Ⅲ型）がもっとも予後が不良である[20]（**図2-2**）。

　近年，腹腔鏡での葛西手術が報告されるようになってきた。同手術では肝門部を詳細に観察でき，肉眼的に肝門部が閉塞している場合でも，微小胆管が確認できることがあるとされる[21]。今後，従来の病型分類にインパクトを与える可能性がある。

表2-1 基本型分類

	登録数	I型 I型	I型 I-cyst型	II型	III型
日本[9]	3,777	3.6%	7.9%	1.9%	86.5%
アメリカ[16]	244	10.2%		7.4%	80.7%
イギリス[17]	424	2%		1.4%	95.8%
オランダ[18]	214	6.5%		12.6%	80.4%

表2-2 下部胆管分類

	a a_1	a a_2	b b_1	b b_2	c c_1	c c_2	d
日本[9]	13.8%	3.7%	62.4%	2.9%	9.3%	3.0%	4.9%
アメリカ[16]	20.1%		45.9%		24.6%		4.1%

表2-3 肝門部胆管分類

	α	β	γ	μ	ν	o
日本[9]	3.0%	5.4%	5.0%	10.8%	72.1%	3.7%
アメリカ[16]	0%	2.9%	2.5%	7.4%	78.7%	7%

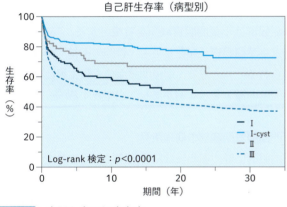

type	1年	5年	10年	20年	30年
I	77.5%	65.3%	59.2%	51.0%	49.0%
I-cyst	87.3%	82.2%	80.8%	77.1%	72.4%
II	83.3%	75.4%	68.6%	66.6%	61.8%
III	71.7%	54.2%	47.8%	41.3%	37.2%

図2-2 病型と自己肝生存率
〔日本胆道閉鎖症研究会・胆道閉鎖症全国登録事務局：胆道閉鎖症全国登録2021年集計結果．日小外会誌 2023；59(4)：827．より引用・改変〕

重症度分類

日本では，本疾患は指定難病とされ，重症度分類が策定されている．この分類では，1) 胆汁うっ滞，2) 胆道感染，3) 門脈圧亢進症，4) 身体活動制限，5) 関連病態，6) 肝機能障害の6項目に基づき，軽快者，重症度1，重症度2，重症度3に区分される．重症度2では将来肝移植を要することが予測され，重症度3は早期の肝移植が必要な状況である（第7章参考資料1-2の「指定難病」p.162〜163を参照）．判定の詳細は難病情報センターのウェブサイト[22]に記載されている．

(5) 病理・病態生理

胆道閉鎖症は，肝門部および肝外の胆管の炎症による進行性の破壊・消失，これに続く線維性結合織性

置換，すなわち瘢痕化に起因する胆汁うっ滞性疾患である．胆汁うっ滞が解除されなければ，やがて胆汁性肝硬変から肝不全へと進行し，死に至る．

肝の病理所見

　肝小葉および門脈域の各々にさまざまな変化が見られる．肝小葉には著明な胆汁うっ滞，肝細胞の多核巨細胞変化（図2-3），アポトーシスを示す好酸体，髄外造血が観察される．門脈域には線維化が生じ，次第に不規則な線維性拡大を呈し，さらに線維性隔壁を形成して肝小葉構築は改変し，最終的に胆汁性肝硬変に進行する（図2-4）．門脈域の線維化に加え，門脈域および周囲における細胆管の著明な増生も特徴的な所見である（図2-5a）．新生児・乳児期に葛西手術が施行されて黄疸消失が得られると長期間の自己肝生存が期待できるが，黄疸消失後も肝内胆管障害が持続し，肝線維化の進行を示す例が時に存在する．胆道閉鎖症では門脈域に線維血管軸を中心として，これを取り巻く2層の細胞からなる胆管様構造物の形成がしばしば認められる（図2-5b）．その形態が胎児の正常胆管の発生過程で観察される構造に類似することから，胆道閉鎖症のなかには妊娠早期の肝の発生過程における胆管板の再構築（リモデリング）の異常を伴う例が一定割合で存在するとの考えがあり，胆管板形成異常（ductal plate malformation；DPM）説と呼ばれる[23)〜25)]（第2章1-(6)「病因」p.36を参照）．

　病理組織学的な鑑別疾患として，Alagille症候群が重要である．主な鑑別点は肝線維化の程度と肝内胆管形態の違いにある．胆道閉鎖症では門脈域の線維性拡大や厚い線維性隔壁形成が見られる場合が多いが，Alagille症候群では線維化が軽度である．また胆道閉鎖症では，ある程度進行すると全例で特徴的な肝内胆管の増生所見を認めるのに対して，Alagille症候群は小葉間胆管減少を特徴とする．時にAlagille症候群で小葉間胆管減少が目立たないこともあるが，小葉間胆管が存在しても，管腔の不整，胆管上皮細胞数の減少，上皮細胞の核腫大などの形態異常が見られる[26)]．一方で，胆道閉鎖症でも新生児症例などのなかに，肝の線維化や胆管増生が目立たず，小葉間胆管の減少を示す例があり注意を要する．

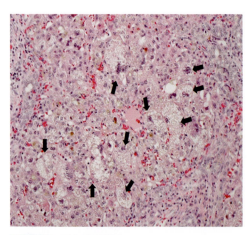

図2-3　肝小葉の変化
胆汁うっ滞と肝細胞多核巨細胞性変化（矢印）が見られる

肝門部胆管閉塞部の病理所見

　肉眼的に肝門部胆管は結合織塊に置換されている（図2-6）．組織学的には，肝門部胆管の炎症による破壊が見られる（図2-7）．肝門部の結合織塊は組織学的に線維化，炎症細胞浸潤を伴う瘢痕組織であり，この部には胆管に類似した小さな管腔様構造物が存在する（図2-8）．

（6）病　因

　病因としては環境因子，多因子遺伝またはepigenetics（DNAの配列変化によらない遺伝子発現を制御・伝達するシステム）の関与が示唆される．以下にこれまでに提唱された病因を列挙する．

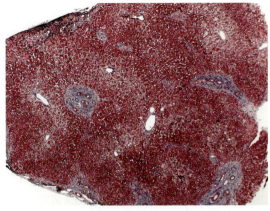
a：門脈域の軽度線維性拡大

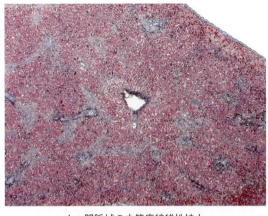
b：門脈域の中等度線維性拡大

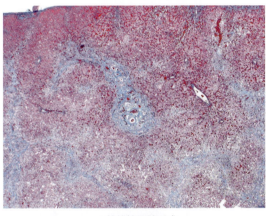
c：線維性隔壁形成

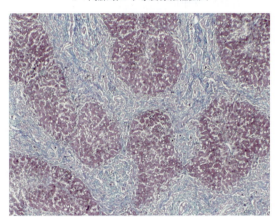
d：胆汁性肝硬変

図2-4　肝線維化の進展（Masson's trichrome 染色）

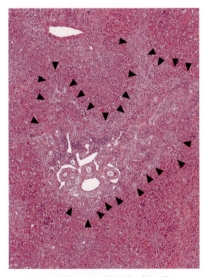
a：顕著な細胆管増生（矢頭）

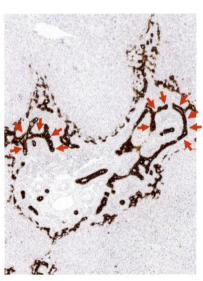
b：ductal plate malformation（矢印）
（CK7 免疫組織化学染色）

図2-5　門脈域の変化

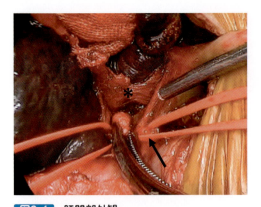

図2-6 肝門部外観
肝門部胆管は不明で，結合織塊（＊）に置換されている。肝動脈（矢印）

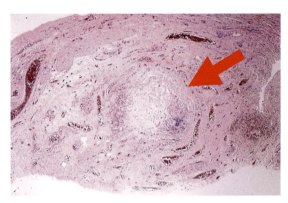

図2-7 肝門部の炎症による胆管の破壊と消失
矢印は本来胆管が存在したと推測される部位を示す

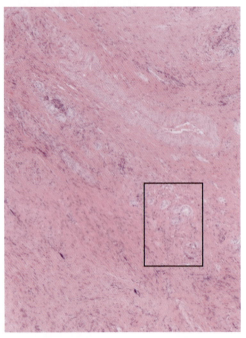

a：緻密な膠原線維の沈着と小さな管腔様構造物

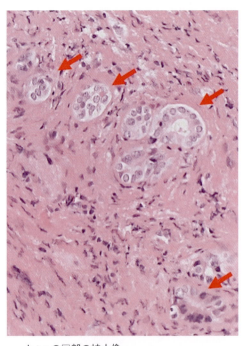

b：aの□部の拡大像
（矢印の管腔様構造物は細胆管に類似）

図2-8 肝門部結合織の組織像

胆道形成異常説

　ductal plate は胎生7～8週ころから形成される肝前駆細胞で，これがリモデリングされて成熟した管状の肝内胆管になる。この過程が何らかの原因で障害され出生後にも残存するというのが DPM 説である[27)28)]。胆道発生関連遺伝子の変異と胆道閉鎖症との関連（*JAG1*[29)]，*INV*[30)]，*CFC1*[31)]，*ZIC3*[32)]）が調べられているが，いまだ因果関係は不明である。一方，動物実験では *Sox17*[33)]，*Hes1*[34)]，*HNF6*[35)]，*HNF-1β*[36)]，*Hhex*[37)] 遺伝子などが，病因との関連を指摘されている[38)]。

ウイルス感染説

reovirus[39)40)]，rotavirus[41)42)]，cytomegalovirus[43)44)]，Epstein-Barr virus[45)]，papillomavirus[46)]などが提唱されているが，因果関係ははっきりしていない[47)]。近年，ウイルス感染で生じた胆管障害が契機となり，異常な自己免疫反応が惹起されるという考え方が注目され[48)]，rhesus rotavirus group A を腹腔内接種するマウス胆道閉鎖症モデル[49)]による実験が盛んに行われてきた。

免疫異常説

自然免疫の受容体の一つである Toll 様受容体（Toll-like receptor；TLR）の発現量[50)51)]や，胆管上皮細胞の自然免疫応答[52)]の報告があり，宿主の免疫寛容の不成立が持続炎症を惹起する可能性を指摘している。

胆道閉鎖症肝の門脈域では細胞性免疫の異常反応[53)54)]や，局所の Th1 優位の免疫環境を示唆する報告[55)56)]があるが，全身的にはヘルパー T1 細胞（T helper 1 cell；Th1）およびヘルパー T2 細胞（T helper 2 cell；Th2）の偏向は見られない[57)]とするものもある。関連サイトカインの多型[58)~61)]やヒト白血球抗原（human leukocyte antigen；HLA）の関与[62)63)]も検索されているが一定の見解には達していない。また Th17/ 制御性 T 細胞（regulatory T cell；Treg）の不均衡[64)]や maternal microchimerism が病因に関与している可能性[65)66)]も指摘されている。

毒素説（環境要因）

1990 年代にオーストラリアで仔羊における胆道閉鎖症のパンデミックが発生し[67)]，原因物質として化合物が同定され，biliatresone と名付けられた[68)]。ゼブラフィッシュの受精卵を biliatresone に曝露させると，幼魚の肝外胆道系の発生に異常を認めた[68)]。

さらに，biliatresone を新生仔マウスに腹腔内投与すると，一部のマウスで遷延性の黄疸を発症し死亡した[69)]。遷延性黄疸を示した仔マウスの肝外胆管は炎症線維性に閉塞しており，胆道閉鎖症様の病態が惹起されていた。

遺伝的素因

胆道閉鎖症はメンデル遺伝形式を示さないことは周知の事実であるが，これまでゲノムワイド関連解析（genome-wide association study；GWAS）では，胆道閉鎖症の発症感受性にかかわる染色体領域として，chromosome 2q37.3[70)]と 10q24.2[71)]，ADD3[72)~74)]，EFEMP1（2p16.1）[75)]，GPC1[76)]，ADIPOQ[77)]が報告されている。そのほか，GCP1 遺伝子のコピー数多型との関連[78)]，また biliary atresia splenic malformation（BASM）症候群患者の一部で PKD1L1 遺伝子の変異が同定されており[79)]，胆道閉鎖症に関する何らかの遺伝的感受性を示唆している。

その他の説

遺伝子転写，X 染色体不活化，genome imprinting には DNA のメチル化が関与するが，これは薬剤，toxin，ウイルス，遺伝子異常でも惹起され得る。ヒト胆道閉鎖症での DNA 低メチル化の病因への関与[80)81)]が注目される。

また，胆道閉鎖症児の多くで，生後 60 時間以内にすでに血中直接 / 抱合型ビリルビン高値を示すことが報告されており[82)~84)]，胆道閉鎖症の病態が胎内もしくは出生直後より進行している可能性を示唆して

いると考えられ興味深い。

　このようにさまざまな研究結果が報告されているが，現時点では病因についての一定の見解は得られていない。さらに，上記はもっぱら新生児から乳児期の発症メカニズムに焦点をあてた病因研究である。一方で，葛西手術後にも肝内病変が進行するとの報告もあり，術後の病態メカニズムも患者の予後を改善させるための重要な研究領域であろう。

（7）臨床症候

　主な臨床症候については第3章「診断」p.51に記載するものとする。

　以前から，黄疸・肝腫大・灰白色便・濃褐色尿が胆道閉鎖症の主な症状とされてきたが，母乳性黄疸が乳児期早期にしばしば見られる症状であることと，肝腫大，灰白色便，濃褐色尿などは日齢が進んだ症例で明瞭となる症状であることより，症状のみから胆道閉鎖症を早期に診断することはきわめて困難といえる。また，以前より「灰白色便」と表現されることが多かった便色異常について，その多くは「淡黄色便」と呼ばれるやや薄い黄色便であることに注意が必要である。

　葛西手術が行われない場合，生後3〜4カ月を過ぎるころより，黄疸，肝脾腫，腹壁血管の怒張，腹水貯留，腹部膨満などが顕著となる。また経口摂取不良，脂溶性ビタミン・脂肪の吸収不良，異化亢進によるカロリー需要の増大などにより，栄養・成長障害を生じる[85]。徐々に門脈圧亢進症が進行し，最終的には肝不全を呈し，生後1〜2年で死亡する。

文　献

1 ）Burns J：The Principals of Midwifery, Including the Diseases of Women and Children. Longman, London, 1811.
2 ）Thomson J：On congenital obliteration of the bile ducts. Edin Med J 1891；37：523-531.
3 ）Holmes JB：Congenital obliteration of the bile ducts；Diagnosis and suggestions for treatment. Am J Dis Child 1916；11：405-431.
4 ）Ladd WE：Congenital atresia and stenosis of the bile ducts. JAMA 1928；91：1082-1085.
5 ）葛西森夫，鈴木宗三：先天性胆道閉塞症の"所謂手術不能"症例に対する新手術術式—肝門部・腸吻合術. 手術 1959；13：733-739.
6 ）Kasai M：Die chirurgischen behandlungen der angeborenen missbildungen des gallengangs. Die Therapiewoche 1963；16：710-715.
7 ）Kasai M, Kimura S, Asakura Y, et al：Surgical treatment of biliary atresia. J Pediatr Surg 1968；3：665-675.
8 ）Kasai M, Watanabe I, Ohi R：Follow-up studies of long-term survivors after hepatic portoenterostomy for "noncorrectable" biliary atresia. J Pediatr Surg 1975；10：173-182.
9 ）日本胆道閉鎖症研究会・胆道閉鎖症全国登録事務局：胆道閉鎖症全国登録2021年集計結果. 日小外会誌 2023；59(4)：826-833.
10）Starzl TE, Marchioro TL, Vonkaulla KN, et al：Homotransplantation of the liver in humans. Surg Gynecol Obstet 1963；117：659-676.
11）Starzl TE, Klintmalm GB, Porter KA, et al：Liver transplantation with use of cyclosporin a and prednisone. N Engl J Med 1981；305：266-269.
12）Raia S, Nery JR, Mies S：Liver transplantation from live donors. Lancet 1989；2：497.
13）Strong RW, Lynch SV, Ong TH, et al：Successful liver transplantation from a living donor to her son. N Engl J Med 1990；322：1505-1507.
14）Nagasue N, Kohno H, Matsuo S, et al：Segmental (partial) liver transplantation from a living donor. Transplantation proc 1992；24：1958-1959.
15）日本胆道閉鎖症研究会：胆道閉鎖症診療ガイドライン. 第1版，へるす出版，東京，2018.
16）Superina R, Magee JC, Brandt ML, et al：The anatomic pattern of biliary atresia identified at time of Kasai hepatoportoenterostomy and early postoperative clearance of jaundice are significant predictors of transplant-free survival. Ann Surg 2011；254(4)：577-585.
17）Davenport M, Ong E, Sharif K, et al：Biliary atresia in England and Wales：Results of centralization and new benchmark. J Pediatr Surg 2011；46(9)：1689-1694.

18） De Vries W, De Langen ZJ, Groen H, et al：Biliary atresia in the Netherlands：Outcome of patients diagnosed between 1987 and 2008. J Pediatr 2012；160(4)：638-644. e2.

19） Chardot C, Buet C, Serinet MO, et al：Improving outcomes of biliary atresia：French national series 1986-2009. J Hepatol 2013；58(6)：1209-1217.

20） Sasaki H, Nio M, Ando H, et al：Anatomical patterns of biliary atresia including hepatic radicles at the porta hepatis influence short- and long-term prognoses. J Hepatobiliary Pancreat Sci 2021；28(11)：931-941.

21） Nakamura H, Murase N, Koga H, et al：Classification of biliary atresia in the laparoscopic era. Pediatr Surg Int 2016；32(12)：1209-1212.

22） 難病情報センター：胆道閉鎖症（指定難病296）.
https：//www.nanbyou.or.jp/

23） Bezerra JA, Akihiro A, Greg T, et al：Biliary atresia. In：Suchy FJ, Sokol RJ, Balistreri WF, et al, ed. Liver Disease in Children. 5th ed, Cambridge University Press, Cambridge；2021：162-176.

24） Quaglia A, Roberts EA, Torbenson M：Biliary atresia. In：Burt AD, Ferrell LD, Hubscher SG, ed. MacSween's Pathology of the Liver. 7th ed, Churchill Livingstone, Edinburgh；2018：121-128.

25） Kage M, Tanikawa K, Kusano H：Pathology of biliary atresia. In：Nio M, ed. Introduction to Biliary Atresia. Springer, Singapore；2021；95-105.

26） Kamath BM, Spinner NB, Piccoli DA：Alagille syndrome. In：Suchy FJ, Sokol RJ, Balistreri WF, et al, ed. Liver Disease in Children. 5th ed, Cambridge University Press, Cambridge；2021：222-240.

27） Desmet VJ：Congenital diseases of intrahepatic bile ducts：Variations on the theme "ductal plate malformation". Hepatology 1992；16(4)：1069-1083.

28） Tan CE, Driver M, Howard ER, et al：Extrahepatic biliary atresia：A first-trimester event? Clues from light microscopy and immunohistochemistry. J Pediatr Surg 1994；29(6)：808-814.

29） Kohsaka T, Yuan ZR, Guo SX, et al：The significance of human jagged 1 mutations detected in severe cases of extrahepatic biliary atresia. Hepatology 2002；36(4 Pt 1)：904-912.

30） Schon P, Tsuchiya K, Lenoir D, et al：Identification, genomic organization, chromosomal mapping and mutation analysis of the human INV gene, the ortholog of a murine gene implicated in left-right axis development and biliary atresia. Hum Genet 2002；110(2)：157-165.

31） Davit-Spraul A, Baussan C, Hermeziu B, et al：CFC1 gene involvement in biliary atresia with polysplenia syndrome. J Pediatr Gastroenterol Nutr 2008；46(1)：111-112.

32） Ware SM, Peng J, Zhu L, et al：Identification and functional analysis of ZIC3 mutations in heterotaxy and related congenital heart defects. Am J Hum Genet 2004；74(1)：93-105.

33） Spence JR, Lange AW, Lin SC, et al：Sox17 regulates organ lineage segregation of ventral foregut progenitor cells. Dev Cell 2009；17(1)：62-74.

34） Sumazaki R, Shiojiri N, Isoyama S, et al：Conversion of biliary system to pancreatic tissue in Hes1-deficient mice. Nat Genet 2004；36(1)：83-87.

35） Clotman F, Lannoy VJ, Reber M, et al：The onecut transcription factor HNF6 is required for normal development of the biliary tract. Development 2002；129(8)：1819-1828.

36） Coffinier C, Gresh L, Fiette L, et al：Bile system morphogenesis defects and liver dysfunction upon targeted deletion of HNF1beta. Development 2002；129(8)：1829-1838.

37） Hunter MP, Wilson CM, Jiang X, et al：The homeobox gene Hhex is essential for proper hepatoblast differentiation and bile duct morphogenesis. Dev Biol 2007；308(2)：355-367.

38） Bessho K, Bezerra JA：Biliary atresia：Will blocking inflammation tame the disease? Annu Rev Med 2011；62：171-185.

39） Morecki R, Glaser JH, Cho S, et al：Biliary atresia and reovirus type 3 infection. N Engl J Med 1982；307(8)：481-484.

40） Tyler KL, Sokol RJ, Oberhaus SM, et al：Detection of reovirus RNA in hepatobiliary tissues from patients with extrahepatic biliary atresia and choledochal cysts. Hepatology 1998；27(6)：1475-1482.

41） Hertel PM, Estes MK：Rotavirus and biliary atresia：Can causation be proven? Curr Opin Gastroenterol 2012；28(1)：10-17.

42） Riepenhoff-Talty M, Gouvea V, Evans MJ, et al：Detection of group C rotavirus in infants with extrahepatic biliary atresia. J Infect Dis 1996；174(1)：8-15.

43） Xu Y, Yu J, Zhang R, et al：The perinatal infection of cytomegalovirus is an important etiology for biliary atresia in China. Clin Pediatr (Phila) 2012；51(2)：109-113.

44） Soomro GB, Abbas Z, Hassan M, et al：Is there any association of extra hepatic biliary atresia with cytomegalovirus or other infections? J Pak Med Assoc 2011；61(3)：281-283.

45） Fjaer RB, Bruu AL, Nordbo SA：Extrahepatic bile duct atresia and viral involvement. Pediatr Transplant 2005；9(1)：68-73.

46） Drut R, Drut RM, Gómez MA, et al：Presence of human papillomavirus in extrahepatic biliary atresia. J Pediatr Gastroenterol Nutr 1998；27(5)：530-535.

47） Saito T, Terui K, Mitsunaga T, et al：Evidence for viral infection as a causative factor of human biliary atresia. J Pediatr Surg 2015；50(8)：1398-1404.

48) Lu BR, Brindley SM, Tucker RM, et al：α-enolase autoantibodies cross-reactive to viral proteins in a mouse model of biliary atresia. Gastroenterology 2010；139(5)：1753-1761.

49) Petersen C, Biermanns D, Kuske M, et al：New aspects in a murine model for extrahepatic biliary atresia. J Pediatr Surg 1997；32(8)：1190-1195.

50) Saito T, Hishiki T, Terui K, et al：Toll-like receptor mRNA expression in liver tissue from patients with biliary atresia. J Pediatr Gastroenterol Nutr 2011；53(6)：620-626.

51) Huang YH, Chou MH, Du YY, et al：Expression of toll-like receptors and type 1 interferon specific protein MxA in biliary atresia. Lab Invest 2007；87(1)：66-74.

52) Harada K, Sato Y, Itatsu K, et al：Innate immune response to double-stranded RNA in biliary epithelial cells is associated with the pathogenesis of biliary atresia. Hepatology 2007；46(4)：1146-1154.

53) Ahmed AF, Ohtani H, Nio M, et al：CD8+ T cells infiltrating into bile ducts in biliary atresia do not appear to function as cytotoxic T cells：A clinicopathological analysis. J Pathol 2001；193(3)：383-389.

54) Mack CL, Falta MT, Sullivan AK, et al：Oligoclonal expansions of CD4+ and CD8+ T-cells in the target organ of patients with biliary atresia. Gastroenterology 2007；133(1)：278-287.

55) Mack CL, Tucker RM, Sokol RJ, et al：Biliary atresia is associated with CD4+ Th1 cell-mediated portal tract inflammation. Pediatr Res 2004；56(1)：79-87.

56) Bezerra JA, Tiao G, Ryckman FC, et al：Genetic induction of proinflammatory immunity in children with biliary atresia. Lancet 2002；360(9346)：1653-1659.

57) Narayanaswamy B, Gonde C, Tredger JM, et al：Serial circulating markers of inflammation in biliary atresia–evolution of the post-operative inflammatory process. Hepatology 2007；46(1)：180-187.

58) Shih HH, Lin TM, Chuang JH, et al：Promoter polymorphism of the CD14 endotoxin receptor gene is associated with biliary atresia and idiopathic neonatal cholestasis. Pediatrics 2005；116(2)：437-441.

59) Arikan C, Berdeli A, Kilic M, et al：Polymorphisms of the ICAM-1 gene are associated with biliary atresia. Dig Dis Sci 2008；53(7)：2000-2004.

60) Lee HC, Chang TY, Yeung CY, et al：Association of interferon-gamma gene polymorphisms in Taiwanese children with biliary atresia. J Clin Immunol 2010；30(1)：68-73.

61) Lee HC, Chang TY, Yeung CY, et al：Genetic variability of interleukin4 gene in Taiwanese children with biliary atresia. Cytokine 2012；57(3)：402-405.

62) Donaldson PT, Clare M, Constantini PK, et al：HLA and cytokine gene polymorphisms in biliary atresia. Liver 2002；22(3)：213-219.

63) Yuasa T, Tsuji H, Kimura S, et al：Human leukocyte antigens in Japanese patients with biliary atresia：Retrospective analysis of patients who underwent living donor liver transplantation. Hum Immunol 2005；66(3)：295-300.

64) Yang Y, Liu YJ, Tang ST, et al：Elevated Th17 cells accompanied by decreased regulatory T cells and cytokine environment in infants with biliary atresia. Pediatr Surg Int 2013；29(12)：1249-1260.

65) Suskind DL, Rosenthal P, Heyman MB, et al：Maternal microchimerism in the livers of patients with biliary atresia. BMC Gastroenterol 2004；4：14.

66) Muraji T, Hosaka N, Irie N, et al：Maternal microchimerism in underlying pathogenesis of biliary atresia：Quantification and phenotypes of maternal cells in the liver. Pediatrics 2008；121(3)：517-521.

67) Harper P, Plant JW, Unger DB：Congenital biliary atresia and jaundice in lambs and calves. Aust Vet J 1990；67(1)：18-22.

68) Lorent K, Gong W, Koo KA, et al：Identification of a plant isoflavonoid that causes biliary atresia. Sci Transl Med 2015；7(286)：286ra67.

69) Yang Y, Wang J, Zhan Y, et al：The synthetic toxin biliatresone causes biliary atresia in mice. Lab Invest 2020；100(11)：1425-1435.

70) Leyva-Vega M, Gerfen J, Thiel BD, et al：Genomic alterations in biliary atresia suggest region of potential disease susceptibility in 2q37.3. Am J Med Genet A 2010；152A(4)：886-895.

71) Garcia-Barcelo MM, Yeung MY, Miao XP, et al：Genome-wide association study identifies a susceptibility locus for biliary atresia on 10q24.2. Hum Mol Genet 2010；19(14)：2917-2925.

72) Wang Z, Xie X, Zhao J, et al：The intragenic epistatic association of ADD3 with biliary atresia in Southern Han Chinese population. Biosci Rep 2018；38(3)：BSR20171688.

73) Laochareonsuk W, Chiengkriwate P, Sangkhathat S：Single nucleotide polymorphisms within Adducin 3 and Adducin 3 antisense RNA1 genes are associated with biliary atresia in Thai infants. Pediatr Surg Int 2018；34(5)：515-520.

74) Tsai EA, Grochowski CM, Loomes KM, et al：Replication of a GWAS signal in a Caucasian population implicates ADD3 in susceptibility to biliary atresia. Hum Genet 2014；133(2)：235-243.

75) Chen Y, Gilbert MA, Grochowski CM, et al：A genome-wide association study identifies a susceptibility locus for biliary atresia on 2p16.1 within the gene EFEMP1. PLoS Genet 2018；14(8)：e1007532.

76) Bai MR, Niu WB, Zhou Y, et al：Association of common variation in ADD3 and GPC1 with biliary atresia susceptibility. Aging (Albany N Y) 2020；12(8)：7163-7182.

77) Udomsinprasert W, Tencomnao T, Honsawek S, et al：+276 G/T single nucleotide polymorphism of the adiponectin gene is

associated with the susceptibility to biliary atresia. World J Pediatr 2012；8(4)：328-334.

78) Cui S, Leyva-Vega M, Tsai EA, et al：Evidence from human and zebrafish that GPC1 is a biliary atresia susceptibility gene. Gastroenterology. 2013；144(5)：1107-1115. e3.

79) Berauer JP, Mezina AI, Okou DT, et al：Identification of polycystic kidney disease 1 like 1 gene variants in children with biliary atresia splenic malformation syndrome. Hepatology 2019；70(3)：899-910.

80) Li K, Zhang X, Yang L, et al：Foxp3 promoter methylation impairs suppressive function of regulatory T cells in biliary atresia. Am J Physiol Gastrointest Liver Physiol 2016；311(6)：G989-G997.

81) Matthews RP, Eauclaire SF, Mugnier M, et al：DNA hypomethylation causes bile duct defects in zebrafish and is a distinguishing feature of infantile biliary atresia. Hepatology 2011；53(3)：905-914.

82) Harpavat S, Ramraj R, Finegold MJ, et al：Newborn direct or conjugated bilirubin measurements as a potential screen for biliary atresia. J Pediatr Gastroenterol Nutr 2016；62(6)：799-803.

83) Harpavat S, Garcia-Prats JA, Shneider BL：Newborn bilirubin screening for biliary atresia. N Engl J Med 2016；375(6)：605-606.

84) Harpavat S, Garcia-Prats JA, Anaya C, et al：Diagnostic yield of newborn screening for biliary atresia using direct or conjugated bilirubin measurements. JAMA 2020；323(12)：1141-1150.

85) Boster JM, Feldman AG, Mack CL, et al：Malnutrition in biliary atresia：Assessment, management, and outcomes. Liver Transpl 2022；28(3)：483-492.

2. 疫学的特徴

（1）日本における発生頻度

1989〜2021年までの胆道閉鎖症全国登録の集計結果（JBAR2021）[1]（登録数3,777例）と同期間の日本の出生数（36,006,915）から計算すると，胆道閉鎖症の発生頻度は1万出生あたり1.05例となる。

National Clinical Database（NCD）に登録された胆道閉鎖症手術（葛西手術）数は，2011〜2019年までに計1,251例であった[2]〜[6]。この数には再葛西手術例も含まれるが，再葛西手術を全体の1割（125例）と推定すると同期間の出生数（8,834,213）から，発生頻度は1万出生あたり1.27例と計算される。

次に，JBAR2021と日本肝移植学会による肝移植症例登録報告のデータを比較した。JBAR2021の全登録症例3,777例のうち肝移植症例数は1,616例である。一方で，日本肝移植学会の肝移植症例登録では，1989年以降に出生し，原疾患が胆道閉鎖症で肝移植となった症例が2,292例であった。すなわち31年間に676例がJBARに登録されずに肝移植となっているので，これらの数字を合計して発生頻度を計算すると，1万出生あたり1.24例であった。実際には，1989年当時にはJBARに登録されず，肝移植が行われることもなかった例が一定数存在することが想定されるので，現実の発生頻度は1.24例よりやや高いものと推定される。

以上より，国内の主な疾患登録で把握されている症例数から算出された発生頻度は，1万出生あたり1.05〜1.27例となるが，JBARの登録対象が日本の主要施設の経験例で，国内の全数登録の制度となっていないことを考慮すると，今回の検討から，日本の発生頻度は1万出生あたり概ね1.3例程度と見積もることができる。

今後，JBARと日本肝移植学会の肝移植症例登録との連携の下で胆道閉鎖症の登録事業を行うことにより，国内の発生頻度をより正確に把握できることが期待される。

（2）発生頻度の地域差

Jimenez-Rivera らのレビュー[7]では欧米に比較してアジアの発生率が高いことが報告されている。今回のガイドライン作成で行ったシステマティックレビューでの国や地域別の1万出生当たりの発生頻度は表のとおりで，国・地域によって発生頻度が大きく異なることが示されている。欧米（1万人に0.5程度）に比して，東アジア（1万人に1〜1.5程度）で多い傾向が示されている（**表2-5**）[1][8]〜[29]。アジア内でも日本と比較して台湾やフィリピンの発生頻度が高いとの報告[7]もある。

日本国内では，JBAR2021[1]でみると出生数あたりの報告数の比較で，北海道がほかの地域より少なく，東北地方，中部地方が多い傾向を認めたが，カイ2乗検定で $p=0.06$ と統計学的有意差を認めなかった（**図2-9**）。

また小児慢性特定疾患の都道府県別の出生数あたりの申請数をみると，秋田県，島根県，鳥取県，大分県が多く，長野県，群馬県，静岡県が少ない傾向を認めた[30]。これらのデータは地域差を示唆するものではあるが，里帰り分娩や患者の紹介移動などを考慮する必要がある。

（3）性　差

JBAR2021では，女児が2,380例，男児が1,395例で，女児／男児の比は1.71であった[1]。

今回の検索では，採用論文23件中，16件が女児に多いと報告していた。女児／男児の比は最大2.2，最小0.49，中央値1.11だった（表2-5）。

表2-5 国や地域別の1万出生あたりの発生頻度ならびに男女比

	国（地域）	報告年	発生率（1万出生あたり）	症例数	女児	男児	女児/男児	文献
欧州	England and Wales, UK	2009	0.58	302	169	133	1.27	8)
	British & Ireland	2000	0.59	93	43	50	0.86	9)
	Germany	2011	0.5	183	94	89	1.06	10)
	Croatia	2010	0.42	29	17	12	1.42	11)
	Swiss	2008	0.56	48	33	15	2.20	12)
	Swedish	2002	0.71	85	34	51	0.67	13)
	France	1999	0.51	461	251	210	1.20	14)
	Netherlands	2021	0.52	311	172	139	1.24	15)
北米	NY, US	2004	0.85	249	125	124	1.01	16)
	Atlanta, US	1997	0.73	57	30	27	1.11	17)
	Texas, US	2007	0.65	305	188	177	1.06	18)
	US	2017	0.447	1,056	610	446	1.37	19)
日本	Niigata, Japan	2006	1.078	87	51	36	1.42	20)
	Hyogo, Japan	2007	1.1	119	75	44	1.70	21)
	Japan (JBAR)	2023	1.03 (1.3)*	3,777	2,380	1,395	1.71	1)
アジア・オセアニア	Taiwan	2015	1.62	540	275	265	1.04	22)
	Malasia	1997	NA	35	19	16	1.19	23)
	Korea	2019	1.16	528	315	213	1.48	24)
	China	2017	NA	851	405	446	0.91	25)
	India	2017	NA	112	37	75	0.49	26)
	Singapore	2017	NA	58	27	31	0.87	27)
	Thailand	2016	NA	133	65	68	0.96	28)
	New Zealand	2018	1.09	90	43	47	0.91	29)
	French Polynesia	1999	2.9	NA	NA	NA	NA	14)

＊：本項（1）を参照

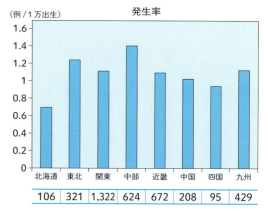

図2-9 JBAR2021による地域別の登録症例数

北海道	東北	関東	中部	近畿	中国	四国	九州
106	321	1,322	624	672	208	95	429

（4）人種差

　胆道閉鎖症発生における人種差について，ハワイでの白人に少なく，有色人種に多い傾向[31]や白人と比較して有色人種で高い発生率[17)19)]，欧米と比較してアジアの発生率が高いなどの報告[30]がある。また母親についても，非ヒスパニック系白人の母親よりも非ヒスパニック系黒人の母親で有意に高い発生率だったとする報告[32]や，母親が白人に比して非白人で発生率が高いとする報告[16)18)]がある。このように，胆道閉鎖症発生には人種差が存在する可能性が示唆されているが，今後もさらなる検討が必要と考えられる。

（5）季節性

　アメリカの古い報告で，テキサス州北部で8〜10月に，アトランタ市で12〜3月に多いという報告がみられる[17)33)]が，同国のデータベースを用いた最近の研究では季節性は認められなかった[19]。韓国において夏に多いという報告がみられたが[34]，この報告がなされた期間を含むさらに大規模な研究では季節性は認められなかった[24]。また，フランス[14]，スイス[12]，イングランドとウェールズ[8]，台湾[22]，タイ[35]，オランダ[15]からの報告では，季節性を認めないとしている。

　日本では，新潟県では12〜3月に出生した例がそれ以外の時期より多かった[20]。一方で，兵庫県では季節性は確認されていない[21]。

　JBAR2021から月別の発生頻度をみると，季節ごとに明瞭な差があるとまではいえないが，3〜4月の小さなピークと5月と10月の谷がみられる。しかし，統計学的に有意な差とはいえなかった（図2-10）。

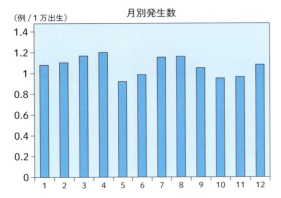

図2-10 JBAR2021による月別発生率
3〜4月の小さなピークと5月と10月の谷がみられるが、カイ2乗検定で$p=0.14$と統計学的に有意な差とはいえなかった

2013年に行われたシステマティックレビュー[7]でも結論はとくに述べられていない。

以上より，胆道閉鎖症の発生に季節性が存在すると報告された文献は地域や期間が限定的であり，季節性がないとする文献のほうが多数ではあるが，結論を出すことはできなかった。

（6）遺伝性・家族性

明らかな遺伝性は確認されていない。通常，胆道閉鎖症は，双生児の一方にのみ発生し，双生児の双方に発生したとの報告はきわめて少ない。まれながら親子発生例や同胞内発生など，家族内発生の報告が散見される。ただし非常に古い報告もあり，記載内容が胆道閉鎖症と合致しない報告も散見される。

2020年のXuらによるシステマティックレビュー論文[36]では，12論文より35組の双胎についての検討が行われている。35組70例の双胎のうち，1組のみ双胎の両者がBA[37]で，それ以外は双胎のうちの1名のみの発症という結果だった。このシステマティックレビューでは19組が一卵性，15組が二卵性で1組が卵生不明で報告している。また家族性の1例[37]以外の採用論文の症例でdiscordant twinだったと報告されているが，その詳細については記載されていなかった。

胆道閉鎖症と所見が合致する報告の一覧とその内容を掲載する（**表2-6**[38)〜52)]）。

JBAR2021[1]では，表2-6における家族内発生例とは異なる症例と推察される本症の家族内発生について，8例の登録がなされていた。血縁関係の内訳は父が1例，同胞3例，その他4例だった。

今回のレビューからは，根拠は限定的ながらも家族内発生の確率は一般の発生率より高く，遺伝性は確認されていないが，家族性がみられる例も存在する可能性がある。

（7）在胎週数・出生体重

在胎週数と出生体重に関しては，早産と低出生体重で胆道閉鎖症の発生リスクが有意に高いという報告が複数認められた[13)16)17)32)53)54)]。しかし，現時点でその因果関係は不明である。在胎週数および出生体重と胆道閉鎖症発生との関連の報告を**表2-7**[13)16)17)32)53)54)]に示す。

一方で，早産児は感染性疾患や代謝性疾患による一過性胆汁うっ滞のリスクが高いため[55]，新生児胆汁うっ滞を母集団とした場合，胆道閉鎖症は早産児よりも正期産児で多くみられることに注意が必要である[56]。なお，早産児は正期産児と比べて診断が遅れることが多いが，治療成績は同等であると報告されている[47]。

JBAR2021[1]は，在胎週数は最小24週，最大47週，平均が38.6週である。日本の出生全体を出生時週数で4期（31週以下，32〜35週，36〜39週，40週以上）に区分し，31年間のそれぞれの在胎週数区分ごとの1万出生あたりの胆道閉鎖症発生頻度を比較すると，32〜35週の時期の頻度が1.84/1万出生とほかの時期より有意に高い（**図2-11**）。31週以下の群の実数がかなり少なくなることを考慮すると，32〜35週では胆道閉鎖症発生のリスクがわずかには高いことになる。40週以上では相対的発生頻度はさらに低下する。出生時体重についても同様の検討を行ったところ，低出生体重児（出生体重1,500以上2,500g

表2-6 家族内および双胎における発生例報告一覧

家族内発生例報告一覧	文献
BA の母親が 2 妊 2 産で 1 名発生（女児 1 名）	38)
5 妊 4 産で 3 名発生（女児 1 名，男児 2 名）	39)
二人の男児兄弟発生	40)41)
3 妊 2 産で 2 名発生（男児 2 名）	42)
家系 A：3 妊 3 産で 2 名発生（女児 2 名） 家系 B：2 妊 2 産で 2 名発生（女児 2 名）	43)
3 妊 2 産で 2 名発生（男児 2 名）	44)
双胎第 1 子　女児 BA，双胎第 2 子　女児 BA，第 3 子　正常女児，第 4 子　女児 BA，第 5 子　正常女児	37)
父親と先妻との間の女児が BA その後父親と現妻との間に二人の子どもが出生。一人目は健常女児，二人目は男児 BA 父親は重複胆囊	45)
双胎第 1 子　女児 BA	46)
19 組の双胎例の報告 すべての例で，双胎の 1 名のみ BA	47)
早産時の BA における検討。早産例 21 例中 10 例（48%）が双胎の BA。一方で，コントロール群には双胎の BA は認めなかった	48)
6 組の双胎例の報告 6 組すべてで，双胎の 1 名のみ BA 6 名中 1 名が第 1 子	49)
双胎の第 2 子が BA	50)
双胎の第 1 子が BA，第 2 子が先天性胆道拡張症	51)
双胎の第 2 子が BA	52)

BA：胆道閉鎖症

表2-7 在胎週数および出生体重と発生率の報告

報告者	報告年	在胎週数・出生体重	症例数	1 万出生あたり	OR／RR	95% CI
Cavallo L[32]	2022	>37 週	244		Reference	
		32 ～ 37 週	41		1.64*	1.18 ～ 2.29
		<32 週	18		3.85*	2.38 ～ 6.22
van Wessel DBE[53]	2017	≧ 37 週	127	0.52（95% CI：0.43 ～ 0.62）		
		<37 週	19	1.06（95% CI：0.66 ～ 1.62)*		
Chiu CY[54]	2013	≧ 37 週	170	1.43	Reference	
		30 ～ 36 週	27	2.37	1.65*	1.10 ～ 2.48
Fischler B[13]	2002	42 ～ 45 週	7	0.71	1.2	0.5 ～ 2.7
		37 ～ 41 週	63	0.54	Reference	
		33 ～ 36 週	9	0.85	1.2	0.5 ～ 8.0
		22 ～ 32 週	6	3.52	2.9*	1.0 ～ 8.5
		large for gestational age	4	0.49	0.8	0.2 ～ 8.5
		appropriate for gestational age	67	0.52	Reference	
		small for gestational age	13	3.01	4.7*	2.4 ～ 9.3
Caton AR[16]	2004	≧ 37 週 ≧ 2,500g	180		Reference	
		≧ 37 週 <2,500g	17		2.36*	1.38 ～ 3.78
		<37 週 ≧ 2,500g	16		1.65	0.95 ～ 2.67
		<37 週 <2,500g	30		2.92*	1.94 ～ 4.24
Yoon PW[17]	1997	≧ 37 週 ≧ 2,500g	29	0.75	Reference	
		≧ 37 週 <2,500g	4	2.62	2.95*	1.03 ～ 8.44
		<37 週 ≧ 2,500g	4	1.05	1.26	0.44 ～ 3.61
		<37 週 <2,500g	4	1.74	2.00	0.70 ～ 5.74

*有意に高い

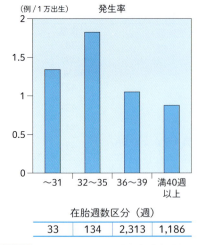

図2-11 JBAR2021による在胎週数別発生率
32〜35週の時期の頻度が1.84/1万出生であり,カイ2乗検定で$p<0.0001$とほかの時期より有意に高い

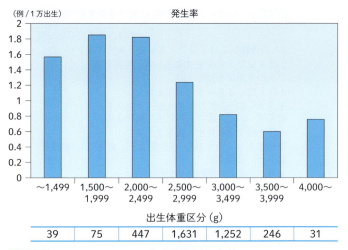

図2-12 JBAR2021による出生体重別発生率
低出生体重児,とくに1,500〜2,499gで発生頻度のピークを認める。全体の分布ではカイ2乗検定で$p<0.0001$で有意差を認めた

未満の群)で発生率が高かった(図2-12)。

(8) 合併奇形

合併奇形の頻度は,報告により4.9〜30.5%と差を認める[9)12)25)26)32)34)57)58]。内容としては,心房中隔欠損・心室中隔欠損などの心奇形が6.3〜15.3%[13)34)58)59],腸回転異常症などの消化管奇形が3.3〜9.3%[34)58]と多く報告されている。心奇形や腸回転異常症を合併する症候群として,多脾症候群および無脾症候群を含む内臓錯位症候群と胆道閉鎖症との合併がBASMとして注目されている[60]。胆道閉鎖症に占めるBASMの頻度は,欧米では6.9〜15.8%と報告されている[1)8)〜10)12)15)32)57)60)〜62]のに対して,日本・韓国では1.3〜2.1%と低く[1)34],人種が多様なニュージーランドではその中間の割合(5.6%)である(表2-8)[1)8)〜10)12)15)29)32)34)60)61]。ただし,脾異常を合併する本症の頻度が欧米で高いというより,東アジアにおいて脾異常を合併しない症例の発生頻度が高いため,相対的にBASMの頻度が低くみえるとの考えがある。BASMの頻度と母集団の出生数が記載されていた報告においてBASMの頻度を算出したところ,欧米で1万出生あたり0.029〜0.081,韓国で0.013,ニュージーランドで0.061であった。JBAR2021[1]の登録数より計算すると,日本では1万出生あたり0.023だった。このことより,日本と欧米との比較では実際のBASMの頻度の差がそれほど大きいものでないことが推定し得る。

(9) 親の年齢

日本では母親の平均が30.0歳,父親が32.4歳である[1]。母親の年齢は日本の人口統計との比較でも著しく偏っていない(図2-13)。

母親の年齢と胆道閉鎖症発症との関連についての報告は表2-9[13)16)〜18]のとおりである。

現時点では相反する報告がなされていることと,母集団が限定されていることより,母親の年齢と発症との関連についての根拠は限定的である。

表2-8 BASMの頻度に関する報告

報告者	報告年	国／地域／施設	期間	全BAの頻度	BASMの頻度	BASMの割合（％）	1万出生あたり
Cavallo L[32]	2022	テキサス州	1999〜2014	305	27	8.9	0.058
Nomden M[15]	2021	オランダ	1987〜2018	311	49	15.8	0.081
Fanna M[61]	2019	フランス	1986〜2015	1,120	118	10.5	-
Leonhardt J[10]	2011	ドイツ	2001〜2005	183	23	12.6	0.065
Grizelj R[57]	2010	クロアチア	1992〜2006	29	2	6.9	0.029
Livesey E[8]	2009	イングランドとウェールズ	1999〜2006	302	41	13.6	0.079
Wildhaber BE[12]	2008	スイス	1994〜2004	48	4	8.3	0.047
Schreiber RA[62]	2007	カナダ	1985〜2002	196	27	13.8	-
McKiernan PJ[9]	2000	イギリスとアイルランド	1993〜1995	93	9	9.7	0.058
Davenport M[60]	1993	King's College	1975〜1991	308	23	7.5	-
Evans HM[29]	2018	ニュージーランド	2002〜2014	90	5	5.6	0.061
		人種別　マオリ族		45	2	4.4	0.084
		太平洋・アジア		20	0	0.0	0
		ヨーロッパ		25	3	12.0	0.074
日本胆道閉鎖症研究会[1]	2023	日本	1989〜2021	3,777	84	2.2	0.023
Leo KJ[34]	2017	韓国	2011〜2015	240	3	1.3	0.013

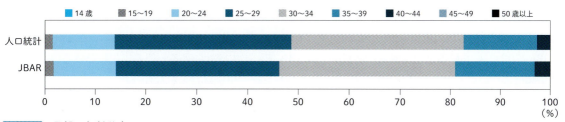

図2-13 母親の年齢分布
母親の年齢は日本の人口統計との比較でも著しく偏っていない

表2-9 母親の年齢と発生率

母親年齢	reference	オッズ比	文献
35歳以上	15〜24歳	3.0 （95% CI：1.3, 6.8）	13)
35歳以上	25歳未満	1.28 （95% CI：0.85, 1.88）	16)
母親年齢は有意な因子ではない			17)
25歳未満	25〜34歳	1.31 （95% CI：0.77, 2.22）	18)
35歳以上		0.72 （95% CI：0.30, 1.73）	

(10) その他の周生期歴

　JBAR2021[1]の登録症例における出生順位の検討では，以下のとおりであった。第1子48.5％（47.3％），第2子35.6％（36.7％），第3子以降15.9％（16.0％），ただし（ ）は人口統計における割合である。日本の出生統計と有意差はみられず，出生順位が本症発生のリスク因子となっている可能性は低いものと考えられた[1]（図2-14）。

　出生順位と胆道閉鎖症発症との関連についての報告は**表2-10**[13)17)18)]の通りである。

　現時点では相反する報告がなされていることと，母集団が限定されていることより，出生順位，出生数と発症との関連についての根拠は限定的である。

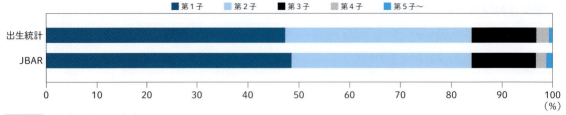

図2-14 出生順位と発生率
日本の出生統計とJBAR間で統計学的にはカイ2乗検定で $p=0.3655$ と有意差を認めなかった

表2-10 出生順位と発生率

出産数	reference	オッズ比	文献
4産以上	2〜3産	2.2 （95% CI：1.1, 4.5）	13)
出産数は有意な因子ではない			17)
多産	1産	0.89 （95% CI：0.49, 1.62）	18)

(11) 染色体異常

システマティックレビューでは，染色体異常が認められる症例報告ならびにその総論論文が抽出され[63)〜69)]，染色体異常とBAには部分的な関連性はあるものの，その発生病態を明らかにできた報告はない。
　JBAR2021[1)]における染色体異常の合併頻度は0.4％で，出生統計による一般の出生における染色体異常合併頻度より高いとはいえず，そのなかには21トリソミー合併例は含まれなかった。

(12) 妊娠中の発熱・発疹性疾患・薬剤服用

　JBAR2021[1)]によると，妊娠中の母親の発熱・発疹疾患感染および薬剤服用歴は，それぞれ，1.1％，8.8％で一般の出生における母親の発熱・発疹疾患感染および薬剤服用歴より高いとはいえないと考えられる。また周産期の感染歴，葉酸摂取，喫煙，アルコール摂取は胆道閉鎖症発症との関連なしとする報告[18)]がある。

文献

1) 日本胆道閉鎖症研究会・胆道閉鎖症全国登録事務局：胆道閉鎖症全国登録2021年集計結果．日小外会誌 2023；59(4)：826-833.
2) 日本小児外科学会データベース委員会：National Clinical Database（小児外科領域）Annual Report 2011-2012．日小外会誌 2016；52(7)：1350-1359.
3) 日本小児外科学会NCD連絡委員会：National Clinical Database（小児外科領域）Annual Report 2013-2014．日小外会誌 2018；54(2)：314-335.
4) 日本小児外科学会NCD連絡委員会：National Clinical Database（小児外科領域）Annual Report 2015-2016．日小外会誌 2019；55(2)：298-303.
5) 日本小児外科学会NCD連絡委員会：National Clinical Database（小児外科領域）Annual Report 2017-2018．日小外会誌 2021；57(4)：765-772.
6) 日本小児外科学会NCD連絡委員会：National Clinical Database（小児外科領域）Annual Report 2019．日小外会誌 2022；57(5)：889-895.
7) Jimenez-Rivera C, Jolin-Dahel KS, Fortinsky KJ, et al：International incidence and outcomes of biliary atresia. J Pediatr Gastroenterol Nutr 2013；56(4)：344-354.
8) Livesey E, Cortina BM, Sharif K, et al：Epidemiology of biliary atresia in England and Wales (1999-2006). Arch Dis Child Fetal Neonatal Ed 2009；94：F451-F455.
9) McKiernan PJ, Baker AJ, Kelly DA：The frequency and outcome of biliary atresia in the UK and Ireland. Lancet 2000；

355：25-29.

10) Leonhardt J, Kuebler JF, Leute PJ, et al：Biliary atresia：Lessons learned from the voluntary German registry. Eur J Pediatr Surg 2011；21：82-87.

11) Grizelj R, Vukovic J, Novak M, et al：Biliary atresia：The Croatian experience 1992-1996. Eur J Pediatr 2010；169：1529-1534.

12) Wildhaber BE, Majno P, Mayr J, et al：Biliary atresia：Swiss national study, 1994-2004. J Pediatr Gastroenterol Nutr 2008；46：299-307.

13) Fischler B, Haglund B, Hjern A：A population-based study on the incidence and possible pre- and perinatal etiologic risk factors of biliary atresia. J Pediatr 2002；141(2)：217-222.

14) Chardot C, Carton M, Spire-Bendelac N, et al：Epidemiology of biliary atresia in France：A national study 1986-96. J Hepatol 1999；31(6)：1006-1013.

15) Nomden M, van Wessel DBE, Ioannou S, et al：A higher incidence of isolated biliary atresia in rural areas：Results from an epidemiological study in The Netherlands. J Pediatr Gastroenterol Nutr 2021；72(2)：202-209.

16) Caton AR, Druschel CM, McNutt LA：The epidemiology of extrahepatic biliary atresia in New York State, 1983-98. Paediatr Perinat Epidemiol 2004；18(2)：97-105.

17) Yoon PW, Bresee JS, Olney RS, et al：Epidemiology of biliary atresia：A population-based study. Pediatrics 1997；99(3)：376-382.

18) The NS, Honein MA, Caton AR, et al：Risk factors for isolated biliary atresia, national birth defects prevention study, 1997-2002. Am J Med Genet 2007；143A(19)：2274-2284.

19) Hopkins PC, Yazigi N, Nylund CM：Incidence of biliary atresia and timing of hepatoportoenterostomy in the United States. J Pediatr 2017；187：253-257.

20) Nakamizo M, Toyabe S, Kubota M, et al：Seasonality in the incidence of biliary atresia in Japan. Acta Paediatr 2006；95(4)：509-510.

21) Wada H, Muraji T, Yokoi A, et al：Insignificant seasonal and geographical variation in incidence of biliary atresia in Japan：A regional survey of over 20 years. J Pediatr Surg 2007；42(12)：2090-2092.

22) Lin JS, Chen SC, Lu CL, et al：Reduction of the ages at diagnosis and operation of biliary atresia in Taiwan：A 15-year population-based cohort study. World J Gastroenterol 2015；21(46)：13080-13086.

23) Karnameedi S, Lim CT：Characteristics of Malaysian infants with biliary atresia and neonatal hepatitis. Med J Malaysia 1997；52(4)：342-347.

24) Lee JH, Ahn HS, Han S, et al：Nationwide population-based study showed that the rotavirus vaccination had no impact on the incidence of biliary atresia in Korea. Acta Paediatr 2019；108(12)：2278-2284.

25) Zhan J, Feng J, Chen Y, et al：Incidence of biliary atresia associated congenital malformations：A retrospective multicenter study in China. Asian J Surg 2017；40(6)：429-433.

26) Redkar R, Karkera PJ, Raj V, et al：Outcome of biliary atresia after Kasai's portoenterostomy：A 15-year experience. Indian Pediatr 2017；54(4)：291-294.

27) Chiang LW, Lee CY, Krishnaswamy G, et al：Seventeen years of Kasai portoenterostomy for biliary atresia in a single Southeast Asian paediatric centre. J Paediatr Child Health 2017；53(4)：412-415.

28) Chusilp S, Sookpotarom P, Tepmalai K, et al：Prognostic values of serum bilirubin at 7th day post-Kasai for survival with native livers in patients with biliary atresia. Pediatr Surg Int 2016；32(10)：927-931.

29) Evans HM, Asher MI, Cameron-Christie S, et al：Ethnic disparity in the incidence and outcome of biliary atresia in New Zealand. J Pediatr Gastroenterol Nutr 2018；66(2)：218-221.

30) 横谷進：今後の小児慢性特定疾患治療研究事業のあり方に関する研究. 厚生労働科学研究費補助金 疾病・障害対策研究分野 成育疾患克服等次世代育成基盤研究. 2015.
https://mhlw-grants.niph.go.jp/project/25247

31) Shim WK, Kasai M, Spence MA：Racial influence on the incidence of biliary atresia. Prog Pediatr Surg 1974；6：53-62.

32) Cavallo L, Kovar EM, Aqul A, et al：The epidemiology of biliary atresia：Exploring the role of developmental factors on birth prevalence. J Pediatr 2022；246：89-94. e2.

33) Strickland AD, Shannon K：Studies in the etiology of extrahepatic biliary atresia：Time-space clustering. J Pediatr 1982；100(5)：749-753.

34) Lee KJ, Kim JW, Moon JS, et al：Epidemiology of biliary atresia in Korea. J Korean Med Sci 2017；32(4)：656-660.

35) Tanpowpong P, Lertudomphonwanit C, Phuapradit P, et al：No association between month of birth and biliary atresia in a country with tropical climate. J Paediatr Child Health 2018；54(12)：1368-1370.

36) Xu X, Zhan J：Biliary atresia in twins：A systematic review and meta-analysis. Pediatr Surg Int 2020；36(8)：953-958.

37) Smith BM, Laberge JM, Schreiber R, et al：Familial biliary atresia in three siblings including twins. J Pediatr Surg 1991；26(11)：1331-1333.

38) Kobayashi K, Kubota M, Okuyama N, et al：Mother-to-daughter occurrence of biliary atresia：A case report. J Pediatr Surg 2008；43(8)：1566-1568.

39) Sweet LK：Congenital malformation of the bile ducts：A report of three cases in one family. J Pediatr 1932；1：496-510.

40) Krauss AN：Familial extrahepatic biliary atresia. J Pediatr 1964；65：933-937.

41) Nevin NC, Bell M, Frazer MJ, et al：Congenital extrahepatic biliary atresia in two brothers. J Med Genet 1969；6(4)：379-381.

42) Sommer A, Moody PE Jr, Reiner CB：Familial extrahepatic biliary atresia. Report of a case situation. Clin Pediatr（Phila）1976；15(7)：627-629.

43) Cunningham ML, Sybert VP：Idiopathic extrahepatic biliary atresia：Recurrence in sibs in two families. Am J Med Genet 1988；31(2)：421-426.

44) Lachaux A, Descos B, Plauchu H, et al：Familial extrahepatic biliary atresia. J Pediatr Gastroenterol Nutr 1988；7(2)：280-283.

45) Gunasekaran TS, Hassall EG, Steinbrecher UP, et al：Recurrence of extrahepatic biliary atresia in two half sibs. Am J Med Genet 1992；43(3)：592-594.

46) Kosaka S, Muraji T, Ohtani H, et al：Placental chronic villitis in biliary atresia in dizygotic twins：A case report. Pediatr Int 2022；64(1)：e15101.

47) Gou Q, Chen Y, Yu C, et al：Biliary atresia in twins'population：A retrospective multicenter study in mainland China. Pediatr Surg Int 2020；36(6)：711-718.

48) Durkin N, Deheragoda M, Davenport M：Prematurity and biliary atresia：A 30-year observational study. Pediatr Surg Int 2017；33(12)：1355-1361.

49) Schweizer P, Kerremans J：Discordant findings in extrahepatic bile duct atresia in 6 sets of twins. Z Kinderchir 1988；43(2)：72-75.

50) 望月昭彦，四方寛子，山本依志子，他：双胎の一児に胎児異常を認めた3症例．日産婦滋賀会誌 2007；5：23-24.

51) 須田博子，武市卒之，岩崎寛智，他：一卵性双生児の一方が胆道閉鎖症，他の一方が胆道拡張症であった双生児例．日小外会誌 2006；42(7)：816-820.

52) 小川富雄，宮野武，新井健男：双生児の1子にみられた胆道閉鎖症．小児外科 1984；16(11)：1369-1372.

53) van Wessel DBE, Boere T, Hulzebos CV, et al：Preterm infants with biliary atresia：A nationwide cohort analysis from The Netherlands. J Pediatr Gastroenterol Nutr 2017；65(4)：370-374.

54) Chiu CY, Chen PH, Chan CF, et al：Biliary atresia in preterm infants in Taiwan：A nationwide survey. J Pediatr 2013；163(1)：100-103. e1.

55) Santos Silva E, Moreira Silva H, Catarino C, et al：Neonatal cholestasis：Development of a diagnostic decision algorithm from multivariate predictive models. Eur J Pediatr 2021；180(5)：1477-1486.

56) Ling DXH, Bolisetty S, Krishnan U：Cholestatic jaundice in neonates：How common is biliary atresia? Experience at an Australian tertiary centre. J Paediatr Child Health 2021；57(1)：87-95.

57) Grizelj R, Vuković J, Novak M, et al：Biliary atresia：The Croatian experience 1992-2006. Eur J Pediatr 2010；169(12)：1529-1534.

58) Silveira TR, Salzano FM, Howard ER, et al：Congenital structural abnormalities in biliary atresia：Evidence for etiopathogenic heterogeneity and therapeutic implications. Acta Paediatr Scand 1991；80(12)：1192-1199.

59) Aldeiri B, Giamouris V, Pushparajah K, et al：Cardiac-associated biliary atresia (CABA)：A prognostic subgroup. Arch Dis Child 2021；106(1)：68-72.

60) Davenport M, Savage M, Mowat AP, et al：Biliary atresia splenic malformation syndrome：An etiologic and prognostic subgroup. Surgery 1993；113(6)：662-668.

61) Fanna M, Masson G, Capito C, et al：Management of biliary atresia in France 1986 to 2015：Long-term results. J Pediatr Gastroenterol Nutr 2019；69(4)：416-424.

62) Schreiber RA, Barker CC, Roberts EA, et al：Biliary atresia：The Canadian experience. J Pediatr 2007；151(6)：659-665, 665. e1.

63) Rurarz M, Czubkowski P, Chrzanowska K, et al：Biliary atresia in children with aberrations involving chromosome 11q. J Pediatr Gastroenterol Nutr 2014；58(3)：e26-29.

64) Allotey J, Lacaille F, Lees MM, et al：Congenital bile duct anomalies（biliary atresia）and chromosome 22 aneuploidy. J Pediatr Surg 2008；43(9)：1736-1740.

65) Lysy PA, Sibille C, Gillerot Y, et al：Partial proximal 10q trisomy：A new case associated with biliary atresia. Hereditas 2007；144(5)：191-194.

66) Ikeda S, Sera Y, Yoshida M, et al：Extrahepatic biliary atresia associated with trisomy 18. Pediatr Surg Int 1999；15(2)：137-138.

67) Girard M, Panasyuk G：Genetics in biliary atresia. Curr Opin Gastroenterol 2019；35(2)：73-81.

68) Fabre A, Roman C, Roquelaure B：Somatic mutation, a cause of biliary atresia：A hypothesis. Med Hypotheses 2017；102：91-93.

69) Lakshminarayanan B, Davenport M：Biliary atresia：A comprehensive review. J Autoimmun 2016；73：1-9

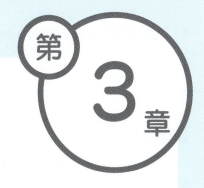

第3章

診　断

総 論

1. 胆道閉鎖症が疑われる症状・徴候

遷延性黄疸，便色異常，褐色尿，肝腫大を呈する新生児・乳児では胆道閉鎖症が疑われる[1]（CQ2，CQ3）。新生児期には黄疸や，便色・尿色の異常，肝腫大がはっきりせず，その後，徐々に顕在化することもある。なお，便色異常の典型例は灰白色便であるが，多くはやや薄い黄色便である（図3-1）（CQ2）。2012年から母子健康手帳に導入された便色カード（CQ1）では，1〜3番が異常とされるが，実際には4番以降の便色で本症と診断される例も少なくない（CQ2）。また，胆道閉鎖症では生後1カ月以降も黄疸が遷延し，肝腫大を

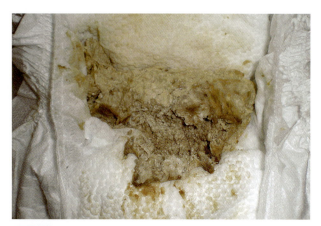

図3-1　淡黄色便（便色カード2番相当）

認め（CQ3），病態が進行すると脾腫を呈する。胆汁排泄がないことで脂肪吸収不良となり，本症の4.4%では脂溶性ビタミンKの欠乏により頭蓋内出血を発症する[2]。胆道閉鎖症の多くは新生児または乳児期早期に発見されるが，出生前診断にて肝門部に囊胞性病変が指摘され診断につながることがある[3]。

胆道閉鎖症では早期発見・治療のためにスクリーニングの有用性が明らかになっているが（CQ1），日本をはじめとした各国では，スクリーニング法として，便色法（便色カード，便色アプリ），ビリルビン法（抱合型/総ビリルビン，抱合型ビリルビン），胆汁酸法〔尿中硫酸抱合型胆汁酸（urinary sulfated bile acid；USBA），乾燥血液ろ紙タンデムマス測定，乾燥ろ紙血総胆汁酸測定〕などが行われてきた[4]（CQ1）。日本では，胆道閉鎖症の早期発見のため1994年より一部の地域で便色カードがスクリーニングとして導入されたのち改良を重ねられ，2012年度より全国で母子健康手帳に綴じ込まれるようになった。また，一部の地域ではUSBAが試行されており，採血しづらい新生児の胆道疾患のスクリーニングに有用とされ，現在では保険適用となっている[4]（CQ1）。

2. 診断手順と鑑別すべき疾患

遷延性黄疸や便色異常，肝腫大をきっかけに，またスクリーニングにより胆道閉鎖症を疑われた場合には，早期診断・治療のため，速やかに胆道閉鎖症の確定診断やほかの胆汁うっ滞性肝疾患との鑑別診断を進めていく必要がある（CQ2，CQ3，CQ5）。

胆道閉鎖症の診断手順や鑑別すべき疾患として，成書，エキスパートオピニオン，レビュー論文として各論文で鑑別フローチャート（図3-2）[5,6]や鑑別疾患の一覧（表3-1）[5]を掲載し，解説されている[5〜13]。

遷延性黄疸に加えて，肝腫大，便色異常，褐色尿のいずれかを認める場合には，直接ビリルビンを含めた採血を行い，胆汁うっ滞が認められる場合には，胆道閉鎖症の鑑別のための精査を行うことが強く推奨

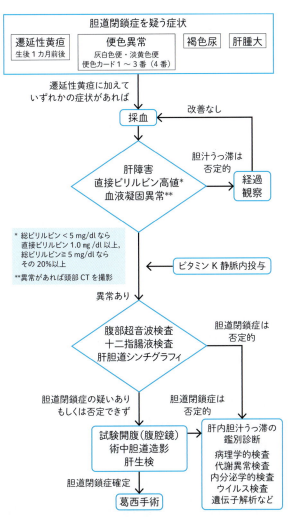

図3-2 初期診断・治療のフローチャート
〔Abukawa D：Differential Diagnosis of Biliary Atresia. Nio M eds. Introduction to Biliary Atresia. Springer, Singapore, 2021；113-121. 虻川大樹：胆道閉鎖症．水口雅，山形崇倫・編，クリニカルガイド小児科／専門医の診断・治療．南山堂，東京，2021；681-685．より引用・改変〕

される（**CQ2**，**CQ3**）．

　新生児〜乳児期早期には生理的黄疸（生後2〜3週ごろまで）や母乳性黄疸（生後2〜3カ月まで）など間接ビリルビンが高値を示す症例が多くみられるため，病的な胆汁うっ滞が見逃されやすい．加えて，1カ月健診で遷延性黄疸を認めても，全例で直接ビリルビンを含めた採血を行うことは容易ではない．しかし，1カ月健診で胆道閉鎖症を見逃した場合，診断が生後2カ月以降となってしまう可能性があり，頭蓋内

表3-1 鑑別すべき疾患

肝外胆道閉塞
胆道閉鎖症
先天性胆道拡張症（膵・胆管合流異常）
濃縮胆汁症候群，胆汁栓
胆石症，胆泥
腫瘍・腫瘤（胆管内，胆管外）
新生児硬化性胆管炎
特発性胆道穿孔
感染症
ウイルス
アデノウイルス，サイトメガロウイルス，エコーウイルス，エンテロウイルス，単純ヘルペスウイルス，HIV，パルボウイルスB19，風疹
細菌
尿路感染症，敗血症，梅毒
原虫
トキソプラズマ
遺伝性胆汁うっ滞症
Alagille 症候群
α1-アンチトリプシン欠損症
ARC（arthrogryposis-renal dysfunction-cholestasis）症候群
嚢胞性線維症
進行性家族性肝内胆汁うっ滞症（1〜5型）
NISCH（neonatal ichthyosis-sclerosing cholangitis）症候群
新生児 Dubin-Johnson 症候群
代謝性疾患
糖質代謝異常
ガラクトース血症
果糖不耐症
糖原病 IV 型
アミノ酸代謝異常
チロシン血症
シトリン欠損症
脂質代謝異常
ライソゾーム酸性リパーゼ欠損症（コレステロールエステル蓄積症，Wolman 病）
Niemann-Pick 病 C 型
Gaucher 病 2 型
胆汁酸代謝異常症
胆汁酸合成障害（1〜6型）
脳腱黄色腫症
amidation defects
Zellweger 症候群
Smith-Lemli-Opitz 症候群
ミトコンドリア肝症
先天性グリコシル化異常症
Phosphomannomutase 2 deficiency
Phosphoglucomutase 1 deficiency
Mannose phosphate isomerase deficiency
同種免疫疾患（alloimmune disease）
新生児ヘモクロマトーシス
中毒
腸管不全関連肝障害
薬物
その他
"特発性" 新生児肝炎
非症候性小葉間胆管減少症
ショック／低灌流
小腸閉塞
甲状腺機能低下症
汎下垂体機能低下症（septo-optic dysplasia）

〔Abukawa D：Differential Diagnosis of Biliary Atresia. Nio M eds. Introduction to Biliary Atresia. Springer, Singapore, 2021；113-121. より引用・改変〕

出血のリスクも上昇する。1カ月健診で遷延性黄疸を認めた場合，母乳栄養であるから母乳性黄疸だろうと短絡的に考えず，便・尿の色調および肝腫大に関する慎重な問診と診察を行い，疑わしい場合には積極的に採血を施行すべきである。また，胆道閉鎖症が疑われるような胆汁うっ滞を呈する患児に対しては，血液凝固検査を必ず行うとともに，ビタミンK製剤を静脈内投与することが強く推奨される。

　出生前診断で肝門部嚢胞を指摘された症例は，胆道閉鎖症か先天性胆道拡張症の鑑別に苦慮することが少なくない。Tanakaら[3]は生後の便色や血液検査所見は鑑別に有用でなく，出生前後に嚢胞が縮小傾向の場合や生後胆嚢が萎縮性の場合，γ-グルタミルトランスペプチダーゼ（γ-glutamyl transpeptidase；γ-GTP）が高値の場合は，胆道閉鎖症をより積極的に疑うべきであるとしている。一方Okadaら[14]は，鑑別のための開腹をさけるために先天性胆道拡張症とI-cyst型胆道閉鎖症との鑑別に肝生検が有用と指摘している。いずれにせよ，胆道閉鎖症の診断の時期が遅れぬよう適切に両者を鑑別し，治療時期を誤らないように注意深い検討が必要である。

3. 精　査

　胆道閉鎖症の術前検査として，腹部超音波検査，肝胆道シンチグラフィ，腹部CT，MRI（MRCP），ERCP，十二指腸液検査，経皮経肝胆道造影（percutaneous transhepatic cholangiography；PTC），肝生検がある。673編の文献（全般検索652編＋個別検索21編）が1次スクリーニングの対象となり，そのうち177編の文献が2次スクリーニングの対象となった。それぞれの検査における正診率や合併症などを調査した。ただし，1つの検査で診断可能とはならず，また各施設で検査内容や方法などが異なっていることに留意する必要がある。以下に各検査法の感度，特異度，精度，陽性的中率（positive predictive value；PPV），陰性的中率（negative predictive value；NPV）を示す（表3-2）[15)~81)]。PTCは検索し得るかぎり正診率の記載がある論文を認めなかった。

　正診率が異なる原因として，検査機器の違い（性能），検査実施者の経験・技能，各施設における検査方法，診断基準などが異なることが考えられる。腹部超音波検査では，triangular cord sign（TCS）（図3-3）の有無だけでなく，胆嚢の形態・収縮の有無，肝動脈（hepatic artery；HA）径，HA径／門脈（portal vein；PV）径，肝被膜下の血流などで判定され，各施設で超音波検査による胆道閉鎖症の診断精度が異なっていた[22)31)~33)36)37)41)43)45)~59)]。肝胆道シンチグラフィでは，精度向上のためフェノバルビタールやウルソデオキシコール酸（ursodeoxycholic acid；UDCA）の投与を行う施設もあった[33)54)82)83)]。MRI（MRCP）では，造影剤使用の有無，胆嚢描出の有無，肝外胆管の形態などで判定されていた。侵襲性の

表3-2　各検査法の感度，特異度，精度，PPV，NPV

検査法	感度 (sensitivity)	特異度 (specificity)	精度 (accuracy)	PPV	NPV	文献
腹部超音波検査（%）	23～100	61～100	65～100	52～100	56～100	15)～45)81)
肝胆道シンチグラフィ(%)	79～100	22～93	65～100	25～92	33～100	22)31)～33)36)37)41)43)45)～59)
腹部CT（%）	100	78	90	33	68～100	46)
MRI（MRCP）（%）	58～100	57～100	61～100	33～100	27～100	22)26)29)32)36)37)41)57)60)61)
十二指腸液検査（%）	86～100	67～100	80～96	76～100	68～100	22)27)47)55)62)63)
ERCP（%）	90～100	66～100	83～95	75～92	85～100	64)～68)
肝生検（%）	83～100	74～100	94～97	88～100	71～100	22)27)28)32)～34)36)45)69)～80)

高い開腹胆道造影を避けるため，できるかぎり精度を高める試みがなされていた。胆道閉鎖症の確定診断は胆道造影（CQ4）であり，これらの検査だけでは確定とはならないが，複数の検査を組み合わせることで胆道閉鎖症を疑う精度を高めることが可能であった[30)31)34)46)55)]。ただし，検査には迅速性が求められ，侵襲に対する配慮も重要である。

各検査の合併症は，PTC は Jensen ら[84)]が出血などの合併症発生率を示している。ERCP は成人と同様血腫や膵炎感染などの合併症の発生について記載され[85)]，肝生検は胆道閉鎖症での合併ではないものの肝生検（針）の一般的な合併症として出血などが指摘されている（CQ5）。

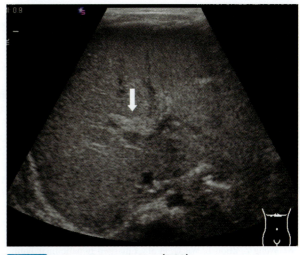

図3-3　triangular cord sign（TCS）
日齢 70，女児。肝門部で門脈の腹側，本来肝管が描出される部位に，結合織塊による高エコー領域（矢印）が描出される

なお，日本胆道閉鎖症研究会全国登録集計における1989〜2021年までの検査件数（延べ数）は，超音波検査3,553件，十二指腸液検査2,018件，肝胆道シンチグラフィ2,480件，MRI（MRCP）270件，腹部CT320件，ERCP115件，肝生検100件であった[2)]。

4．直接胆道造影と葛西手術

前述のような術前精査を行い，胆道閉鎖症の疑いがある場合には試験開腹により，もしくは腹腔鏡下に直接胆道造影を行い，診断が確定すればそのまま葛西手術を施行する。術中胆道造影は胆道閉鎖症の確定診断に加えて病型分類に重要な役割を果たし，また予後の推定や術後の治療決定の参考として有用である（CQ4）。実際には胆嚢や肝外胆管が萎縮し胆道造影が施行不可能な症例も少なくないが，このこと自体が重要な所見である。

葛西手術施行時には，肝門部結合織塊が採取されるとともに一般に肝生検が施行される（CQ5，CQ6）。葛西手術施行時の肝生検や肝門部結合織塊の病理学的検索は，自己肝生存の予測に有用であり，その後の治療方針決定の参考となる（CQ6）。

文　献

1) 田中拡，仁尾正記：胆道閉鎖症．小児内科 2019；51（10）：1512-1515．
2) 日本胆道閉鎖症研究会・胆道閉鎖症全国登録事務局：胆道閉鎖症全国登録2021年集計結果．日小外会誌 2023；59（4）：826-833．
3) Tanaka H, Sasaki H, Wada M, et al：Postnatal management of prenatally diagnosed biliary cystic malformation. J Pediatr Surg 2015；50（4）：507-510．
4) 松井陽，伊藤玲子，顧艶紅：胆道閉鎖症のスクリーニングの現状．小児外科 2018；50（1）：27-32．
5) Abukawa D：Differential diagnosis of biliary atresia. Nio M eds. Introduction to Biliary Atresia. Springer, Singapore 2021；113-121．
6) 虻川大樹：胆道閉鎖症．水口雅，山形崇倫・編，クリニカルガイド小児科：専門医の診断・治療，南山堂，東京，2021；681-685．
7) Rabbani T, Guthery SL, Himes R, et al：Newborn screening for biliary atresia：A Review of Current Methods. Curr

Gastroenterol Rep 2021；23（12）：28.

8） Cho SJ, Kim GE：A practical approach to the pathology of neonatal cholestatic liver disease. Semin Diagn Pathol 2019；36
（6）：375-388.

9） Matsui A：Screening for biliary atresia. Pediatr Surg Int 2017；33（12）：1305-1313.

10） 工藤豊一郎：その他の新生児乳児肝内胆汁うっ滞（胆道閉鎖症と鑑別すべき疾患）．小児栄養消化器肝臓病学，診断と治
療社，東京，2014；417.

11） McKiernan P：Neonatal jaundice. Clin Res Hepatol Gastroenterol 2012；36（3）：253-256.

12） 山内芳忠：正常新生児が退院する際の黄疸の対応について教えてください．小児内科 2011；43増刊：430-432.

13） 原田英明，中嶋英輔，芳野信：新生児遷延性黄疸．周産期医学 2001；31（5）：641-645.

14） Okada T, Sasaki F, Cho K, et al：Histological differentiation between prenatally diagnosed choledochal cyst and type I cystic
biliary atresia using liver biopsy specimens. Eur J Pediatr Surg 2006；16（1）：28-33.

15） Liu YF, Ni XW, Pan Y, et al：Comparison of the diagnostic value of virtual touch tissue quantification and virtual touch tissue
imaging quantification in infants with biliary atresia. Int J Clin Pract 2021；75（4）：e13860.

16） Sun C, Wu B, Pan J, et al：Hepatic subcapsular flow as a significant diagnostic marker for biliary atresia：A meta-analysis.
Dis Markers 2020；2020：5262565.

17） Chen Y, Zhao D, Gu S, et al：Three-color risk stratification for improving the diagnostic accuracy for biliary atresia. Eur
Radiol 2020；30（7）：3852-3861.

18） Weng Z, Zhou L, Wu Q, et al：Enlarged hepatic hilar lymph node：An additional ultrasonographic feature that may be
helpful in the diagnosis of biliary atresia. Eur Radiol 2019；29（12）：6699-6707.

19） Duan X, Peng Y, Liu W, et al：Does supersonic shear wave elastography help differentiate biliary atresia from other causes
of cholestatic hepatitis in infants less than 90 days old? Compared with Grey-Scale US. Biomed Res Int 2019；2019：
9036362.

20） Dillman JR, DiPaola FW, Smith SJ, et al：Prospective assessment of ultrasound shear wave elastography for discriminating
biliary atresia from other causes of neonatal cholestasis. J Pediatr 2019；212：60-65, e3.

21） Choochuen P, Kritsaneepaiboon S, Charoonratana V, et al：Is "gallbladder length-to-width ratio" useful in diagnosing biliary
atresia? J Pediatr Surg 2019；54（9）：1946-1952.

22） Dong C, Zhu HY, Chen YC, et al：Clinical assessment of differential diagnostic methods in infants with cholestasis due to
biliary atresia or non-biliary atresia. Curr Med Sci 2018；38（1）：137-143.

23） Koob M, Pariente D, Habes D, et al：The porta hepatis microcyst：An additional sonographic sign for the diagnosis of
biliary atresia. Eur Radiol 2017；27（5）：1812-1821.

24） Zhou LY, Jiang H, Shan QY, et al：Liver stiffness measurements with supersonic shear wave elastography in the diagnosis
of biliary atresia：A comparative study with grey-scale US. Eur Radiol 2017；27（8）：3474-3484.

25） Wang X, Qian L, Jia L, et al：Utility of shear wave elastography for differentiating biliary atresia from infantile hepatitis
syndrome. J Ultrasound Med 2016；35（7）：1475-1479.

26） Sung S, Jeon TY, Yoo SY, et al：Incremental value of MR cholangiopancreatography in diagnosis of biliary atresia. PLoS One
2016；11（6）：e0158132.

27） Boskovic A, Kitic I, Prokic D, et al：Predictive value of hepatic－11trasound, liver biopsy, and duodenal tube test in the
diagnosis of extrahepatic biliary atresia in Serbian infants. Turk J Gastroenterol 2014；25：170-174.

28） El-Guindi MA, Sira MM, Konsowa HA, et al：Value of hepatic subcapsular flow by color Doppler ultrasonography in the
diagnosis of biliary atresia. J Gastroenterol Hepatol 2013；28（5）：867-872.

29） Jiang LP, Chen YC, Ding L, et al：The diagnostic value of high-frequency ultrasonography in biliary atresia. Hepatobiliary
Pancreat Dis Int 2013；12（4）：415-422.

30） Mittal V, Saxena AK, Sodhi KS, et al：Role of abdominal sonography in the preoperative diagnosis of extrahepatic biliary
atresia in infants younger than 90 days. AJR Am J Roentgenol 2011；196（4）：W438-W445.

31） Imanieh MH, Dehghani SM, Bagheri MH, et al：Triangular cord sign in detection of biliary atresia：Is it a valuable sign?
Dig Dis Sci 2010；55（1）：172-175.

32） Yang JG, Ma DQ, Peng Y, et al：Comparison of different diagnostic methods for differentiating biliary atresia from
idiopathic neonatal hepatitis. Clin Imaging 2009；33（6）：439-446.

33） Poddar U, Thapa BR, Das A, et al：Neonatal cholestasis：Differentiation of biliary atresia from neonatal hepatitis in a
developing country. Acta Paediatr 2009；98（8）：1260-1264.

34） Roquete ML, Ferreira AR, Fagundes ED, et al：Accuracy of echogenic periportal enlargement image in ultrasonographic
exams and histopathology in differential diagnosis of biliary atresia. J Pediatr（Rio J）2008；84（4）：331-336.

35） Takamizawa S, Zaima A, Muraji T, et al：Can biliary atresia be diagnosed by ultrasonography alone? J Pediatr Surg 2007；
42（12）：2093-2096.

36） Dehghani SM, Haghighat M, Imanieh MH, et al：Comparison of different diagnostic methods in infants with Cholestasis.
World J Gastroenterol 2006；12（36）：5893-5896.

37） Ryeom HK, Choe BH, Kim JY, et al：Biliary atresia：Feasibility of mangafodipir trisodium-enhanced MR cholangiography
for evaluation. Radiology 2005；235（1）：250-258.

38) Visrutaratna P, Wongsawasdi L, Lerttumnongtum P, et al : Triangular cord sign and ultrasound features of the gall bladder in infants with biliary atresia. Australas Radiol 2003 ; 47 (3) : 252-256.

39) Azuma T, Nakamura T, Nakahira M, et al : Pre-operative ultrasonographic diagnosis of biliary atresia–with reference to the presence or absence of the extrahepatic bile duct. Pediatr Surg Int 2003 ; 19 (6) : 475-477.

40) Farrant P, Meire HB, Mieli-Vergani G : Improved diagnosis of extraheptic biliary atresia by high frequency ultrasound of the gall bladder. Br J Radiol 2001 ; 74 (886) : 952-954.

41) Kim MJ, Park YN, Han SJ, et al : Biliary atresia in neonates and infants : Triangular area of high signal intensity in the porta hepatis at T2-weighted MR cholangiography with US and histopathologic correlation. Radiology 2000 ; 215 (2) : 395-401.

42) Farrant P, Meire HB, Mieli-Vergani G : Ultrasound features of the gall bladder in infants presenting with conjugated hyperbilirubinaemia. Br J Radiol 2000 ; 73 (875) : 1154-1158.

43) Tan Kendrick AP, Phua KB, Ooi BC, et al : Making the diagnosis of biliary atresia using the triangular cord sign and gallbladder length. Pediatr Radiol 2000 ; 30 (2) : 69-73.

44) Park WH, Choi SO, Lee HJ : The ultrasonographic 'triangular cord' coupled with gallbladder images in the diagnostic prediction of biliary atresia from infantile intrahepatic cholestasis. J Pediatr Surg 1999 ; 34 (11) : 1706-1710.

45) Park WH, Choi SO, Lee HJ, et al : A new diagnostic approach to biliary atresia with emphasis on the ultrasonographic triangular cord sign : Comparison of ultrasonography, hepatobiliary scintigraphy, and liver needle biopsy in the evaluation of infantile cholestasis. J Pediatr Surg 1997 ; 32 (11) : 1555-1559.

46) Andersen TB, Aleksyniene R, Petersen LJ : Accuracy of hepatobiliary scintigraphy and added value of SPECT/CT versus planar imaging for diagnosing biliary atresia. Hell J Nucl Med 2021 ; 24 (2) : 108-113.

47) Yoshii D, Inomata Y, Yamamoto H, et al : The duodenal tube test is more specific than hepatobiliary scintigraphy for identifying bile excretion in the differential diagnosis of biliary atresia. Surg Today 2020 ; 50 (10) : 1232-1239.

48) Zhou H, Li J, Wei H, et al : A novel timesaving and semiquantitative method for radionuclide hepatobiliary scintigraphy for suspected biliary atresia. Ann Palliat Med 2020 ; 9 (1) : 63-69.

49) Liu X, Peng X, Huang Y, et al : Design and validation of a noninvasive diagnostic criteria for biliary atresia in infants based on the STROBE compliant. Medicine (Baltimore) 2019 ; 98 (6) : e13837.

50) Tsuda N, Shiraishi S, Sakamoto F, et al : Tc-99m PMT scintigraphy in the diagnosis of pediatric biliary atresia. Jpn J Radiol 2019 ; 37 (12) : 841-849.

51) Kianifar HR, Tehranian S, Shojaei P, et al : Accuracy of hepatobiliary scintigraphy for differentiation of neonatal hepatitis from biliary atresia : Systematic review and meta-analysis of the literature. Pediatr Radiol 2013 ; 43 (8) : 905-919.

52) Kwatra N, Shalaby-Rana E, Narayanan S, et al : Phenobarbital-enhanced hepatobiliary scintigraphy in the diagnosis of biliary atresia : Two decades of experience at a tertiary center. Pediatr Radiol 2013 ; 43 (10) : 1365-1375.

53) Siu LY, Wong KN, Li KW, et al : Outcome of hepatobiliary scanning : Preterm versus full-term cholestatic infants. J Paediatr Child Health 2013 ; 49 (1) : E46-51.

54) Shah I, Bhatnagar S, Rangarajan V, et al : Utility of Tc99m-Mebrofenin hepato-biliary scintigraphy (HIDA scan) for the diagnosis of biliary atresia. Trop Gastroenterol 2012 ; 33 (1) : 62-64.

55) Liu SX, Huang ZH : The value of radionuclide hepatobiliary scintigraphy in combination with determination of bilirubin from duodenal drainage in differential diagnosis of infantile persistent jaundice. Front Med China 2010 ; 4 (3) : 342-345.

56) Arora NK, Kohli R, Gupta DK, et al : Hepatic technetium-99m-mebrofenin iminodiacetate scans and serum gamma-glutamyl transpeptidase levels interpreted in series to differentiate between extrahepatic biliary atresia and neonatal hepatitis. Acta Paediatr 2001 ; 90 (9) : 975-981.

57) Jaw TS, Kuo YT, Liu GC, et al : MR cholangiography in the evaluation of neonatal cholestasis. Radiology 1999 ; 212 (1) : 249-256.

58) Liu CS, Chin TW, Wei CF : Value of gamma-glutamyl transpeptidase for early diagnosis of biliary atresia. Zhonghua Yi Xue Za Zhi (Taipei) 1998 ; 61 (12) : 716-720.

59) Lin WY, Lin CC, Changlai SP, et al : Comparison technetium of Tc-99m disofenin cholescintigraphy with ultrasonography in the differentiation of biliary atresia from other forms of neonatal jaundice. Pediatr Surg Int 1997 ; 12 (1) : 30-33.

60) Norton KI, Glass RB, Kogan D, et al : MR cholangiography in the evaluation of neonatal cholestasis : Initial results. Radiology 2002 ; 222 (3) : 687-691.

61) Han SJ, Kim MJ, Han A, et al : Magnetic resonance cholangiography for the diagnosis of biliary atresia. J Pediatr Surg 2002 ; 37 (4) : 599-604.

62) Fukuoka T, Bessho K, Tachibana M, et al : Total bile acid concentration in duodenal fluid is a useful preoperative screening marker to rule out biliary atresia. J Pediatr Gastroenterol Nutr 2018 ; 67 (3) : 383-387.

63) Larrosa-Haro A, Caro-López AM, Coello-Ramírez P, et al : Duodenal tube test in the diagnosis of biliary atresia. J Pediatr Gastroenterol Nutr 2001 ; 32 (3) : 311-315.

64) Negm AA, Petersen C, Markowski A, et al : The role of endoscopic retrograde cholangiopancreatography in the diagnosis of biliary atresia : 14 years' experience. Eur J Pediatr Surg 2018 ; 28 (3) : 261-267.

65) Saito T, Terui K, Mitsunaga T, et al : Role of pediatric endoscopic retrograde cholangiopancreatography in an era stressing less-invasive imaging modalities. J Pediatr Gastroenterol Nutr 2014 ; 59 (2) : 204-209.

66) Petersen C, Meier PN, Schneider A, et al：Endoscopic retrograde cholangiopancreaticography prior to explorative laparotomy avoids unnecessary surgery in patients suspected for biliary atresia. J Hepatol 2009；51（6）：1055-1060.

67) Shanmugam NP, Harrison PM, Devlin J, et al：Selective use of endoscopic retrograde cholangiopancreatography in the diagnosis of biliary atresia in infants younger than 100 days. J Pediatr Gastroenterol Nutr 2009；49（4）：435-441.

68) Heyman MB, Shapiro HA, Thaler MM：Endoscopic retrograde cholangiography in the diagnosis of biliary malformations in infants. Gastrointest Endosc 1988；34（6）：449-453.

69) Misra S, Majumdar K, Sakhuja P, et al：Differentiating biliary atresia from idiopathic neonatal hepatitis：A novel keratin 7 based mathematical approach on liver biopsies. Pediatr Dev Pathol 2021；24（2）：103-115.

70) Chen G, Xue P, Zheng S, et al：A pathological scoring system in the diagnosis and judgment of prognosis of biliary atresia. J Pediatr Surg 2015；50（12）：2119-2123.

71) Krishna OH, Sultana N, Malleboyina R, et al：Efficacy of the seven feature, fifteen point histological scoring system and CD56 in interpretation of liver biopsies in persistent neonatal cholestasis：A five-year study. Indian J Pathol Microbiol 2014；57（2）：196-200.

72) Sira MM, El-Guindi MA, Saber MA, et al：Differential hepatic expression of CD56 can discriminate biliary atresia from other neonatal cholestatic disorders. Eur J Gastroenterol Hepatol 2012；24（10）：1227-1233.

73) Rastogi A, Krishnani N, Yachha SK, et al：Histopathological features and accuracy for diagnosing biliary atresia by prelaparotomy liver biopsy in developing countries. J Gastroenterol Hepatol 2009；24（1）：97-102.

74) Zerbini MC, Gallucci SD, Maezono R, et al：Liver biopsy in neonatal cholestasis：A review on statistical grounds. Mod Pathol 1997；10（8）：793-799.

75) Hessel G, Yamada RM, Escanhoela CA, et al：Valor da ultra-sonografia abdominal e da biopsia hepática percutânea no diagnóstico diferencial da colestase neonatal. Arq Gastroenterol 1994；31（2）：75-82.

76) Lai MW, Chang MH, Hsu SC, et al：Differential diagnosis of extrahepatic biliary atresia from neonatal hepatitis：A prospective study. J Pediatr Gastroenterol Nutr 1994；18（2）：121-127.

77) Ridaura Sanz C, Navarro Castilla E：Role of liver biopsy in the diagnosis of prolonged cholestasis in infants. Rev Invest Clin 1992；44（2）：193-202.

78) Faweya AG, Akinyinka OO, Sodeinde O：Duodenal intubation and aspiration test：Utility in the differential diagnosis of infantile cholestasis. J Pediatr Gastroenterol Nutr 1991；13（3）：290-292.

79) Tolia V, Dubois RS, Kagalwalla A, et al：Comparison of radionuclear scintigraphy and liver biopsy in the evaluation of neonatal cholestasis. J Pediatr Gastroenterol Nutr 1986；5（1）：30-34.

80) Manolaki AG, Larcher VF, Mowat AP, et al：The prelaparotomy diagnosis of extrahepatic biliary atresia. Arch Dis Child 1983；58（8）：591-594.

81) Lee SM, Cheon JE, Choi YH, et al：Ultrasonographic diagnosis of biliary atresia based on a decision-making tree model. Korean J Radiol 2015；16（6）：1364-1372.

82) Guan YX, Chen Q, Wan SH, et al：Effect of different time phases of radionuclide hepatobiliary scintigraphy on the differential diagnosis of congenital biliary atresia. Genet Mol Res 2015；14（2）：3862-3868.

83) Kwatra N, Shalaby-Rana E, Narayanan S, et al：Phenobarbital-enhanced hepatobiliary scintigraphy in the diagnosis of biliary atresia：Two decades of experience at a tertiary center. Pediatr Radiol 2013；43（10）：1365-1375.

84) Jensen MK, Biank VF, Moe DC, et al：HIDA, percutaneous transhepatic cholecysto-cholangiography and liver biopsy in infants with persistent jaundice：Can a combination of PTCC and liver biopsy reduce unnecessary laparotomy? Pediatr Radiol 2012；42（1）：32-39.

85) Vegting IL, Tabbers MM, Taminiau JA, et al：Is endoscopic retrograde cholangiopancreatography valuable and safe in children of all ages? J Pediatr Gastroenterol Nutr 2009；48（1）：66-71.

〔一般向けサマリー〕

　遷延性黄疸に加えて，便色異常，褐色尿，肝腫大を呈する赤ちゃんや，早期発見を目的とした便色法などのスクリーニングで胆道閉鎖症を疑われたお子さんは，早期診断・治療のため，なるべく早く胆道閉鎖症の確定診断やほかの胆汁うっ滞性肝疾患との鑑別診断を進める必要があります。胆道閉鎖症を調べるための検査として腹部超音波検査，十二指腸液検査，肝胆道シンチグラフィなどがあり，もし血液凝固異常（血が止まりづらい状態）を認めた場合は，頭蓋内出血を防ぐため注射や点滴によるビタミンK製剤の投与を必ず行う必要があります。これらの検査で胆道閉鎖症が疑われた場合は手術で直接胆道造影（開腹手術または腹腔鏡手術）を行い，診断が確定すればそのまま葛西手術を行います。術中胆道造影と葛西手術時の肝生検や肝門部結合織塊の病理学的検索は，予後予測や治療方針の決定に有用な情報となることが知られています。

クリニカルクエスチョン（CQ）と推奨

CQ 1 | スクリーニングは早期診断に有用か？

推奨

生後1カ月前後の新生児・乳児に対するスクリーニングを行うことを推奨する。

推奨の強さ「**1**」：行うことを推奨する（一致率95%）
エビデンスの強さ：**B**（中）

■■ 解説 ■■

胆道閉鎖症は早期診断による早期手術で予後が改善すると予想される。しかし，症状の乏しい早期に発見することは難しく，スクリーニングの必要性が問われている。

スクリーニングの候補として便色カード，血中胆汁酸，直接ビリルビン，尿中硫酸抱合型胆汁酸（USBA）などが用いられ，出生後から生後1カ月前後にかけて行われることが多い。便色カードは便色調の変化を指標とし，胆汁酸，直接ビリルビンでは血液，USBAでは尿が用いられる。便色カードでは検査侵襲はなく，個人の費用負担も発生しない。尿を用いるUSBAでは侵襲は発生しないが，血液検体を用いる胆汁酸，直接ビリルビン測定では侵襲が生じる。また検体を利用するスクリーニングでは検査費用が必要となる。

スクリーニングの条件の一つは偽陽性・偽陰性率の低さであるが，胆道閉鎖症では症状の出現の時期や程度に個体差があるため，いずれのスクリーニングでも偽陽性・偽陰性の発生を避けることは難しい。便色カードでは保護者が児の便色を便色カードと比較するため客観的評価とはいい難く，検体を用いた方法でも数値により判定されるものの1回のスクリーニングでは検査時日齢によって偽陽性・偽陰性発生の危険性がある。

本CQでは，胆道閉鎖症の早期診断にスクリーニングを行うことが有用かどうかを検討した。

文献検索とスクリーニング

本CQに対して4つのアウトカム（「早期診断」「自己肝生存率」「検査の合併症」「費用対効果（経済的負担）」）を設定し，Pubmedで48件，医学中央雑誌で33件，ハンドサーチで4件の計85件の文献を抽出した。この文献を一次スクリーニングし，62件の文献が二次スクリーニングの対象となり，最終的に10件が抽出された[1)~10)]。

益の評価

早期診断（益）

早期診断についての記載・論文はなく，手術時日齢の減少を早期診断に置き換えてレビューを行うと7編の観察研究が得られた。スクリーニングの内容は便色カード5編[1)~5)]，直接ビリルビン1編[6)]，USBA 1

編[7] であった。それぞれの論文よりスクリーニングは手術時日齢の減少に有効であり，総合的評価では観察研究ながらスクリーニングによる介入は有効であり，エビデンス総体のエビデンスの確実性（質）は効果の推定値に中程度の確信があるB（中）と判断された。

自己肝生存率（益）

日本，台湾，中国で便色カードの導入の有無や導入前後での自己肝生存率が検討され，便色カードの使用により自己肝生存率が改善されたという観察研究が4編[1)3)5)8)] あった。総合的評価では観察研究ながら便色カード（スクリーニング）介入の効果は有効であり，エビデンス総体のエビデンスの確実性（質）は効果の推定値に中程度の確信があるB（中）と判断された。

害の評価

検査の合併症（益）

スクリーニング検査による合併症に関する記載・報告はなかった。検査侵襲が低いことで合併症の報告がない可能性が考えられるため，評価することはできないと判断された。

費用対効果（経済的負担）（害）

直接ビリルビンは便色カードと比較して大幅なコストがかかるという指摘[9] があるが，費用対効果は不明であった。カナダとアメリカでは便色カード導入の有無で費用対効果のシミュレーションが行われ，根治術の増加と肝移植導入や回数の減少，死亡数の減少などの予後改善が得られた[10]。他国の医療費での研究成果のため，エビデンス総体のエビデンスの確実性（質）は，効果の推定値に対する確信が限定的であるC（弱）と判断された。

益と害のバランス評価

スクリーニングにより，胆道閉鎖症の早期診断による手術時日齢の減少と自己肝生存率の改善が結果として得られている。害の評価ではスクリーニングによる検査の合併症と費用対効果があげられる。もっとも普及している便色カードでは検査侵襲はなく，個人の費用負担も発生しない。尿を用いるUSBAでは身体的侵襲は発生しないが，血液検体を用いる胆汁酸，直接ビリルビン測定では身体的侵襲が生じる。また，検体を利用するスクリーニングでは検査費用が発生することとなるが，文献的には検証されていない。スクリーニングは検査に伴う合併症や費用の問題の害と比較して，治療効果の向上という大きな益が得られており推奨度は強いと考えられた。

患者・市民の価値観・希望

本CQに関する患者・市民の価値観・希望の多様性や不確実性について検討した論文はみられなかった。しかし，スクリーニングによる早期診断の益が大きいため，見逃し症例を減らすためにスクリーニングの普及と啓蒙活動が必要である。

費用対効果

便色カードの導入により費用対効果ありとの報告があるが，直接ビリルビンやUSBAを使用したスクリーニングではコストが問題となる。

推奨文の作成

『胆道閉鎖症診療ガイドライン』第1版で「胆道閉鎖症のスクリーニングは有用か？」に対して，早期手術により予後の改善が予想されることからスクリーニング検査を行うことが提案された[11]。ガイドライン改訂にあたり，「スクリーニングは早期診断に有用か？」という新しい問いに対して前回ガイドライン作成後に執筆された論文は数編にとどまっていたが，スクリーニングによる早期診断は手術日齢の減少に加え，自己肝生存率の改善が報告されている[1)3)5)8)]。推奨決定会議ではスクリーニングにより得られた早期診断の報告は観察研究ではあるが，エビデンスの強さはB（中）として推奨度は強いとした。スクリーニングを行う時期に言及した報告はなく，便色カードでは出生後から生後1カ月前後，検体を利用するスクリーニングでは直接ビリルビンが生後数日〜2週間，USBAが生後1カ月に行われている。日齢が進んだ段階で行われるスクリーニングは偽陽性・偽陰性判定を避けることができるが早期発見には結びつかないことから，「生後1カ月前後でのスクリーニング」としたが，今後の検討課題である。

今後の研究

胆道閉鎖症を特定できるマーカーが存在しない現在では，便色変化や直接ビリルビン，USBA上昇などを測定するスクリーニングの精度向上が求められる。一方で，便色変化を利用する新たな方法として，便色をAIで識別する研究（Poop MD〔アメリカ〕，Popo App〔イタリア〕，Baby Poop〔日本〕）が行われている。現在実証研究が行われており，AIの特性を生かした識別能力でより早期の診断が期待されている。

文　献

1）Zheng J, Ye Y, Wang B, et al：Biliary atresia screening in Shenzhen：Implementation and achievements. Arch Dis Child 2020；105（8）：720-723.
2）Woolfson JP, Schreiber RA, Butler AE, et al：Province-wide biliary atresia home screening program in British Columbia：Evaluation of first 2 years. J Pediatr Gastroenterol Nutr 2018；66（6）：845-849.
3）Gu YH, Yokoyama K, Mizuta K, et al：Stool color card screening for early detection of biliary atresia and long-term native liver survival：A 19-year cohort study in Japan. J Pediatr 2015；166（4）：897-902, e1.
4）Tseng JJ, Lai MS, Lin MC, et al：Stool color card screening for biliary atresia. Pediatrics 2011；128（5）：e1209-e1215.
5）Lien TH, Chang MH, Wu JF, et al：Effects of the infant stool color card screening program on 5-year outcome of biliary atresia in Taiwan. Hepatology 2011；53（1）：202-208.
6）Harpavat S, Garcia-Prats JA, Anaya C, et al：Diagnostic yield of newborn screening for biliary atresia using direct or conjugated bilirubin measurements. JAMA 2020；323（12）：1141-1150.
7）金城僚，大城清哲，仲間司：沖縄県の胆道閉鎖症スクリーニングの取り組み．沖縄南部医療セ・こども医療セ誌 2021；14（1）：13-20.
8）Lee M, Chen SC, Yang HY, et al：Infant stool color card screening helps reduce the hospitalization rate and mortality of biliary atresia：A 14-year nationwide cohort study in Taiwan. Medicine（Baltimore）2016；95（12）：e3166.
9）Masucci L, Schreiber RA, Kaczorowski J, et al：Universal screening of newborns for biliary atresia：Cost-effectiveness of alternative strategies. J med screen 2019；26（3）：113-119.
10）Schreiber RA, Masucci L, Kaczorowski J, et al：Home-based screening for biliary atresia using infant stool colour cards：A large-scale prospective cohort study and cost-effectiveness analysis. J Med Screen 2014；21（3）：126-132.
11）日本胆道閉鎖症研究会：胆道閉鎖症診療ガイドライン．第1版，へるす出版，東京，2018.

〔一般向けサマリー〕

早く見つけて早く手術を受けることが胆道閉鎖の予後を改善します。いろいろな研究が行われていますが，早期発見の検査法はまだ確定されておらず，胆道閉鎖症の可能性のある赤ちゃんを探すスクリーニングという方法が行われています。胆道閉鎖症では黄疸が長引いたり，便が白くなったりしますが，赤ちゃんは母乳による黄疸があるため外見から見分けることは難しく，便の色から早く見つけられる便色カー

ドが身近で利用されています。母子健康手帳に添付されている便色カードと赤ちゃんの便色を比較する方法で，胆汁が十分腸に排出されていれば，便の色は黄色から黄土色となりますが，胆道閉鎖症では生まれてから胆道が徐々に閉鎖するため，黄色が次第に薄くなり薄黄色から灰白色に変化します。オムツ交換時に便の色を確認することで早期発見につながりますので，便色が薄くなる場合は医療機関に相談してください。

CQ 2 ｜ 淡黄色便の新生児・乳児に精査を行うことは有用か？

推奨

淡黄色便を呈する新生児・乳児では精査を行うことを推奨する。

推奨の強さ「 **1** 」：行うことを推奨する（一致率73％）
エビデンスの強さ：**C**（弱）

■■ 解説 ■■

　胆道閉鎖症は灰白色便を呈するという先入観により，黄疸を伴う淡黄色便を呈する新生児・乳児の精査が遅れ，胆道閉鎖症の確定診断が遅れる症例も少なくない。

　2012年度に便色カードが全国的に母子健康手帳に添付され，胆道閉鎖症のスクリーニングが開始された。本CQでは，その3〜4番に相当する便色（淡黄色）を呈した場合，胆道閉鎖症を疑って精査を行うことが有用かどうかを検討した。

文献検索とスクリーニング

　本CQに対して3つのアウトカム（「自己肝生存率」「検査の合併症・苦痛」「費用対効果（経済的負担）」）を設定し，Pubmedで47件，医学中央雑誌で62件，ハンドサーチで2件の計111件の文献を抽出した。この文献を一次スクリーニングし，56件の文献が二次スクリーニングの対象となり，最終的に17件が抽出された[1)~17)]。

　日本胆道閉鎖症研究会・胆道閉鎖症全国登録事務局の2012〜2021年の集計データ[1)] によると，便色カードでスクリーニングされた症例のうち，生後1カ月以前の便色が3〜4番であったのは244症例中140例であり，全体の57.4％ともっとも多かった（1番6人，2番42人，3番56人，4番84人，5番5人，6番0人，7番5人，不明46人）。生後1カ月時，および生後1カ月以降の便色で最多の便色はそれぞれ3番，2番となっており，徐々に便色が薄くなる傾向であった。また，便色カード4番であった胆道閉鎖症の症例報告[2)~4)] や，便色カード正常と判断された胆道閉鎖症の症例報告[5)~7)] が散見された。そして，便色カードが3番や4番であった症例を経過観察し，白色便となり胆道閉鎖症の診断が遅れてしまった報告[3)8)] や，さらに脳出血を発症してしまった報告[4)] も認めた。つまり，淡黄色便を呈したものの検査を行わないで経過観察することによるデメリットがあることを強く示唆する結果であった。

益の評価

自己肝生存率（益）

　便色が淡黄色（便色カードで便色が3～4番）と判断された患者に対して，精査を行う場合と行わない場合を比較・検討した研究報告はなかった。

　日本では，便色カードは1994年より胆道閉鎖症の早期発見のため一部の地域でスクリーニングとして使用されてきた。現在までに改良を重ね，2012年度より全国的スクリーニングが開始された。一方で，日本での便色カードによるスクリーニング効果報告[9]やそれを参考とした台湾における全国規模での便色スクリーニング効果の報告を受け，カナダ・中国・スイス・アメリカの一部で便色カードによるスクリーニングが試行された[10]～[15]。現在日本で使用されている便色カードと他国で使用されている便色カードは異なるが，一部の地域では，日本もしくは台湾の便色カードを用いてその導入による有効性が検討されていた[13][14]。カード使用による有用性（黄疸消失率や手術時日齢の減少など）が明らかにされているものの，淡黄色便を呈する患者に限った検討は認めなかった。

　そこで，便色カード導入の有無により自己肝生存率の向上が得られたかを検討した。台湾での便色カード導入の有無で自己肝生存率の向上が得られたという観察研究が2編[16][17]あった。それらを基に評価し統合した結果，エビデンス総体のエビデンスの確実性（質）は，効果の推定値に対する確信が限定的であるC（弱）と判断された。

害の評価

検査の合併症・苦痛（害）

　便色が淡黄色（便色カードで便色が3～4番）と判断された患者に対して精査を行い，その検査による合併症についての報告は認めなかった。

費用対効果（経済的負担）（害）

　便色が淡黄色（便色カードで便色が3～4番）と判断された患者に対して，精査を行う場合と行わない場合を比較・検討した報告は認めなかった。

　便色の各段階での検討ではないが，カナダやアメリカにおいて便色カードスクリーニング導入の有無で費用対効果のシミュレーションが行われた。その結果，根治術の増加が得られ，肝移植導入や回数の減少，死亡数の減少など予後の改善が得られるため，費用対効果ありという結果であった[18][19]。それらを基に評価し統合した結果，エビデンス総体のエビデンスの確実性（質）は，効果の推定値に対する確信が限定的であるC（弱）と判断された。

益と害のバランス評価

　システマティックレビューの結果，診断・手術の遅れや頭蓋内出血の合併は胆道閉鎖症の自己肝生存率の低下に加えて生命予後や神経学的後遺症に悪影響を及ぼし，結果として医療費の増大につながることがわかった。したがって，便色カードの3～4番に相当する便色（淡黄色）を呈した場合，胆道閉鎖症を疑って精査を行うことの益が大きく，一方で検査による合併症に代表される害は少ないため，強い推奨となった。

患者・市民の価値観・希望

　本CQに関する患者・市民の価値観・希望の多様性や不確実性について検討した論文はみられなかっ

た。しかし，胆道閉鎖症の診断が遅れ，頭蓋内出血の合併や自己肝生存率の低下をきたすことは，患者（家族）には受け入れ難い結果となると考えられた。

費用対効果

　海外において便色カードスクリーニング導入の有無で費用対効果のシミュレーションが行われ，費用対効果ありという結果が得られている。

推奨文の作成

　今回の文献検索の結果，胆道閉鎖症では生後1カ月以前に便色カード3〜4番の淡黄色便を呈する症例が多く，精査せずに胆道閉鎖症の診断が遅れることにより手術時期の遅れや頭蓋内出血の発症などの害が大きいと判断された。一方，精査を行うことによる合併症や経済的負担など害を示す報告はなかった。したがって，淡黄色便を呈する新生児・乳児では，胆道閉鎖症であった場合に診断・手術の遅れや頭蓋内出血を防ぐという観点から，胆道閉鎖症を疑って精査を行うことを推奨した。ただし，完全母乳栄養の健常児もまた便色カード4番を呈することが多いため，全例に精査を行うことは現実的ではない。そのため，淡黄色便を呈する新生児・乳児では，黄疸，褐色尿，肝腫大の有無について問診や診察を行い，疑わしい場合にはまず直接ビリルビンを含めた採血を積極的に施行することが望ましい。

今後の研究

　胆道閉鎖症全国登録データなどを基にして，便色カード番号と手術時日齢や自己肝生存率の比較・検討，および費用対効果のシミュレーションを行い，淡黄色便の新生児・乳児に胆道閉鎖症の精査を行うことの有用性に関するエビデンスを創出することが望ましい。

文　献

1）日本胆道閉鎖症研究会・胆道閉鎖症全国登録事務局：胆道閉鎖症全国登録2021年集計結果．日小外会誌 2023；59（4）：826-833.
2）香川礼子，但馬剛，佐倉文祥，他：新生児マススクリーニングでガラクトース血症を契機に発見された胆道閉鎖症の3例．日マス・スクリーニング会誌 2021；31（1）：33-39.
3）真子絢子，久守孝司，石橋脩一，他：黄疸・便色の改善と増悪を繰り返し診断に難渋した胆道閉鎖症の1例．日小外会誌 2021；57（1）：27-32.
4）顧艶紅，伊藤玲子，工藤豊一郎，他：胆道閉鎖症の早期発見のため医療関係者の迅速な対応が求められる；頭蓋内出血を発症した2例の検討．日マス・スクリーニング会誌 2015；25（3）：289-293.
5）大浜和憲，下竹孝志，石川暢己，他：胆道閉鎖症早期発見に「便色チェックカード」を導入して；石川県での試み．小児科臨床 2010；63（8）：1735-1741.
6）高倉美智子，吉永美和，花井潤師，他：2001〜2011年における胆道閉鎖症スクリーニングの実施状況．札幌市衛生研究所年報 2012；39：41-47.
7）Chen SM, Chang MH, Du JC, et al：Screening for biliary atresia by infant stool color card in Taiwan. Pediatrics 2006；117（4）：1147-1154.
8）濟陽寛子，浦尾正彦，田中奈々，他：便色カラーカード導入後に早期診断が困難であった最近の3例．日小外会誌 2016；52（1）：124-129.
9）松井陽，須磨崎亮，長谷川誠，他：便色調カラーカード法による胆道閉鎖症のマス・スクリーニング．小児内科 2004；36（12）：1948-1949.
10）Matsui A：Screening for biliary atresia. Pediatr Surg Int 2017；33（12）：1305-1313.
11）Hsiao CH, Chang MH, Chen HL, et al：Universal screening for biliary atresia using an infant stool color card in Taiwan. Hepatology 2008；47（4）：1233-1240.
12）Schreiber RA, Masucci L, Kaczorowski J, et al：Home-based screening for biliary atresia using infant stool colour cards：A large-scale prospective cohort study and cost-effectiveness analysis. J Med Screen 2014；21（3）：126-132.

13) Woolfson JP, Schreiber RA, Butler AE, et al：Province-wide biliary atresia home screening program in British Columbia：Evaluation of first 2 years. J Pediatr Gastroenterol Nutr 2018；66（6）：845-849.
14) Kong YY, Zhao JQ, Wang J, et al：Modified stool color card with digital images was efficient and feasible for early detection of biliary atresia-a pilot study in Beijing, China. World J Pediatr 2016；12（4）：415-420.
15) Rabbani T, Guthery SL, Himes R, et al：Newborn screening for biliary atresia：A review of current methods. Curr Gastroenterol Rep 2021；23（12）：28.
16) Lien TH, Chang MH, Wu JF, et al：Effects of the infant stool color card screening program on 5-year outcome of biliary atresia in Taiwan. Hepatology 2011；53（1）：202-208.
17) Lee M, Chen SC, Yang HY, et al：Infant stool color card screening helps reduce the hospitalization rate and mortality of biliary atresia：A 14-year nationwide cohort study in Taiwan. Medicine（Baltimore）2016；95（12）：e3166.
18) Mogul D, Zhou M, Intihar P, et al：Cost-effective analysis of screening for biliary atresia with the stool color card. J Pediatr Gastroenterol Nutr 2015；60（1）：91-98.
19) Schreiber RA, Masucci L, Kaczorowski J, et al：Home-based screening for biliary atresia using infant stool colour cards：A large-scale prospective cohort study and cost-effectiveness analysis. J Med Screen 2014；21（3）：126-132.

〔一般向けサマリー〕

「胆道閉鎖症は便が白くなる」と思われがちですが，胆道閉鎖症では生後1カ月以前に便色カード3～4番の淡黄色便（やや薄い黄色の便）を呈する症例が多いことがわかっています。黄疸と淡黄色便を呈する赤ちゃんに対して胆道閉鎖症の精査を行わないと，診断の遅れから手術時期が遅れたり，頭蓋内出血を発症したりする危険性があります。そのため，淡黄色便を呈する生後1カ月前後の赤ちゃんに対しては，黄疸や褐色尿（尿の黄色味が濃い）などの症状に注意し，胆道閉鎖症が疑わしい場合にはまず直接ビリルビンを含めた採血を積極的に施行して調べることをお奨めします。

CQ 3 ｜ 遷延性黄疸と肝腫大のある患者に精査を行うことは有用か？

推奨

遷延性黄疸と肝腫大のある新生児・乳児では精査を行うことを推奨する。

推奨の強さ「**1**」：行うことを推奨する（一致率85％）
エビデンスの強さ：**C**（弱）

■■■ 解説 ■■■

生後1カ月健診は胆道閉鎖症を診断するにはよい機会である。しかし，新生児～乳児期早期には生理的黄疸や母乳性黄疸などによる生後2週間を超えて遷延する遷延性黄疸症例も多くみられるため，胆道閉鎖症が見逃される危険性がある。さらに，このような遷延性黄疸を示す全例に直接ビリルビンを含めた血液検査を行うことは容易ではない。そのため遷延性黄疸を示す症例では淡黄色便，褐色尿の有無の確認のほかに腹部触診による肝腫大が認められる場合には，胆道閉鎖症を疑って精査を行うことが重要と考えられる。

本CQでは，新生児・乳児で遷延性黄疸と肝腫大を呈した場合，胆道閉鎖症を疑って精査を行うことが有用かどうかを検討した。

文献検索とスクリーニング

本CQに対して3つのアウトカム（「自己肝生存率」「検査の合併症・苦痛」「費用対効果（経済的負担）」）を設定し，Pubmedで341件，医学中央雑誌で231件，ハンドサーチで8件の計580件の文献を抽出した。この文献を一次スクリーニングし，28件の文献が二次スクリーニングの対象となり，最終的に13件[1)～13)]が抽出された。

胆道閉鎖症は遷延性黄疸と便色異常，褐色尿が特徴的な所見であるが便色異常は遅れて明らかになることもあり，胆道閉鎖症を1カ月健診で見逃さないためにも腹部触診により肝の腫大や硬さを確認することは重要と考えられた。

益の評価

自己肝生存率（益）

National Institute for Health and Care Excellence（NICE）のガイドラインでは，正期産の遷延性黄疸では便色異常，褐色尿をチェックし，胆道閉鎖症が疑われるときは直接ビリルビンを含む血液検査および必要な精査を行うことが勧められている[1)]。

Leeらは，肝腫大を鎖骨中線の右肋骨縁より2cm以上下までの触知可能な肝と定義している[2)]。遷延性黄疸で肝腫大の有無と胆道閉鎖症か否かのメタアナリシス解析が3件の論文で報告されているが，胆道閉鎖症の肝腫大は特異度では高くないものの，感度は非常に高いものであった[2)～4)]。とくに137例の胆道閉鎖症のうち肝腫大を94.2％に認めたとする報告[4)]や胆道閉鎖症35例の肝腫大の感度は94％とする報告もある[2)]。胆道閉鎖症では症例報告を含めて，肝腫大を伴うという記述のある報告は多い[5)～9)]。さらに1カ月健診では異常を指摘されなかったが，日齢76で頭蓋内出血による心肺停止状態で救急搬送され胆道閉鎖症と診断された症例や[9)]，遷延性黄疸と肝腫大を認めながらも，灰白色便は日齢40から認められた症例の報告がある[8)]。

以上より，肝腫大はエビデンスの面では強くはないものの，胆道閉鎖症を疑う重要な所見と考えられた。とくに1カ月を過ぎて灰白色便が明らかになる症例や1カ月健診時には異常を指摘されなくとも頭蓋内出血にて胆道閉鎖症が診断される症例も存在することから，腹部触診による肝腫大をチェックすることは重要であると考えられる。

エキスパートオピニオンとして遷延性黄疸を認めたときのフローチャートを掲載し，便色の解釈は主観的なため，医療者が便色を直接チェックすることの重要性が記述されている[10)～13)]。

害の評価

検査の合併症・苦痛（害）

遷延性黄疸と肝腫大と判断された患者へ精査を行い，その検査による合併症についての報告はなかった。

費用対効果（経済的負担）（害）

遷延性黄疸と肝腫大と判断された患者に対して精査を行う場合と行わない場合を比較・検討した報告はなかった。

胆道閉鎖症の場合，遷延性黄疸に肝腫大を示すとの報告は多かった。一方で，RCTを行った報告はないためにエビデンス総体のエビデンスの確実性（質）は，効果の推定値に対する確信が限定的であるC（弱）と判断された。

益と害のバランス評価

　システマティックレビューの結果，診断・手術の遅れや頭蓋内出血の合併は，胆道閉鎖症の自己肝生存率の低下に加えて生命予後や神経学的後遺症に悪影響を及ぼし，結果として医療費の増大につながることがわかった。したがって，遷延性黄疸に便色異常，褐色尿のみではなく腹部を触診して肝腫大を認めた場合，胆道閉鎖症を疑って精査を行うことの益が大きく，一方で検査による合併症に代表される害は少ないため，強い推奨となった。

患者・市民の価値観・希望

　本 CQ に関する患者・市民の価値観・希望の多様性や不確実性について検討した論文はみられなかった。しかし，胆道閉鎖症の診断が遅れ，その結果頭蓋内出血の合併や自己肝生存率の低下をきたすことは，患者（家族）に不利益となることは自明と考えられた。

費用対効果

　胆道閉鎖症の診断が早ければ，根治術の増加が得られ，肝移植の導入や死亡数の減少などの予後改善が得られるために費用対効果ありと考えられた。

推奨文の作成

　胆道閉鎖症では黄疸があっても，便色異常が 1 カ月を過ぎて明白になることもある。そのために遷延性黄疸に肝腫大を呈する新生児・乳児では，胆道閉鎖症であった場合に診断・手術の遅れや頭蓋内出血を防ぐという観点から，胆道閉鎖症を疑って精査を行うことを推奨した。

今後の研究

　便色，尿色，眼球結膜色での黄疸の有無は，健診時の胆道閉鎖症の診断に有用である。しかし，いまだに脳出血症状で発見される胆道閉鎖症は少なくない。そのため，脳出血の予防や早期の手術による自己肝生存率の上昇に，腹部触診による肝腫大も胆道閉鎖症の診断の利用に期待される。しかし，肝腫大の定義の報告も少なく，触診による肝腫大の有無の判定も個人差がある。今後，胆道閉鎖症と非胆道閉鎖症の触診による肝腫大の程度（肋骨縁からの肝の距離など）の比較研究，さらには医師への新生児・乳児の腹部触診の教育と啓蒙を期待する。

文　献

1）NICE：Neonatal jaundice：Evidence Update March 2012：A summary of selected new evidence relevant to NICE clinical guideline 98. 'Neonatal jaundice'（2010），London, 2012.

2）Lee WS, Chai PF：Clinical features differentiating biliary atresia from other causes of neonatal cholestasis. Ann Acad Med Singap 2010；39（8）：648-654.

3）Robie DK, Overfelt SR, Xie L：Differentiating biliary atresia from other causes of cholestatic jaundice. Am Surg 2014；80（9）：827-831.

4）Sira MM, Taha M, Sira AM：Common misdiagnoses of biliary atresia. Eur J Gastroenterol Hepatol 2014；26（11）：1300-1305.

5）McKiernan P：Neonatal jaundice. Clin Res Hepatol Gastroenterol 2012；36（3）：253-256.

6）Li SX, Zhang Y, Sun M, et al：Ultrasonic diagnosis of biliary atresia：A retrospective analysis of 20 patients. World J Gastroenterol 2008；14（22）：3579-3582.

7）木村貞美，中長摩利子，位田忍，他：新生児期に黄色便であったが直接ビリルビンの上昇が発見のきっかけになった胆道閉鎖の2例．大阪母子保健総合医療セ誌 2007；23（1）：58-62.

8）鳥飼源史，松久保眞，春松敏夫，他：肝門部結合織に異所性軟骨組織を認めた胆道閉鎖症の1例．日小外会誌 2020；56（7）：1133-1138.
9）有田卓人，宮崎頌子，大呂陽一郎，他：剖検により先天性胆道閉鎖症と判明した乳児突然死の1例．聖隷浜松病医誌 2012；12（1）：2-6.
10）Gotze T, Blessing H, Grillhosl C, et al：Neonatal cholestasis -differential diagnoses, current diagnostic procedures, and treatment. Front Pediatr 2015；3：43.
11）Wang KS；Section on Surgery, Committee on Fetus and Newborn, Childhood Liver Disease Research Network：Newborn screening for biliary atresia. Pediatrics 2015；136（6）：e1663-e1669.
12）別所一彦，虫明聡太郎：腹部の症候，肝腫大．小児科診療 2007；70（増刊）：457-460.
13）位田忍：乳児検診で肝臓が大きいと判断した場合の対応は？小児内科 2004；36（8）：1226-1227.

〔一般向けサマリー〕

　胆道閉鎖症は生後2週間以降も黄疸が続き（遷延性黄疸），これに「便の黄色味が薄い」（淡黄色便）や「尿の黄色味が濃い」（褐色尿）などで診断されることも少なくありません。しかし，便色の異常などは1カ月健診時には明らかでないことも多く，肝硬変が進み血を固める力が落ちて，意識障害や嘔吐などの脳出血の症状が起こり，はじめて胆道閉鎖症と診断される例も少なくありません。胆道閉鎖症の場合，腹部を触診して肝腫大が認められるという報告が多いのも事実です。そのため，今回のガイドラインでは脳出血による重い後遺症や肝硬変が進んだ状態を少しでも避けるために，「遷延性黄疸と肝腫大のある新生児・乳児では精査を行うことを推奨する」ことといたしました。

CQ 4　術中胆道造影は予後予測に有用か？

推奨

術中胆道造影による病型診断を行うことを推奨する。

推奨の強さ「 **1** 」：行うことを推奨する（一致率88％）
エビデンスの強さ：**C**（弱）

■■ 解説 ■■

　術中胆道造影による胆道閉鎖症の病型分類は，日常の診療で通常行われている。本 CQ では，術中胆道造影が胆道閉鎖症の予後予測に有用かどうかを検討した。

文献検索とスクリーニング

　本 CQ に対して2つのアウトカム（「自己肝生存の予測」「胆道造影の合併症」）を設定し，Pubmed で55件，医学中央雑誌で43件，ハンドサーチで3件の計101件の文献を抽出した。この文献を一次スクリーニングし，24件の文献が二次スクリーニングの対象となり，最終的に4件が抽出された。

　分類 p.31（図2-1）については**第2章「スコープ」**で記載しているため本 CQ では詳細は記載しない。

　術中胆道造影の有無により，CQ 設定時に設定したアウトカムについて比較・検討した研究に，介入研究は認められず，検索で得られた論文は胆道閉鎖症症例に対する胆道造影の症例集積論文のみであった[1]〜[4]。

開腹胆道造影をさけるために腹腔鏡胆道造影の手技とその有効性を検討した観察研究が3編検索されたが，いずれも自己肝生存の予測および合併症の記載もないことから除外とした。

益の評価

自己肝生存の予測（益）

胆道造影が可能な胆道閉鎖症に対し肝内・外胆管造影所見により分類が行われ，その分類により予後（自己肝生存）の検討がなされていた[1]～[3]。千葉らは，I型の肝内胆管像をおぼろ状（雲状），小嚢胞像，混合型に分類し，小嚢胞像で黄疸持続例が多く，予後不良と示していたが，自己肝生存率などの詳細な記載はなかった[1]。Karrer らは肝外胆管造影所見から，胆嚢・遠位側総胆管開存，肝外胆管閉塞，近位側胆管開存（correctable type）に分類し，5年生存率はそれぞれ62%，38%，72%で，近位側胆管開存の生存率が一番高かった[2]。Nio らは，I型とII・III型における自己肝生存率を検討し，I型が統計学的に有意に高い（I：69% II/III：44%）ことを示した[3]。また，I型を造影所見より cloudy type，treelike type，mix type の3群に分け，自己肝生存率はそれぞれ50%，100%，97%（自己肝生存平均年齢：20.8，20.0，20.2歳）であった[3]。

以上より，術中胆道造影による病型分類は自己肝生存などの予後予測に有用であると考えられる。これらの結果は，症例対照論文の3編[1]～[3]であった。介入の効果は大きく明らかに有効であり，日常の診療で通常行われているものの観察研究にとどまることを勘案し，エビデンス総体のエビデンスの確実性（質）は，効果の推定値に対する確信が限定的である C（弱）と判断された。

害の評価

胆道造影の合併症（害）

胆道閉鎖症に対する術中胆道造影の合併症について記載や検討はされていなかった。

Hirsig ら[4]により，胆道閉鎖症を除外するための胆嚢造影で胆嚢穿孔を起こした biliary hypoplasia の1例が報告されているものの，他疾患における合併症の報告であり，造影による合併症については，エビデンス総体のエビデンスの確実性（質）は評価困難と判断した。

術中胆道造影は，注意深く行えば侵襲は少なく，また使用する造影剤も大量とはならないと考えられる。

益と害のバランス評価

術中胆道造影による胆道閉鎖症の病型分類は，日常の診療で通常行われており，造影可能な場合は予後予測に有用であるものの，システマティックレビューの結果，観察研究にとどまることがわかった。一方で，造影に伴う合併症は胆道閉鎖症を除外するために行った他疾患における合併症に関する症例報告であることがわかった。以上より，術中胆道造影を行うことの益は大きく，造影に伴う害の評価は困難であることから強い推奨となった。

患者・市民の価値観・希望

本CQに関する患者・市民の価値観・希望の多様性や不確実性について検討した論文はみられなかった。しかし，術中胆道造影による病型分類は予後予測に有用であり，患者（家族）にとって利益につながることが想定される。

費用対効果

今回のシステマティックレビューにおいて，費用対効果に関する文献は存在しなかった。

推奨文の作成

術中胆道造影による胆道閉鎖症の病型分類は，日常の診療で通常行われており，造影可能な場合予後予測に有用であり，注意深く行えば侵襲は少なく，また，使用する造影剤も大量とはならないことから，術中胆道造影による病型診断を行うことを推奨した。

今後の研究

術中胆道造影の有無により予後を予測するといった介入研究の実施は容易ではないと考えられるが，胆道造影が可能な胆道閉鎖症に対する肝内・肝外胆管造影所見による分類ならびに分類に基づく予後（自己肝生存）の検討は，今後も継続されることが望まれる。

文 献

1) 千葉康夫，大井龍司，望月泉，他：先天性胆道閉鎖症の肝外・肝内胆管．臨小児放線研会誌 1986；1（1）：16-19.
2) Karrer FM, Lilly JR, Stewart BA, et al：Biliary atresia registry, 1976 to 1989. J Pediatr Surg 1990；25（10）：1076-1080.
3) Nio M, Sano N, Ishii T, et al：Long-term outcome in type I biliary atresia. J Pediatr Surg 2006；41（12）：1973-1975.
4) Hirsig J, Rickham PP：Early differential diagnosis between neonatal hepatitis and biliary atresia. J Pediatr Surg 1980；15（1）：13-15.

〔一般向けサマリー〕

手術時の術中胆道造影による病型分類は日常の診療で通常行われており，造影可能な場合，自己肝温存などの予後予測に有用です。また，注意深く行えば侵襲は少なく，使用する造影剤も大量にはなりません。以上より，術中胆道造影による病型診断を受けられることをお奨めします。

CQ 5 鑑別診断として肝生検は有用か？

推奨

鑑別診断として肝生検を行うことを限定的に提案する。

推奨の強さ「2」：行うことを提案する（一致率79%）
エビデンスの強さ：D（とても弱い）

■■ 解説 ■■

『胆道閉鎖症診療ガイドライン』第1版では，針生検による重篤な合併症を考慮して，害が益を上回るとの判断の下「術前診断に肝針生検を行わないことを推奨」している[1]。実際に日本では，針生検を術前診断に行うのはごく限られた状況である。一方，欧米では，針生検は胆道閉鎖症の診断において信頼性が高い検査であるとのエビデンスが示されており，実臨床でも術前検査の一つとして行われている。このよ

うに日本と欧米では肝生検の実施状況が大きく異なっている。また時代的な背景を考慮すると，近年種々の胆汁うっ滞性疾患の診断が遺伝子解析などにより可能となり，肝生検の診断的価値はより大きくなっていると考えられる。そこで今回のガイドラインでは，CQ を「術前診断」から「鑑別診断」と修正して，胆道閉鎖症の鑑別診断における肝生検の有用性について検討した。

文献検索とスクリーニング

　本 CQ に対して 5 つのアウトカム（「感度および PPV」「特異度および NPV」「自己肝生存率」「生検の合併症」「費用対効果（経済的負担）」）を設定し，Pubmed で71件，医学中央雑誌で26件，ハンドサーチで13件の計110件の文献を抽出した。この文献を一次スクリーニングし，39件の文献が二次スクリーニングの対象となり，最終的に22件が抽出された[2)～23)]。

益の評価

感度および PPV（益）・特異度および NPV（益）

　文献検索での結果のうち16件の論文[2)～17)]で感度・特異度などの記載があった。結果を表3-3に示す。一部の論文では欠損データを認めたが，できるかぎりの項目を記入した。また，可能なかぎりフォレストプロットならびにサマリー ROC 曲線（summary receiver operating characteristic curve；sROC）曲線を作成し示す（図3-4）[2)～11)13)15)～17)]。

自己肝生存率（益）

　今回の検索キーワードでの論文検索では，胆道閉鎖症が疑われた児に術前検査としての肝生検を行うことにより，自己肝生存率が改善したなどの論文は認めなかった。

害の評価

生検の合併症（害）

　今回の検索キーワードでの論文検索では，胆道閉鎖症が疑われた児に術前検査としての肝生検を行った

表3-3　肝生検の感度・特異度・PPV・NPV

	感度	特異度	PPV	NPV
Misra S, 2021	93.4	94.6	96.6	89.7
Chen G, 2015（通常病理評価）	86.4	74.1	87.9	71.4
Chen G, 2015（スコア化評価）	94.7	78.1	88.5	89.3
Krishna OH, 2014	95.5	93.1	95.5	93.1
Boskovic A, 2014	98.6	100.0	100.0	97.4
Sira MM, 2012	83.3	100.0	100.0	85.7
Rastogi A, 2009	86.7	89.5	92.9	81.0
Roquete ML, 2008	90.2	84.6	88.5	86.8
Dehghani SM, 2006	100.0	95.7	90.5	100.0
Park WH, 1997	90.0	95.8	94.7	92.0
Zerbini MC, 1997	100.0	75.9	86.5	100.0
Hessel G, 1994	76	94		
Lai MW, 1994	92.9	97.6	95.1	96.5
Ridaura Sanz C, 1992	89	95.5		
Faweya AG, 1991	83.3	100.0	100.0	88.2
Tolia V, 1986	95.7	90.0	95.7	90.0
Manolaki AG, 1983	90.5	82.5	84.4	89.2

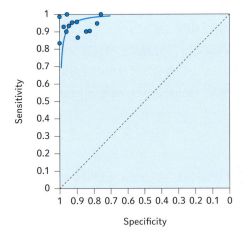

図3-4 肝生検についてのメタアナリシス

ことによる合併症は認めなかった。

　Ovchinskyら[18]の総説では，①痛み，出血，気胸，血胸，胆汁性腹膜炎，粘性臓器の穿孔，感染症，胆道出血，神経痛などの合併症はまれであること，②出血で肝動脈塞栓術や開腹術を要することはまれで，保存的な管理が可能であること，③肝生検に関連する死亡は通常出血に関連しており，もっとも一般的に引用されている成人での死亡率は10,000回の肝生検で1以下であることなどが解説されていた。以上を踏まえ，肝生検を実施する場合には，潜在的な合併症を理解し，危険を認識して患者を評価し，重要なイベントに対して適切に管理すべきであるとしていた。

　また，ハンドサーチによる追加検索を行い，日本における小児例の合併症について，乾ら[19]は1989～2013年までの間に808件の肝生検を行い，生検後にミトコンドリア異常症で播種性血管内凝固症候群（disseminated intravascular coagulation；DIC）にて1例の死亡（0.1％）を報告していた。また梶[20]は，合併症として疼痛，腹腔内出血，肝内出血，胆道出血，肝内血管シャント，感染，気胸・血胸，胆汁性腹膜炎，多臓器穿刺などをあげていたが，39回のうちで重症の合併症や死亡例はなかったと報告し，超音波ガイドでの小児例の重症な合併症の発生率について，2012～2017年の3つの海外の報告から，重症なものは0～1.7％，死亡は0％とまとめていた。

前述のごとく胆道閉鎖症が疑われた児に対する術前肝生検の合併症の報告がなく，他の疾患での合併症であるため，肝生検の合併症は，エビデンス総体のエビデンスの確実性（質）は効果の推定値がほとんど確信できないＤ（とても低い）と判断された。

費用対効果（経済的負担）（害）

今回の検索キーワードでの論文検索では，胆道閉鎖症が疑われた児に術前検査としての肝生検を行ったことによる費用対効果を検討する論文は検索するかぎり認めなかった。

益と害のバランス評価

胆道閉鎖症の術前診断における肝生検の感度および PPV，特異度および NPV はいずれも90％前後との報告が多く，高い信頼性（益）が示されている。一方で，胆道閉鎖症が疑われた児に対する術前肝生検の合併症の報告，害についてのエビデンスはなく，益と害のバランスを評価することはできなかった。

Ovchinsky ら[18]の総説では，生検が早い段階に行われる場合，特徴がすべて存在するとはかぎらず，生検を繰り返すか胆道閉鎖症を除外するために術中の胆管造影が必要になる場合があるとされていた。El-Araby ら[21]は，診断用肝生検時と根治術および術中肝生検時の病理所見の違いを検討し，間隔が5〜31日（中央値は14日）で，胆管増殖と線維化の増加を示した。また，線維化の時間的変化は，胆管増殖の時間的変化と有意な正の相関を示したが，それぞれの変化は肝生検間隔や根治術日齢との相関を示さなかった。そして，線維化は短期間に進行している報告[22]や最初から線維化が進行している報告もあった[7)23]。Park[10]らは，生検時の病理組織所見は新生児肝炎だったが試験開腹所見は胆道閉鎖症だった症例や，初回生検時の病理組織所見は新生児肝炎であったが40日後の生検で，胆道閉鎖症の典型的な病理組織所見だった症例を提示していた。つまり，診断が難しいだけでなくタイミングによっては肝生検で誤って胆道閉鎖症を除外してしまい，結果的に胆道閉鎖症の診断の遅れにつながる危険性がある。一方で，肝生検をすることにより胆道閉鎖症を否定され，開腹胆道造影などの侵襲性の高い検査を避けることも可能としている。

Ovchinsky ら[18]は，小児肝生検では①小児はより複雑で費用がかかる場合がよくあること，②患者の体格により適切な標本採取するには技術的に困難な場合があること，③幅広または長い生検針の使用は，患者や肝のサイズによっては使用できない場合があること，④肝生検は肝全体の約1/50,000にすぎず，サンプリングエラーは20〜30％になる可能性があること，⑤診断に対し十分なサンプル量採取が必要であり，そのため穿刺回数が増え合併症のリスクを高める可能性があること，⑥経験豊富な病理医では非常に高い感度と特異度を示したが，専門的な経験が少ないと診断が異なることがあるという点を考慮すべきとしていた。

多くの肝疾患はまれであり，データも不十分であることから，経験豊富な施設で適応を吟味し，実施後に注意深い観察をすることで安全に施行できると考えられる。

患者・市民の価値観・希望

本 CQ に関する患者・市民の価値観・希望の多様性や不確実性について検討した論文はみられなかった。

日本ではこれまで，胆道閉鎖症の術前診断としての肝生検は，そのリスクや診断の不確実性を考慮して推奨されてこなかった。しかし近年，種々の胆汁うっ滞性疾患の鑑別診断における肝生検の有用性が示されている。以上より，肝生検のリスクを理解したうえで，その適応を決めることが推奨される。

費用対効果

今回のシステマティックレビューにおいて，費用対効果に関する文献は存在しなかった。

推奨文の作成

　近年種々の胆汁うっ滞性疾患の診断が遺伝子解析などにより可能となり，肝生検の診断的価値はより大きくなっている。一方で，胆道閉鎖症が疑われた児に対する術前肝生検の合併症の報告がなく，益と害のバランスを評価することはできなかった。そこで推奨文は，「鑑別診断として肝生検を行うことを限定的に提案する」として，肝生検の有用性を限定的に提案することとした。

今後の研究

　近年，肝生検の診断的価値はより大きくなっている一方で，そのリスクは明らかではない。肝生検の益と害のバランスを考慮するにあたっては，新生児・乳児期における肝生検のリスクに関するエビデンスを創出することが求められる。

文　献

1 ）日本胆道閉鎖症研究会：胆道閉鎖症診療ガイドライン，第 1 版，へるす出版，東京，2018.

2 ）Misra S, Majumdar K, Sakhuja P, et al：Differentiating biliary atresia from idiopathic neonatal hepatitis：A novel keratin 7 based mathematical approach on liver biopsies. Pediatr Dev Pathol 2021；24（2）：103-115.

3 ）Chen G, Xue P, Zheng S, et al：A pathological scoring system in the diagnosis and judgment of prognosis of biliary atresia. J Pediatr Surg 2015；50（12）：2119-2123.

4 ）Krishna OH, Sultana N, Malleboyina R, et al：Efficacy of the seven feature, fifteen point histological scoring system and CD56 in interpretation of liver biopsies in persistent neonatal cholestasis：A five-year study. Indian J Pathol Microbiol 2014；57（2）：196-200.

5 ）Boskovic A, Kitic I, Prokic D, et al：Predictive value of hepatic ultrasound, liver biopsy, and duodenal tube test in the diagnosis of extrahepatic biliary atresia in Serbian infants. Turk J Gastroenterol 2014；25（2）：170-174.

6 ）Sira MM, El-Guindi MA, Saber MA, et al：Differential hepatic expression of CD56 can discriminate biliary atresia from other neonatal cholestatic disorders. Eur J Gastroenterol Hepatol 2012；24（10）：1227-1233.

7 ）Rastogi A, Krishnani N, Yachha SK, et al：Histopathological features and accuracy for diagnosing biliary atresia by prelaparotomy liver biopsy in developing countries. J Gastroenterol Hepatol 2009；24（1）：97-102.

8 ）Roquete ML, Ferreira AR, Fagundes ED, et al：Accuracy of echogenic periportal enlargement image in ultrasonographic exams and histopathology in differential diagnosis of biliary atresia. J Pediatr（Rio J）2008；84（4）：331-336.

9 ）Dehghani SM, Haghighat M, Imanieh MH, et al：Comparison of different diagnostic methods in infants with Cholestasis. World J Gastroenterol 2006；12（36）：5893-5896.

10）Park WH, Choi SO, Lee HJ, et al：A new diagnostic approach to biliary atresia with emphasis on the ultrasonographic triangular cord sign：Comparison of ultrasonography, hepatobiliary scintigraphy, and liver needle biopsy in the evaluation of infantile cholestasis. J Pediatr Surg 1997；32（11）：1555-1559.

11）Zerbini MC, Gallucci SD, Maezono R, et al：Liver biopsy in neonatal cholestasis：A review on statistical grounds. Mod Pathol 1997；10（8）：793-799.

12）Hessel G, Yamada RM, Escanhoela CA, et al：The role of the abdominal ultrasonography and percutaneous liver biopsy in the differential diagnosis of neonatal cholestasis. Arq Gastroenterol 1994；31（2）：75-82.

13）Lai MW, Chang MH, Hsu SC, et al：Differential diagnosis of extrahepatic biliary atresia from neonatal hepatitis：A prospective study. J Pediatr Gastroenterol Nutr 1994；18（2）：121-127.

14）Ridaura Sanz C, Navarro Castilla E：Role of liver biopsy in the diagnosis of prolonged cholestasis in infants. Rev Invest Clin 1992；44（2）：193-202.

15）Faweya AG, Akinyinka OO, Sodeinde O：Duodenal intubation and aspiration test：Utility in the differential diagnosis of infantile cholestasis. J Pediatr Gastroenterol Nutr 1991；13（3）：290-292.

16）Tolia V, Dubois RS, Kagalwalla A, et al：Comparison of radionuclear scintigraphy and liver biopsy in the evaluation of neonatal cholestasis. J Pediatr Gastroenterol Nutr 1986；5（1）：30-34.

17）Manolaki AG, Larcher VF, Mowat AP, et al：The prelaparotomy diagnosis of extrahepatic biliary atresia. Arch Dis Child 1983；58（8）：591-594.

18) Ovchinsky N, Moreira RK, Lefkowitch JH, et al：Liver biopsy in modern clinical practice：A pediatric point-of-view. Adv Anat Pathol 2012；19（4）：250-262.
19) 乾あやの, 角田知之, 梅津守一郎, 他：肝生検. 小児内科 2014；46（増刊号）：480-485.
20) 梶俊策：肝生検. 小児科診療 2019；82（増刊号）：281-285.
21) El-Araby HA, Saber MA, Radwan NM, et al：Temporal histopathological changes in biliary atresia：A perspective for rapid fibrosis progression. Ann Hepatol 2021；21：100263.
22) Kim SY, Seok JY, Han SJ, et al：Assessment of liver fibrosis and cirrhosis by aspartate aminotransferase-to-platelet ratio index in children with biliary atresia. J Pediatr Gastroenterol Nutr 2010；51（2）：198-202.
23) Russo P, Magee JC, Boitnott J, et al：Designand validation of the biliary atresia research consortium histologic assessmentsystem for cholestasis in infancy. Clin Gastroenterol Hepatol 2011；9（4）：357-362.e2.

〔一般向けサマリー〕

近年, 新生児・乳児期に黄疸で発症する疾患の診断が遺伝子解析などにより可能となり, 肝生検の診断的価値は以前より大きくなっています。一方で, 新生児・乳児期の肝生検の危険性についての情報はきわめて限られています。そこで今回のガイドラインでは, 肝生検の危険性を十分に理解したうえで, 胆道閉鎖症の鑑別診断を目的とした肝生検の有用性を限定的に提案することとしました。

CQ 6　病理学的検査は予後予測に有用か？

推奨

肝門部組織を含めた病理学的検査を行うことを推奨する。

推奨の強さ「**1**」：行うことを推奨する（一致率82%）
エビデンスの強さ：**C**（弱）

■■ 解説 ■■

胆道閉鎖症に対する葛西手術の際に, 切離された肝門部結合織および肝生検組織は病理学的検査が行われ, 胆道閉鎖症の診断の裏付けや, 肝線維化の評価に用いられる。

その病理学的検査が胆道閉鎖症の予後予測に用いることができれば, ステロイド投与や肝移植をはじめとする術後の治療方針を検討する際に有用である。

本 CQ に対する推奨文の作成にあたっては, 胆道閉鎖症で葛西手術を施行した患者に対して, 手術時に得られる肝門部結合織, 肝生検組織の病理組織所見による自己肝生存の予測を重要視した。

文献検索とスクリーニング

本 CQ に対して 3 つのアウトカム（「自己肝生存の予測」「生検の合併症」「費用対効果（経済的負担）」）を設定し, Pubmed で356件, 医学中央雑誌で104件, ハンドサーチで 5 件の計465件の文献を抽出した。この文献を一次スクリーニングし, 最終的に病理組織所見と胆道閉鎖症の経過についての記述がある34件の文献が抽出された[1]〜[34]。

Study or Subgroup	large ductules		no large ductules		Weight	Odds Ratio IV, Random, 95% CI
	Events	Total	Events	Total		
Altman RP, 1997	16	38	56	88	44.4%	0.42 [0.19, 0.90]
Mohanty MK, 2010	14	19	34	36	10.8%	0.16 [0.03, 0.95]
Mukhopadhyay SG, 2014	10	17	29	32	13.9%	0.15 [0.03, 0.68]
Sanghal SR, 2009	4	8	8	12	9.9%	0.50 [0.08, 3.13]
福澤, 2011	20	67	15	19	21.0%	0.11 [0.03, 0.38]
Total（95% CI）		149		187	100.0%	0.25 [0.14, 0.46]
Total events	64		142			

Heterogeneity：Tau^2=0.05：Chi^2=4.44, df=4（p=0.35）：I^2=10%
Test for overall effect：Z=4.54（p<0.00001）

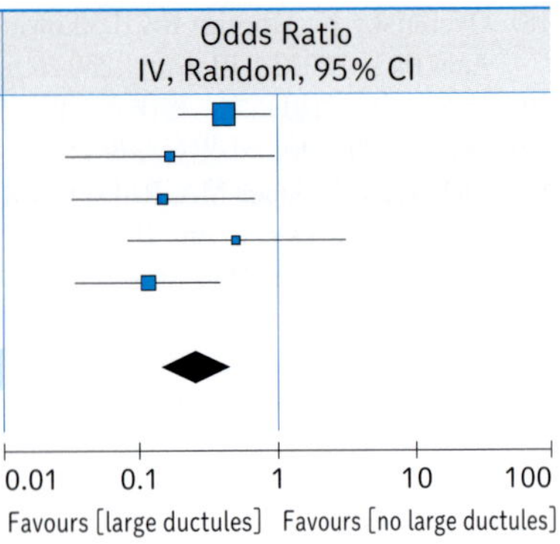

図3-5 肝門部結合織の微小胆管と生存率のメタアナリシス

益の評価

自己肝生存の予測（益）

肝門部結合織の病理組織所見

　肝門部結合織の病理組織所見と治療経過との関連を論じた論文は12編[1)〜12)]であり，そのうち肝門部結合織の微小胆管と生存率との検討を行った論文が9編[1)〜7)9)10)]抽出された。うち5編[2)〜4)6)10)]がメタ解析可能なデータ記載があった。その結果を**図3-5**[2)〜4)6)10)]に示す。

　アウトカムの判定時期について Sanghai らの報告[4)]では，論文執筆時の自己肝生存で判定されていた（フォローアップが1カ月〜7年）ためバイアスリスクが高いと考えられ，これを除いた4編の解析[2)3)6)10)]でもオッズ比0.22［95% CI 0.11，0.45］（p<0.0001）で有意差ありと同様の結果であった。

　メタ解析に供するデータのなかった4編の論文[1)5)7)12)]では，いずれもアウトカム判定時期が最終フォロー時となっており検出バイアスリスクが高かった。Royら[1)]では肝門部に150μm以上の胆管の有無と生存率に差は認めず（150μm以上：11/28；39% vs. 150μm未満：6/9；66.6%，p=0.439），Mizraら[7)]では黄疸なし自己肝生存において，胆管の数，最大長，胆管増殖で差を認め，Baergら[5)]では自己肝生存例と肝移植例とで平均247μm（70〜750）vs. 平均162.6μm（40〜500）（p=0.060）であり，経過がよい群で200μm以上の胆管が多い傾向があるとしている。そのほか，肝門部組織の三次元再構築の所見と予後との関係などを論じた論文[12)]が抽出された。

　最終的にはレビューの結果としては，肝門部結合織の微小胆管の病理組織所見は自己肝生存には有意な影響を与えるC（弱）と考えられた。

　ただし，いずれの所見も胆道閉鎖症の経過に影響を与えると考えられる手術時日齢や病型，その他の所見との交絡を調整したさらなる検討が必要と考えられた。

葛西手術時における肝生検の病理組織所見

　葛西手術時の肝生検組織の病理組織所見と治療経過との関連を論じた論文は27編[1)〜5)13)〜34)]であった。主な肝生検組織の病理組織所見は肝線維化，DPM，細胆管増生，肝細胞の巨細胞性変化などであり，そのほかにCK7，CD56，αSMA，I型コラーゲンやSOX9の染色性との関係性を論じた論文も認められた。

　このうち論文数の多かった肝線維化とDPMについて検討した。

　肝線維化と自己肝生存に関する論文として12編が抽出された[1)〜4)13)〜17)19)32)34)]。12編の論文中，線維化と自己肝生存に関係があると論じているのは7編で，5編は関連なしと結論づけている。4編[2)4)16)17)]が

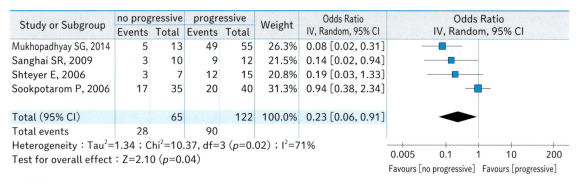

図3-6 肝生検組織の肝線維化と自己肝生存率のメタアナリシス

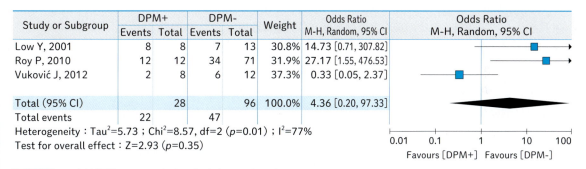

図3-7 肝生検組織のDPMと自己肝生存のメタアナリシス

メタ解析可能なデータ記載があった。その結果を図3-6[2)4)16)17)]に示す。

　しかし，アウトカムの判定時期についてSanghaiら[4)]は論文執筆時の自己肝生存で判定されていた（フォローアップが1カ月～7年）ためバイアスリスクが高いと考えられ，この論文を除いた3編のメタ解析ではオッズ比0.24［95% CI 0.04，1.37］（$p=0.11$）で有意差を認めなかった[2)16)17)]。

　レビューの結果としては，肝線維化は自己肝生存に有意な影響を与えないC（弱）と考えられた。

　DPMと自己肝生存に関する論文は7編[1)2)14)15)20)21)34)]抽出された。7編の論文中，DPMと生存率に関係があると論じているのは4編[1)2)21)34)]で，関連なしと結論づけているのは3編[14)15)20)]であった。7編の論文中，3編[1)20)21)]ではメタ解析可能なデータ記載があった。その結果を図3-7[1)20)21)]に示す。

　解析結果は3編の論文[1)20)21)]の異質性が強く，またDPMと生存率との間の関係に有意差を認めなかった。

　DPMの存在と胆汁排泄に関する論文は2編[22)23)]あり，Ariiら[22)]はDPM陽性例で術後総ビリルビン値が有意に高値であったとし，Shimaderaら[23)]はDPM陽性例で黄疸消失までの期間が有意に延長していたと報告している。また，Poddarら[33)]は，葛西手術の成功率はDPMの存在で有意に悪いと報告している。

　以上の結果より，レビューの結果としてはDPMの有無は自己肝生存に有意な影響を与えないC（弱）と考えられた。

　その他の肝生検組織の病理組織所見と胆道閉鎖症の経過について論じたものを以下に列挙する。

- Russoら[34)]：interlobular duct injuryがmoderate，markedが自己肝生存の予後不良因子である

- Longo-Santosら[31]：類洞周囲のⅠ型コラーゲンの染色域が大きいものは自己肝生存率が有意に低い
- Arboleda-Bustanら[30]：SOX9の発現は診断に有用だが，自己肝生存とは関係がない
- Hossainら[24]：黄疸非消失例では黄疸消失例に比して巨細胞変性が有意に多く，またPCNA陽性肝細胞の比率も有意に高率である
- Kobayashiら[25]：黄疸非消失例では黄疸消失例に比して増生胆管と炎症細胞にHLA-DRが強陽性で認められ，またCD68陽性マクロファージが門脈域と肝小葉の両方に著明に認められる
- Suominenら[26]：2年以内に肝移植へ移行した症例ではⅠ型コラーゲン，α-SMA，CD34の陽性率が高率である
- Liuら[27]：胆管上皮でのFas ligand陽性所見が予後不良因子である
- Vazquez-Estevezら[28]：巨細胞変性の程度が自己肝生存に関連している
- Kangら[29]：肝線維化とその後の食道静脈瘤との関連はない
- Chenら[18]：毛細胆管の発達のよい症例で自己肝生存が良好である

　以上のことから，葛西手術の際に切除される肝門部結合織の病理学的検査が予後予測に有用であるとエビデンスは弱いながらも示された。手術時の肝生検組織の病理学的検査については今回の検討ではエビデンスは明らかにならなかったが，手法によって有用とする報告も多い。それらを基に評価し統合した結果，エビデンス総体のエビデンスの確実性（質）は限定的であるC（弱）と判断した。

害の評価

生検の合併症（害）

　合併症について記載があったのは1例で，Poddarら[33]では肝生検による合併症はなかったと報告されていた。レビューの結果としては明らかな害の報告はないが，件数が少ないので判定はできないと考えられた。

費用対効果（経済的負担）（害）

　今回のシステマティックレビューにおいて，費用対効果（経済的負担）に関する文献は存在しなかった。

益と害のバランス評価

　システマティックレビューの結果，病理学的検査に伴う明らかな害の報告はなく，予後予測に有用であるという益が上回ると考えられ，強い推奨となった。

患者・市民の価値観・希望

　本CQに関する患者・市民の価値観・希望の多様性や不確実性について検討した論文はみられなかった。しかし，病理学的検査により予後予測が可能になることは，患者（家族）には非常な利益となることが想定された。

費用対効果

　今回までのエビデンスの収集ではエビデンスを検索し得なかった。

推奨文の作成

　胆道閉鎖症では葛西手術後に自己肝生存で経過していけるかは大きな問題である。手術時に得られる肝門部結合織や肝生検組織の病理学的検査は，自己肝生存できるかの予後予測に有用であるかの検討を行った。肝門部結合織の微小胆管径が自己肝生存率と関連が認められ，病理学的検査に明らかな害はないため，肝門部組織の病理学的検査を推奨する方針となった。また，肝生検組織での病理学的検査では自己肝生存に関する有意な関連は認められなかったが，肝生検を行わなくてよいという誤ったメッセージになってはいけないという意見もあり，「肝門部組織を含めた」病理学的検査を行うことを推奨するという表現に変更となった。

今後の研究

　今回のシステマティックレビューにおいて，肝門部結合織，肝組織での自己肝生存メタアナリシスでのエビデンスはまだ弱いものにとどまっている。より多数例での手術時日齢や病型などの交絡を調整した質の高い研究が待たれる。

文　　献

1 ）Roy P, Chatterjee U, Ganguli M, et al：A histopathological study of liver and biliary remnants with clinical outcome in cases of extrahepatic biliary atresia. Indian J Pathol Microbiol 2010；53（1）：101-105.

2 ）Mukhopadhyay SG, Roy P, Chatterjee U, et al：A histopathological study of liver and biliary remnants in the long-term survivors（>10 years）of cases of biliary atresia. Indian J Pathol Microbiol 2014；57（3）：380-385.

3 ）Altman RP, Lilly JR, Greenfeld J, et al：A multivariable risk factor analysis of the portoenterostomy（Kasai）procedure for biliary atresia：Twenty-five years of experience from two centers. Ann Surg 1997；226（3）：348-353.

4 ）Sanghai SR, Shah I, Bhatnagar S, et al：Incidence and prognostic factors associated with biliary atresia in western India. Ann Hepatol 2009；8（2）：120-122.

5 ）Baerg J, Zuppan C, Klooster M：Biliary atresia–a fifteen-year review of clinical and pathologic factors associated with liver transplantation. J Pediatr Surg 2004；39（6）：800-803.

6 ）Mohanty MK, Gupta SD, Bhatnagar V：Surgical outcome in relation to duct size at the porta hepatis and the use of cholagogues in patients with biliary atresia. Trop Gastroenterol 2010；31（3）：184-189.

7 ）Mirza Q, Kvist N, Petersen BL：Histologic features of the portal plate in extrahepatic biliary atresia and their impact on prognosis–a Danish study. J Pediatr Surg 2009；44（7）：1344-1348.

8 ）Langenburg SE, Poulik J, Goretsky M, et al：Bile duct size does not predict success of portoenterostomy for biliary atresia. J Pediatr Surg 2000；35（6）：1006-1007.

9 ）Tan CE, Davenport M, Driver M, et al：Does the morphology of the extrahepatic biliary remnants in biliary atresia influence survival? A review of 205 cases. J Pediatr Surg 1994；29（11）：1459-1464.

10）福澤宏明，漆原直人，福本弘二，他．胆道閉鎖症における，手術日齢と肝門部索状物内微小胆管の長期予後への影響．日小外会誌 2011；47（3）：303-308.

11）Davenport M, Gonde C, Redkar R, et al：Immunohistochemistry of the liver and biliary tree in extrahepatic biliary atresia. J Pediatr Surg 2001；36（7）：1017-1025.

12）仁尾正記，大井竜司，千葉庸夫，他：胆道閉鎖症における肝門部近傍の肝内胆管の構造；コンピューターグラフィクスを用いた連続切片からの3次元再構成による検討．小児外科 1991；23（2）：216-223.

13）Santos JL, Kieling CO, Meurer L, et al：The extent of biliary proliferation in liver biopsies from patients with biliary atresia at portoenterostomy is associated with the postoperative prognosis. J Pediatr Surg 2009；44（4）：695-701.

14）Azarow KS, Phillips MJ, Sandler AD, et al：Biliary atresia：Should all patients undergo a portoenterostomy? J Pediatr Surg 1997；32（2）：168-172.

15）Lampela H, Kosola S, Heikkilä P, et al：Native liver histology after successful portoenterostomy in biliary atresia. J Clin Gastroenterol 2014；48（8）：721-728.

16）Sookpotarom P, Vejchapipat P, Chittmittrapap S, et al：Short-term results of Kasai operation for biliary atresia：Experience from one institution. Asian J Surg 2006；29（3）：188-192.

17）Shteyer E, Ramm GA, Xu C, et al：Outcome after portoenterostomy in biliary atresia：Pivotal role of degree of liver fibrosis and intensity of stellate cell activation. J Pediatr Gastroenterol Nutr 2006；42（1）：93-99.

18）Chen J, Li G, Liu J, et al：Ultrastructure of intrahepatic biliary canaliculi and prognosis of congenital biliary atresia. Chin

Med J（Engl）2001；114（9）：991-993.

19) Karrer FM, Lilly JR, Stewart BA, et al：Biliary atresia registry, 1976 to 1989. J Pediatr Surg 1990；25（10）：1076-1080.

20) Vuković J, Grizelj R, Bojanić K, et al：Ductal plate malformation in patients with biliary atresia. Eur J Pediatr 2012；171（12）：1799-1804.

21) Low Y, Vijayan V, Tan CE：The prognostic value of ductal plate malformation and other histologic parameters in biliary atresia：An immunohistochemical study. J Pediatr 2001；139（2）：320-322.

22) Arii R, Koga H, Arakawa A, et al：How valuable is ductal plate malformation as a predictor of clinical course in postoperative biliary atresia patients? Pediatr Surg Int 2011；27（3）：275-277.

23) Shimadera S, Iwai N, Deguchi E, et al：Significance of ductal plate malformation in the postoperative clinical course of biliary atresia. J Pediatr Surg 2008；43（2）：304-307.

24) Hossain M, Murahashi O, Ando H, et al：Immunohistochemical study of proliferating cell nuclear antigen in hepatocytes of biliary atresia：A parameter to predict clinical outcome. J Pediatr Surg 1995；30（9）：1297-1301.

25) Kobayashi H, Puri P, O'Briain DS, et al：Hepatic overexpression of MHC class Ⅱ antigens and macrophage-associated antigens（CD68）in patients with biliary atresia of poor prognosis. J Pediatr Surg 1997；32（4）：590-593.

26) Suominen JS, Lampela H, Heikkilä P, et al：Myofibroblastic cell activation and neovascularization predict native liver survival and development of esophageal varices in biliary atresia. World J Gastroenterol 2014；20（12）：3312-3319.

27) Liu C, Chiu JH, Chin T, et al：Expression of fas ligand on bile ductule epithelium in biliary atresia–a poor prognostic factor. J Pediatr Surg 2000；35（11）：1591-1596.

28) Vazquez-Estevez, J, Vázquez J, Prieto C, et al：Biliary atresia：Early determination of prognosis. J Pediatr Surg 1989；24（1）：48-50.

29) Kang N, Davenport M, Driver M, et al：Hepatic histology and the development of esophageal varices in biliary atresia. J Pediatr Surg 1993；28（1）：63-66.

30) Arboleda-Bustan JE, Ribalta T, Albert A, et al：Expression of protein SOX9 in biliary atresia. J Pediatr Gastroenterol Nutr 2022；74（2）：e21-e26.

31) Longo-Santos LR, Teodoro WR, de Mello ES, et al：Early type I collagen deposition is associated with prognosis in biliary atresia. J Pediatr Surg 2016；51（3）：379-385.

32) Pape L, Olsson K, Petersen C, et al：Prognostic value of computerized quantification of liver fibrosis in children with biliary atresia. Liver Transpl 2009；15（8）：876-882.

33) Poddar U, Thapa BR, Das A, et al：Neonatal cholestasis：Differentiation of biliary atresia from neonatal hepatitis in a developing country. Acta Paediatr 2009；98（8）：1260-1264.

34) Russo P, Magee JC, Anders RA, et al：Key histopathologic features of liver biopsies that distinguish biliary atresia from other causes of infantile cholestasis and their correlation with outcome：A multicenter study. Am J Surg Pathol 2016；40（12）：1601-1615.

〔一般向けサマリー〕

　胆道閉鎖症では葛西手術のときに，切除した肝門部の組織と生検した肝組織を顕微鏡の検査に出して診断の裏付けや肝の評価に用いています。その検査によってその後の経過の予測ができるかについていろいろと検討されていて，エビデンスは弱いものの顕微鏡検査の内容である程度予測ができるとの結果が得られています。

第 **4** 章

治 療

総 論

1. 胆道閉鎖症疑い患者に対する術前準備

　胆道閉鎖症では肝内胆汁うっ滞により、生後時間が経過するにしたがって肝組織が破壊されていくため、早期手術を目指すことが重要である。

　血液凝固にかかわる多くの因子がビタミンK依存性蛋白質であり、ビタミンKは正常な血液凝固に必須である。新生児、乳児、肝・胆道系疾患などではビタミンK不足に伴う出血症が知られており、ビタミンK欠乏性出血症を予防するためビタミンK製剤の投与が推奨されている。新生児・乳児期のビタミンK投与法について、日本小児科学会新生児委員会ビタミンK投与法の見直し小委員会による2011年の報告[1]では3回投与法が推奨され、3カ月法は留意事項として付記されていた。しかし、新生児・乳児ビタミンK欠乏性出血症に対する日本小児科学会の全国調査[2]において、13例の頭蓋内出血のうち11例が3回法であり、3カ月法の症例に頭蓋内出血を認めなかったことを受け、同年11月に周産期新生児にかかわる学会・団体が共同して「哺乳確立時、生後1週または産科退院時のいずれか早い時期、その後は生後3カ月まで週1回、ビタミンK_2を投与すること」とする提言が発表された[3]。また、同提言内では肝・胆道系疾患の早期発見のために便色カードの活用が強調されている。

　胆道閉鎖症では肝細胞での胆汁酸産生低下や胆汁うっ滞のため、腸管への胆汁酸の分泌が不十分となり、脂溶性ビタミンであるビタミンKの吸収に障害をきたすことが知られている。前述の全国調査[2]によると、13例の頭蓋内出血のうち11例で胆道閉鎖症などの肝・胆道系疾患が認められており、死亡率・神経学的後遺症の発生率が高いとされる。胆道閉鎖症全国登録（JBAR2021）によると、ビタミンK吸収障害による病的出血は約9％に観察され、出血例の約半数（4.4％）は頭蓋内出血であった。また、その発症日齢は平均62.1日であり、日齢51日以降の発症が138例中110例（79.7％）であった[4]（図4-1）。

　これらのことより、胆道閉鎖症が疑われるような閉塞性黄疸患者においては、ビタミンKの欠乏による出血に留意し凝固能の確認を行い、凝固障害を是正するため術前にビタミンKを静脈内投与することが重要である。また、凝固能異常例においては頭部CT検査での頭蓋内出血の検索が望ましい。ケイツ

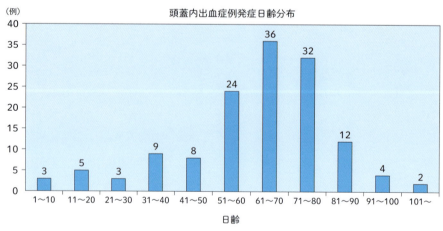

図4-1 JBAR2021における頭蓋内出血症例発症日齢分布

ー®の添付文書[5]では基本的注意として，プロトロンビン時間（prothrombin time；PT），トロンボテスト，ヘパプラスチンテストの実施やビタミンK依存性凝固因子前駆体（protein induced by vitamin K absence or antagonist；PIVKA)-Ⅱの証明を行い，ビタミンK依存性凝固因子の異常を確認するとともに，投与上の注意として急速投与でショック症状が現れることがあるため点滴静注が望ましいが，静注する場合は緩徐に注射することとされている。

また，肝障害の進行した例では門脈圧亢進による側副血行路の発達などにより，予想外の出血をきたすことがあるため，十分量の輸血を準備して手術に備える。

2. 葛西手術と胆道再建法

胆道閉鎖症の non-correctable type（吻合不能型）に対する初の手術の成功例は，1959年に葛西らにより報告された[6]。以来，葛西手術は多くの長期生存例を得ることができ，世界的に広く行われている。葛西手術はさまざまな手技の改良が重ねられてきたが，とりわけ肝門部結合織の切除範囲および深さをどの程度行うかが重要なポイントになっているため，後述する。今回のガイドラインにおいて，新たに腹腔鏡手術に関するシステマティックレビューを追加した（CQ12）。

胆道再建法としては，術後胆管炎を防止する目的で葛西原法[6]，駿河Ⅱ法[7]，二重Roux-Y法[8]，澤口法[9]，人工腸弁付加Roux-Y法[10]などさまざまな術式が考案されてきたが，JBAR2021の報告によると肝移植の発展とともに2000年ごろより葛西原法あるいは人工腸弁付加Roux-Y法に集約されている[4]（図4-2）。

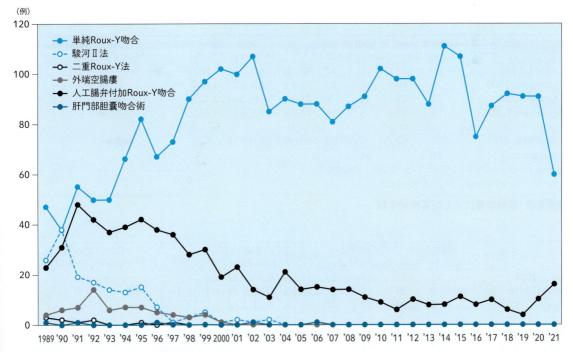

図4-2 JBAR2021における再建術式の推移

3. 逆流防止手術と術後胆管炎が予後に与える影響

　術後胆管炎を防止する目的で，これまで外瘻術（駿河Ⅱ法[7]，澤口法[9]など）や逆流防止手術（二重Roux-Y法[8]，人工腸弁付加Roux-Y法[10]など）が施行されてきた。外瘻術の胆管炎発症率と非外瘻術の胆管炎発症率に相違がなかったとする報告[11]，外瘻造設術に伴う出血や肝障害合併例などが報告され[12][13]，また肝移植時の煩雑さもあり[14]，JBAR2021の報告によると2000年以降外瘻術は施行されなくなっている[4]（図4-2）。逆流防止術については，主に人工腸弁として腸重積弁による方法[10]，spur valve による方法[15]が報告された。

　腸重積弁と胆管炎発生についての観察研究4編[16]~[19]があり，メタアナリシスを行うとオッズ比0.41〔95% CI 0.18，0.92〕（$p=0.03$）となっており，腸重積弁により胆管炎発生を有意に減少させることが示唆された（**図4-3**）[16]~[19]。しかし，いずれも観察研究で古いデータが含まれていることに注意が必要で，Ogasawaraら[19]の前向き研究では，腸重積弁ありとなしとの比較では，それぞれ5/10例（50%），6/11例（55%）で有意差は認められなかった（$p>0.99$）。spur valve による逆流防止手術[15]では，観察研究4編[20]~[23]があり，うち比較検討がなされた3編でメタアナリシスを行うとオッズ比0.33〔95% CI 0.17，0.61〕（$p=0.0005$）で，spur valve により胆管炎を有意に減少させることが示唆された（**図4-4**）[21]~[23]。しかし，3編中2編では対象群の再建法が異なることに注意を要する。Bowlesら[20]は10例（うち5例は先天性総胆管拡張症）の spur valve の症例で小腸造影検査を行い，肝門部に逆流を認めた症例はなかったと報告している。JBAR2021によると[4]，胆管炎発生率は単純 Roux-Y 吻合と比較して人工腸弁付加 Roux-Y 法が34.5%と低くなっており（vs. 42.8%）（$p=0.0127$），矛盾しない結果となっている。

Study or Subgroup	Intussusception		Control		Weight	Odds ratio M-H, Fixed, 95% CI	Odds ratio M-H, Fixed, 95% CI
	Events	Total	Events	Total			
Saeki M, 1991	0	13	18	42	45.7%	0.05[0.00 , 0.88]	
Chuang JH, 2000	5	10	10	20	17.4%	1.00[0.22 , 4.56]	
Komuro H, 2001	10	29	4	7	22.0%	0.39[0.07 , 2.12]	
Ogasawara Y, 2003	5	10	6	11	14.9%	0.83[0.15 , 4.64]	
Total (95% CI)		62		80	100.0%	0.41[0.18 , 0.92]	
Total events :	20		38				
Heterogeneity : Chi²=4.08, df=3 (p=0.25) : I²=26%							
Test for overall effect : Z=2.16 (p=0.03)							

図4-3　腸重積弁による胆管炎発生数

Study or Subgroup	Spur valve		Control		Weight	Odds ratio M-H, Fixed, 95% CI	Odds ratio M-H, Fixed, 95% CI
	Events	Total	Events	Total			
Liu J, 2001	15	24	16	23	17.8%	0.73[0.22 , 2.45]	
Nio M, 2016	9	39	55	91	73.9%	0.20[0.08 , 0.46]	
Yasui A, 2022	7	9	40	47	8.3%	0.61[0.10 , 3.58]	
Total (95% CI)		72		161	100.0%	0.33[0.17 , 0.61]	
Total events :	31		111				
Heterogeneity : Chi²=3.53, df=2 (p=0.17) : I²=43%							
Test for overall effect : Z=3.50 (p=0.0005)							

図4-4　spur valve による胆管炎発生数

しかし，逆流防止弁の形成は，必ずしも手術成績の向上に結び付かないなどの理由から，JBAR2021による再建術式の推移にみられるように（図4-2），近年では単純Roux-Y吻合を選択する施設が大多数を占めており，また，Roux-Y脚を長くとる再建法が増加しつつある。これは，Roux-Y脚が短い群で胆管炎の頻度が高いことに加え，将来肝移植となった場合において，肝が摘出される際にRoux-Y脚の一部が切除されて短くなることも考慮に入れた結果と考えられる。

　胆管炎と予後との関係について，Hungら[24]は葛西手術を受けた141人の多変量解析を行い，自己肝生存の予後因子の一つとして繰り返す胆管炎がないこと（$p=0.039$）を報告している。一方で，Sasakiらは[25]，20年以上の長期生存の予後因子について多変量解析を行い，胆管炎および脾腫との関連性はなかったと報告している。

　術後胆管炎とも関連があるステロイドおよび抗菌薬の使用とその効果（自己肝生存率への影響）については，今回システマティックレビューを行った（**CQ8，CQ9**）。

4. 肝門切離範囲と吻合の際の注意点

　胆道閉鎖症において大多数は吻合不能型である。この場合，胆汁流出を得るためには，肝内から連続している微小胆管を切離面に開口させることが必須であり，閉塞した肝外胆管組織を残すことは避けるべきである。歴史的には，以前より肝門部をより広く剥離するさまざまな術式が行われてきた[26)～29)]。Hashimoto，Andoらの術式では肝実質は見えないレベルで切離しており，黄疸消失率はそれぞれ77%，87.5%と良好であった[28)29)]。一方で，切離する深さについては以前より深い部位で切離する方向で努力されてきたが，Wadaら[30]がより深いレベルで切離するextended Kasai portoenterostomy（EP）と浅いレベルで切離するmodified Kasai portoenterostomy（MK）とを比較し，MKのほうが高い黄疸消失率が得られた（46.2% vs. 81.8%）ことを報告した。また，Niosら[22]も同様に，肝被膜レベルまでのdissectionを行った群がextended dissectionを行った群と比較して黄疸消失率（87.2% vs. 63.0%）が高く，胆管炎（23.1% vs.37.0%）が低いことを報告した。そして，5，10年自己肝生存率はそれぞれ73.7%，73.7%（vs. 51.1%，44.1%）と肝被膜レベルまでのdissectionを行った群で高く，累積自己肝生存率はextended dissectionを行った群と比較し有意に良好であった（$p=0.0246$）。こうしたことからも，現在では肝門部の剥離範囲は，幅についてはより広く剥離してもよいが，深さに関しては概ね肝に切り込まずに肝被膜を温存して線維性瘢痕組織を切除することが多くなっている[31]。

文　献

1）白幡聡，伊藤進，高橋幸博，他：新生児・乳児ビタミンK欠乏性出血症に対するビタミンK製剤投与の改訂ガイドライン（修正版）．日小児会誌 2011；115（3）：705-712.
2）早川昌弘，森岡一朗，東海林宏直，他：新生児・乳児ビタミンK欠乏性出血症に対するビタミンK製剤投与の現状調査．日小児会誌 2021；125（1）：99-101.
3）日本小児科学会：新生児と乳児のビタミンK欠乏性出血症発症予防に関する提言．2021.
　　https://www.jpeds.or.jp/modules/guidelines/index.php?content_id=134%3E
4）日本胆道閉鎖症研究会・胆道閉鎖症全国登録事務局：胆道閉鎖症全国登録2021年集計結果．日小児会誌 2023；59（4）：826-833.
5）ケイツーN静注添付文書．第1版，2023年5月．
　　https://pins.japic.or.jp/pdf/newPINS/00057400.pdf
6）葛西森夫，鈴木宗三：先天性胆道閉塞症の"所謂手術不能"例に対する新手術術式―肝門部・腸吻合術．手術 1959；13：733-739.
7）駿河敬次郎：胆道閉鎖症の手術術式とその成績．小児外科 1978；10（6）：659-663.

8）葛西森夫，鈴木宏志，大井竜司，他：先天性胆道閉塞症の手術術式とその成績　特に肝門部処理，腸管吻合法，術後管理を中心に．小児外科 1978；10（6）：653-658.

9）沢口重徳，秋山洋，北村享俊：小児の肝疾患先天性胆道閉鎖症の治療–特に所謂吻合不能型に対する二次的胆道再建術に就て–．小児科診療 1973；36（7）：815-851.

10）Nakajo T, Hashizume K, Saeki M, et al：Intussusception-type antireflux valve in the Roux-en-Y loop to prevent ascending cholangitis after hepatic portojejunostomy. J Pediatr Surg 1990；25（3）：311-314.

11）Burnweit CA, Coln D：Influence of diversion on the development of cholangitis after hepatoportoenterostomy for biliary atresia. J Pediatr Surg 1986；21（12）：1143-1146.

12）新実紀二，伊藤喬廣，長屋昌宏，他：胆道閉鎖症術後における駿河II法腸瘻静脈瘤からの出血．小児外科 1988；20（2）：219-224.

13）Ando H, Ito T, Nagaya M：Use of external conduit impairs liver function in patients with biliary atresia. J Pediatr Surg 1996；31（11）：1509-1511.

14）Meister RK, Esquivel CO, Cox KL, et al：The influence of portoenterostomy with stoma on morbidity in pediatric patients with biliary atresia undergoing orthotopic liver transplantation. J Pediatr Surg 1993；28（3）：387-390.

15）Zhang JZ, Wang YX, Chen JJ：Antireflux spur valve in Roux-Y anastomosis. Chin Med J（Engl）1982；95（12）：921-924.

16）Saeki M, Nakano M, Hagane K, et al：Effectiveness of an intussusceptive antireflux valve to prevent ascending cholangitis after hepatic portojejunostomy in biliary atresia. J Pediatr Surg 1991；26（7）：800-803.

17）Chuang JH, Lee SY, Shieh CS, et al：Reappraisal of the role of the bilioenteric conduit in the pathogenesis of postoperative cholangitis. Pediatr Surg Int 2000；16（1-2）：29-34.

18）Komuro H, Makino S, Momoya T, et al：Cholangitis associated with cystic dilatation of the intrahepatic bile ducts after antireflux valve construction in biliary atresia. Pediatr Surg Int 2001；17（2-3）：108-110.

19）Ogasawara Y, Yamataka A, Tsukamoto K, et al：The intussusception antireflux valve is ineffective for preventing cholangitis in biliary atresia：A prospective study. J Pediatr Surg 2003；38（12）：1826-1829.

20）Bowles BJ, Abdul-Ghani A, Zhang J, et al：Fifteen years' experience with an antirefluxing biliary drainage valve. J Pediatr Surg 1999；34（11）：1711-1714.

21）Liu J, Li G：A comparison of spur valve and percutaneous enterostomy in Roux-Y portoenterostomy for biliary atresia. Chin Med J（Engl）2001；114（9）：986-987.

22）Nio M, Wada M, Sasaki H, et al：Technical standardization of Kasai portoenterostomy for biliary atresia. J Pediatr Surg 2016；51（12）：2105-2108.

23）Yasui A, Hinoki A, Amano H, et al：Adding a spur valve to laparoscopic portoenterostomy for patients with biliary atresia can achieve a high jaundice clearance rate and lower the number of episodes of cholangitis. Pediatr Surg Int 2022；38（12）：1881-1885.

24）Hung PY, Chen CC, Chen WJ, et al：Long-term prognosis of patients with biliary atresia：A 25 year summary. J Pediatr Gastroenterol Nutr 2006；42（2）：190-195.

25）Sasaki H, Tanaka H, Wada M, et al：Analysis of the prognostic factors of long-term native liver survival in survivors of biliary atresia. Pediatr Surg Int 2016；32（9）：839-843.

26）Endo M, Katsumata K, Yokoyama J, et al：Extended dissection of the portahepatis and creation of an intussuscepted ileocolic conduit for biliary atresia. J Pediatr Surg 1983；18（6）：784-793.

27）Toyosaka A, Okamoto E, Okasora T, et al：Extensive dissection at the porta hepatis for biliary atresia. J Pediatr Surg 1994；29（7）：896-899.

28）Hashimoto T, Otobe Y, Shimizu Y, et al：A modification of hepatic portoenterostomy（Kasai operation）for biliary atresia. J Am Coll Surg 1997；185（6）：548-553.

29）Ando H：A new operation for noncorrectable biliary atresia. Nagoya J Med Sci 1999；62（3-4）：107-114.

30）Wada M, Nakamura H, Koga H, et al：Experience of treating biliary atresia with three types of portoenterostomy at a single institution：Extended, modified Kasai, and laparoscopic modified Kasai. Pediatr Surg Int 2014；30（9）：863-870.

31）佐々木英之，田中拡，仁尾正記：胆道閉鎖症の手術と遠隔期の問題点．日外会誌 2014；115（6）：317-322.

〔一般向けサマリー〕

　1959年，葛西により吻合不能型の胆道閉鎖症に対する初の手術成功例が報告され，それ以来，葛西手術は世界的に広く行われており，たくさんの患者さんが長期間生存しています．肝臓で作られた胆汁を腸管内に導くために，肝臓に腸管を吻合する必要がありますが，手術後の胆管炎を防ぐためにさまざまな工夫が行われてきました．工夫の一つとして，肝臓側へ腸液などの逆流を防止する手術によって術後の胆管炎が減少することが知られています．一方で，繰り返す胆管炎により肝移植をせずに自分の肝臓で生存している割合（自己肝生存率）が下がるという報告もありますが，関連はないという報告もあり，逆流防止

術で黄疸が改善する割合や自己肝生存率が高まるかどうかははっきりとわかっていないのが現状です。そのため，最近では逆流防止術を加えない肝門部空腸吻合法（単純 Roux-Y 脚）が主流となっています。

今回の診療のガイドラインでは，術前にビタミン K を投与することは当然のこととして CQ から除き，術後胆管炎とも関係があるステロイドおよび術後早期の抗菌薬の使用方法と自己肝生存率への影響に関して検討を行いました（**CQ8，CQ9**）。

胆道閉鎖症では多くの場合，腸管とつなぐことができる胆管がないため，肝臓で作られた胆汁が腸管へ流れるようにするためには，肝臓自体（肝門部）と腸管をつなぐ必要があります。以前は，肝門部から胆汁を出すために肝門部をより広く，深く掘ってつないでいました。しかし，むしろ肝臓を深く掘り過ぎないほうが，黄疸が改善する割合が高く，胆管炎も少ないことがわかってきています。

今回のガイドラインでは，2018年に日本で保険収載された腹腔鏡手術の有効性（**CQ12**）についても検討を行いました。

クリニカルクエスチョン（CQ）と推奨

CQ 7 | 生後30日以内の葛西手術は有用か？

推奨

生後30日以内の葛西手術を行うことを推奨する。

推奨の強さ「**1**」：行うことを推奨する（一致率77％）
エビデンスの強さ：**B**（中）

■■ 解説 ■■

胆道閉鎖症は生後60日以内の葛西手術が患児の予後向上に有用であるとされているが，さらなる早期手術の是非については不確定である。そのため，生後30日以内に葛西手術を行った症例の予後について，自己肝生存率と黄疸消失率，および術後合併症について検討し，その早期手術の有用性について検討した。

文献検索とスクリーニング

前回ガイドラインでは，生後30日以内の葛西手術を行うことが提案された。本CQに対して2つのアウトカム（「自己肝生存率」「術後の合併症」）を設定し，Pubmedで174件，医学中央雑誌で208件，ハンドサーチで10件の計392件の文献を抽出した。この文献を一次スクリーニングし，17件の文献が二次スクリーニングの対象となり，最終的に5件の文献[1)~5)]が抽出された。いずれも大規模後方視的コホート研究であり，メタアナリシスが可能であった。

益の評価

自己肝生存率（益）

葛西手術の時期について，生後30日前後で自己肝生存率を検討している文献は4件であった[1)~4)]。カナダの縦断研究[4)]では胆道閉鎖症349症例のうち312症例が葛西手術を施行されており，葛西手術時の日齢30日以内，31~90日，90日以降での4年生存率はそれぞれ49％，36％，23％，10年自己肝生存率はそれぞれ49％，25％，15％であり，術後10年の経過では生後30日以内に葛西手術を施行した症例で有意に自己肝生存率が高かった。

フランスの National Registry からは2013年[3)]および2019年[1)]に自己肝生存率が報告されている。2013年に報告されたフランスの1,044例を対象とした後方視的研究[3)]では，葛西手術時の日齢30日以内，31日以降での5年自己肝生存率はそれぞれ53.5％，40.8％，10年生存率は48.2％，34.9％，15年生存率は38.9％，31.5％，20年生存率は38.9％，29.4％であった。2019年の解析データが更新された1,340症例を対象にした報告[1)]では，葛西手術時の日齢30日以内，31~60日，61~90日，91日以降の20年自己肝生存率はそれぞれ37.9％，29.1％，23.0％，18.6％で，生後30日以内の葛西手術では自己肝生存率が高かった。しかし，術後30年ではその差はなくなり，30年自己肝生存率はそれぞれ18.9％，

27.4％，20.2％，14.0％であった．

　基本病型Ⅲ型に関する胆道閉鎖症全国登録の検討結果が2021年に英文雑誌に報告されており[2]，葛西手術時の日齢30日以内，31〜45日，46〜60日の15年自己肝生存率はそれぞれ56.7％，43.9％，48.9％で，生後30日以内の葛西手術では自己肝生存率が高い．

　これらの4文献で術後4〜5年，10年，15年自己肝生存率についてメタアナリシスが施行できた．自己肝生存率のオッズ比は5年で1.89（95％ CI 1.31, 2.72）（p=0.0006），10年で2.19（95％ CI 1.44, 3.32）（p=0.0002），15年で1.82（95％ CI 1.31, 2.53）（p<0.0003）であり，術後15年までは生後30日以内の葛西手術が自己肝生存率の向上に寄与すると考えられたが，それ以降の超長期的予後への影響は現時点では不明である（図4-5）[1〜4]．

　すべての基本病型を含むJBAR2021[5]では，葛西手術時日齢30日以内の群の5年および10年自己肝生存率はそれぞれ71.5％，65.3％で，日齢31〜60日の群の5年および10年自己肝生存率はそれぞれ61.2％，55.5％と，生後30日以内の群の自己肝生存率が高い（p=0.0026, p=0.0013）．

　また，明らかに自己肝生存率に影響を与える黄疸消失率についても検討した．葛西手術時日齢について，生後30日前後で黄疸消失率を検討した研究は3件であった[1)2)5)]．JBAR2021[5]の3,777症例の解析では，葛西手術時の日齢が30日以内，31〜60日，〜60日，91日以降で比較したところ，黄疸消失率はそ

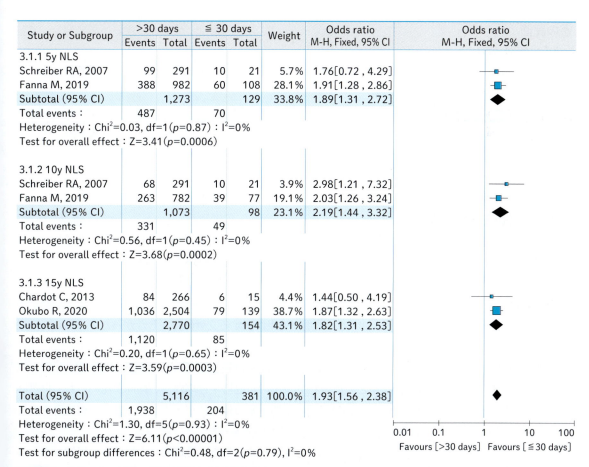

図4-5　生後30日以内の葛西手術と自己肝生存率

Study or Subgroup	>30 days		≤ 30 days		Weight	Odds ratio M-H, Fixed, 95% CI	Odds ratio M-H, Fixed, 95% CI
	Events	Total	Events	Total			
Fanna M, 2019	431	1,174	81	152	47.3%	1.97[1.40 , 2.76]	
Okubo R, 2020	1,475	2,504	93	139	52.7%	1.41[0.98 , 2.03]	
Total（95% CI）		3,678		291	100.0%	1.67[1.30 , 2.15]	
Total events：	1,906		174				

Heterogeneity：Chi^2=1.72, df=1(p=0.19)：I^2=42%
Test for overall effect：Z=4.05(p<0.0001)

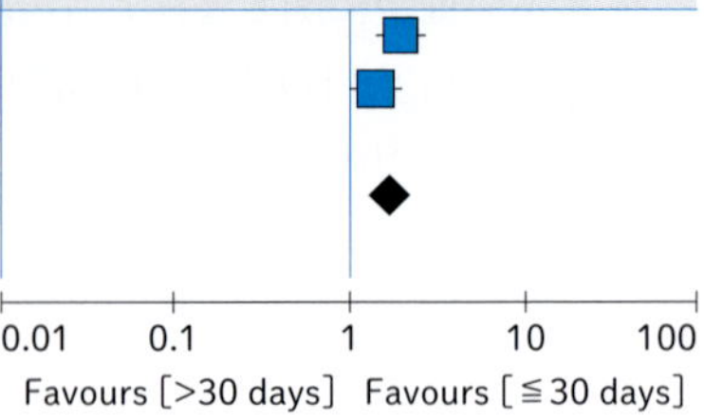

図4-6 生後 30 日以内の葛西手術と黄疸消失率

れぞれ71.6％，64.5％，61.6％，49.0％で，生後30日以内の群の黄疸消失率が高かった（p=＜0.0001）。フランスからの後方視的研究[1]では，1,340症例について葛西手術の施行日齢別に同様の黄疸消失率を検討している。葛西手術時の日齢30日以内，31〜60日，61〜90日，91日以降で比較したところ，黄疸消失率はそれぞれ53.3％，41.6％，34.2％，28.2％であった。2文献[1][2]でメタアナリシスを行った結果，黄疸消失率のオッズ比は1.67（95％ CI 1.30，2.15）（p<0.0001）と，黄疸消失率においても早期手術の優位性が示された（**図4-6**）[1][2]。ただし，Okubo らの検討[2]では基本病型Ⅲ型に限定した検討であることに注意を要する。

害の評価

術後の合併症（害）

術後合併症について日齢別に検討された報告がないため，害についてのエビデンスは不明であった。

益と害のバランス評価

生後30日以内の葛西手術は，黄疸消失率，自己肝生存率において，生後30日以降の葛西手術に比べて有用である可能性が示唆されており，また新生児期手術に伴う術後合併症ははっきり示されていないことから，益と害のバランスからも推奨度は強いと考えられた。

患者・市民の価値観・希望

患者・家族の立場からは，黄疸消失率，自己肝生存率の向上はともに重要であり，害も明確でないことから，生後30日以内の葛西手術の施行を推奨することは受け入れられると考えられた。

費用対効果

今回のシステマティックレビューにおいて，費用対効果に関する文献は存在しなかった。

推奨文の作成

生後30日以内の葛西手術は，少なくとも術後15年までの自己肝生存率が高い傾向が認められ，自己肝生存率に影響を及ぼす黄疸消失率も生後30日以内の早期手術の優位性が示された。また，術後合併症についての日齢別に検討された報告はなく，エビデンスは不明であった。

以上より，生後30日以内の葛西手術を行うことを推奨するとした。最終的に大規模後方視的コホート研究によるメタアナリシスが可能であったためエビデンスの強さはB（中）とし，また益が大きく害は明

らかでなかったため，推奨の強さは〔1〕，行うことを推奨するとした。

今後の研究

　今回の検討では，生後30日以降の手術症例には30～60日や60日以降の手術症例が含まれているため，手術時年齢をもう少し細かくグループ分類し，生後30日以前の症例，30～60日，60～90日，そして91日以降の症例の自己肝生存率や黄疸消失率などの解析研究が望まれる。

文　献

1）Fanna M, Masson G, Capito C, et al：Management of biliary atresia in France 1986 to 2015：Long-term results. J Pediatr Gastroenterol Nutr 2019；69（4）：416-424.
2）Okubo R, Nio M, Sasaki H, et al：Impacts of early Kasai portoenterostomy on short-term and long-term outcomes of biliary atresia. Hepatol Commun 2020；5（2）：234-243.
3）Chardot C, Buet C, Serinet MO, et al：Improving outcomes of biliary atresia：French national series 1986-2009. J Hepatol 2013；58（6）：1209-1217.
4）Schreiber RA, Barker CC, Roberts EA, et al：Biliary atresia：The Canadian experience. J Pediatr 2007；151（6）：659-665，665 e1.
5）日本胆道閉鎖症研究会・胆道閉鎖症全国登録事務局：胆道閉鎖症全国登録2021年集計結果. 日小児会誌 2023；59（4）：826-833.

〔一般向けサマリー〕

　胆道閉鎖症はできるだけ早くに診断し，早い時期に手術をすることが望ましいとされています。生後1カ月や2カ月を過ぎてから手術を受けた患者さんの予後がすべて悪いということではありませんが，便の色が薄い，顔が黄色い，尿の色が濃いなどの気になる症状がある場合は，できるだけ早めに近くの小児科を受診し，相談してください。

CQ 8 ｜ 術後のステロイド投与は有用か？

推奨

葛西手術後患者にステロイド投与を推奨する。

推奨の強さ「 1 」：行うことを推奨する（一致率73%）
エビデンスの強さ：B（中）

■■ 解説 ■■

　グルココルチコイドレセプターを介した Cl^-/HCO_3^- の交換装置の活性化によるステロイドの直接的な利胆作用が明らかになってきており，障害を受けている肝細胞の修復，細胆管における胆汁排泄促進，炎症の抑制など，ステロイドの投与は胆汁分泌を促進する可能性があるといわれている。しかし，胆道閉鎖症術後にステロイドの投与が有用であるかどうかについては明らかでない。

文献検索とスクリーニング

本CQに対して2つのアウトカム（「自己肝生存率」「ステロイドの副作用」）を設定し，Pubmedで61件，医学中央雑誌で18件，ハンドサーチで6件の計85件の文献を抽出した。この文献を一次スクリーニングし，23件の文献が二次スクリーニングの対象となり，最終的に16件の文献[1〜16]が抽出された。RCTが6編[1〜6]，観察研究が5編[7〜11]，レビューが5編あった[12〜16]。

益の評価

自己肝生存率（益）

益のアウトカム（自己肝生存率の向上）について，RCT 3編[1)4)6)]でステロイド投与の有無と自己肝生存率についてメタアナリシスを行うことができ，術後6カ月，1年，2年自己生存率のオッズ比がそれぞれ1.35［95% CI 0.85, 2.13］，1.82［95% CI 1.11, 2.97］，1.46［95% CI 0.95, 2.25］となっており，1年自己肝生存率においては有意水準に達していた（$p=0.02$）（図4-7）[1)4)6)]。ただし，Davenportら[1)]のみ黄疸なし自己肝生存率であることには注意を要する。

観察研究4編[8)〜11)]においては，ステロイド投与の有無と黄疸なし自己肝生存率についてメタアナリシスを行うことができ，術後6カ月と2年黄疸なし自己肝生存率についてのオッズ比は，それぞれ1.64

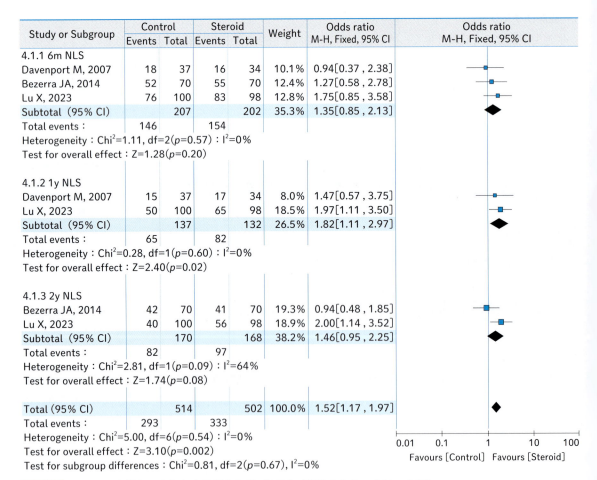

図4-7 ステロイド投与の有無と自己肝生存率（RCT）（術後6カ月，1年，2年）

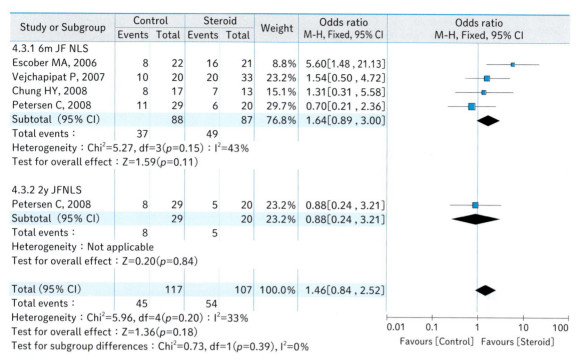

図4-8 ステロイド投与の有無と黄疸なし自己肝生存率（観察）（術後6カ月, 2年）

[95% CI 0.89, 3.00]（$p=0.11$），0.88［95% CI 0.24, 3.21］（$p=0.84$）となっており有意水準に達していなかった（図4-8）[8)～11)]。

Reviewの2編[14)16)]で，ステロイドの有無と6カ月，1年，2年自己肝生存率についてメタアナリシスが行われ，いずれも有意水準に達していなかった。Chenら[12)]のメタアナリシスでは，ステロイドの有無と黄疸消失率について検討し，オッズ比が1.51（$p=0.08$）であった。Tyraskisら[13)]は，葛西手術が70日以内に施行された症例に限定してステロイド投与の有無と黄疸消失率についてメタアナリシスを行い，オッズ比が1.59［95% CI 1.03, 2.45］（$p=0.04$）と有意水準に達していたと報告した。

害の評価

ステロイドの副作用（害）

　害のアウトカム（副作用）について，RCT 3編[1)4)6)]でステロイド投与の有無と副作用の発生率についてメタアナリシスを行うことができ，オッズ比1.31［95% CI 0.80, 2.13］（$p=0.28$）となり有意水準には達していなかった（図4-9）[1)4)6)]。術後ステロイド投与量を比較した日本での多施設RCT[3)]では，69例のうち副作用として胆管炎14例（20.2%），感染6例（8.7%），消化管出血，moon face，高血圧が1例（1.4%）ずつ報告されている。

　Alonsoら[5)]により，ステロイドの有無による身長，体重，頭囲への影響についての多施設RCTが行われ，とくに胆汁排泄が良好な場合，少なくとも術後6カ月は，身長，体重，頭囲の成長障害との関連が有意にあることが報告された。

　観察研究の4編では，ステロイド関連の副作用はなかったと報告されていた[7)9)～11)]。

Study or Subgroup	Steroid Events	Steroid Total	Control Events	Control Total	Weight	Odds ratio M-H, Fixed, 95% CI
Davenport M, 2007	0	34	0	37		Not estimable
Bezerra JA, 2014	57	70	56	70	36.9%	1.10[0.47 , 2.54]
Lu X, 2023	35	98	28	100	63.1%	1.43[0.78 , 2.61]
Total (95% CI)		202		207	100.0%	1.31[0.80 , 2.13]
Total events：	92		84			

Heterogeneity：Chi^2=0.25, df=1(p=0.62)：I^2=0%
Test for overall effect：Z=1.07(p=0.28)

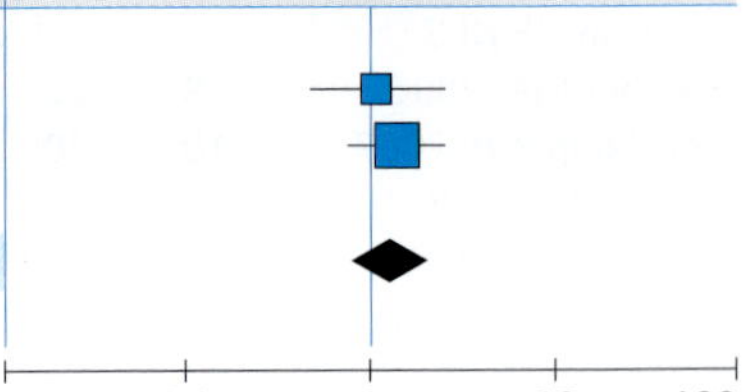

図4-9　ステロイド投与の有無と副作用（RCT）

益と害のバランス評価

　ステロイド投与の害（有害事象）に関する RCT[1,3,4,6] も認められるが，益のアウトカムとして3編の RCT[1,4,6] および2編のメタアナリシス[12,13] があり，それを重視した。

患者・市民の価値観・希望

　慢性疾患に対する長期ステロイド投与による有害事象とは異なり，胆道閉鎖症術後患者に対する短期的ステロイド投与による有害事象は軽微と考えられ，日本の多くの小児施設で投与されている実績がある。多くの患者・家族，市民が受け入れる治療選択と想定された。

費用対効果

　ステロイド投与は保険医療でも認められており，乳幼児医療助成制度により患者費用負担はほぼ生じないと考えられた。

推奨文の作成

　益のアウトカムが3編の RCT[1,4,6] および2編のメタアナリシス[12,13] により示されている。一方で，有害事象を示す論文が2編[3,5]あるが，費用対効果を示す論文はなかった。以上のエビデンスから，患者・市民の価値観と希望を考慮して，ほぼすべての患者に行うべき治療と判断された。

今後の研究

　国内ではステロイド非投与例とのランダム化比較研究を行うのは困難なため，海外施設との多施設共同比較研究を行うのも一案と考えられる。

文　献

1）Davenport M, Stringer MD, Tizzard SA, et al：Randomized, double-blind, placebo-controlled trial of corticosteroids after Kasai portoenterostomy for biliary atresia. Hepatology 2007；46（6）：1821-1827.

2）Davenport M, Parsons C, Tizzard S, et al：Steroids in biliary atresia：Single surgeon, single centre, prospective study. J Hepatol 2013；59（5）：1054-1058.

3）Japanese Biliary Atresia Society；Nio M, Muraji T：Multicenter randomized trial of postoperative corticosteroid therapy for biliary atresia. Pediatr Surg Int 2013；29（11）：1091-1095.

4）Bezerra JA, Spino C, Magee JC, et al：Use of corticosteroids after hepatoportoenterostomy for bile drainage in infants with biliary atresia：The START randomized clinical trial. JAMA 2014；311（17）：1750-1759.

5）Alonso EM, Ye W, Hawthorne K, et al：Impact of steroid therapy on early growth in infants with biliary atresia：The multicenter steroids in biliary atresia randomized trial. J Pediatr 2018；202：179-185, e4.

6) Lu X, Jiang J, Shen Z, et al：Effect of adjuvant steroid therapy in type 3 biliary atresia：A single-center, open-label, randomized controlled trial. Ann Surg 2023；277（6）：e1200-e1207.

7) Meyers RL, Book LS, O'Gorman MA, et al：High-dose steroids, ursodeoxycholic acid, and chronic intravenous antibiotics improve bile flow after Kasai procedure in infants with biliary atresia. J Pediatr Surg 2003；38（3）：406-411.

8) Escobar MA, Jay CL, Brooks RM, et al：Effect of corticosteroid therapy on outcomes in biliary atresia after Kasai portoenterostomy. J Pediatr Surg 2006；41（1）：99-103.

9) Vejchapipat P, Passakonnirin R, Sookpotarom P, et al：High-dose steroids do not improve early outcome in biliary atresia. J Pediatr Surg 2007；42（12）：2102-2105.

10) Chung HY, Kak Yuen Wong K, Cheun Leung Lan L, et al：Evaluation of a standardized protocol in the use of steroids after Kasai operation. Pediatr Surg Int 2008；24（9）：1001-1004.

11) Petersen C, Harder D, Melter M, et al：Postoperative high-dose steroids do not improve mid-term survival with native liver in biliary atresia. Am J Gastroenterol 2008；103（3）：712-719.

12) Chen Y, Nah SA, Chiang L, et al：Postoperative steroid therapy for biliary atresia：Systematic review and meta-analysis. J Pediatr Surg 2015；50（9）：1590-1594.

13) Tyraskis A, Davenport M：Steroids after the Kasai procedure for biliary atresia：The effect of age at Kasai portoenterostomy. Pediatr Surg Int 2016；32（3）：193-200.

14) Zhang MZ, Xun PC, He K, et al：Adjuvant steroid treatment following Kasai portoenterostomy and clinical outcomes of biliary atresia patients：An updated meta-analysis. World J Pediatr 2017；13（1）：20-26.

15) Tyraskis A, Parsons C, Davenport M：Glucocorticosteroids for infants with biliary atresia following Kasai portoenterostomy. Cochrane Database Syst Rev 2018；5（5）：CD008735.

16) Yang CZ, Zhou Y, Ke M, et al：Effects of postoperative adjuvant steroid therapy on the outcomes of biliary atresia：A systematic review and updated meta-analysis. Front Pharmacol 2022；13：956093.

〔一般向けサマリー〕

　ステロイドの投与は障害を受けている肝臓の細胞の修復作用，胆汁排泄の促進作用，炎症の抑制作用などにより胆汁分泌を促進する可能性があることがわかってきました。しかし，胆道閉鎖症に対する手術後のすべての患者にステロイドの投与が有用であるかどうかはいまだ明らかにはなっていません。胆道閉鎖症術後のステロイド投与に関して，その有効性を調べた結果，ステロイド投与が有益であった（自分の肝臓で生存する確率や黄疸が改善する確率が高くなる）とする報告がある一方で，有害事象を示す報告もありました。以上を検討した結果，ステロイドの投与は葛西手術が行われたほぼすべての患者に行うべき治療と判断されました。

CQ 9　術後の抗菌薬長期投与は有用か？

推奨

　早期胆管炎の予防には，術後2週間程度の抗菌薬静脈投与とそれに続く長期経口抗菌薬投与を提案する。

推奨の強さ「**2**」：行うことを提案する（一致率94％）
エビデンスの強さ：**C**（弱）

■■ 解説 ■■

　胆道閉鎖症では葛西手術が行われる。術後の胆管炎は，黄疸の悪化や重度の肝機能障害をきたすことが多い。胆管炎の予防効果，副作用，自己肝生存率への寄与について明らかにすることで抗菌薬長期投与の

有用性を評価した。

文献検索とスクリーニング

本 CQ に対して 3 つのアウトカム（「胆管炎発症率」「自己肝生存率」「抗菌薬の副作用」）を設定し，Pubmed で22件，医学中央雑誌で 7 件，ハンドサーチで 3 件の計32件の文献を抽出した。この文献を一次スクリーニングし，18件の文献が二次スクリーニングの対象となり，最終的に 5 件の文献[1]~[5] が抽出された。このうち設定したアウトカムについて比較・検討された研究は，RCT 2 編[1][3]，観察研究 2 編[2][4]であった。

益の評価

胆管炎発症率（益）

Chenら[1] は，108人の胆道閉鎖症患者で予防的静脈抗菌薬を術後 7 日間投与する短期群と14日間投与する長期群で RCT を行った。術後 6 カ月以内の胆管炎の発症率には有意差は認められなかった（短期群62％，長期群70％，$p=0.27$）。しかし，胆管炎発症群のうち術後 1 カ月以内に発症した割合は，短期群で61％，長期群で38％と有意差（$p=0.02$）があった。いずれの群でも内服抗菌薬の投与が 6 カ月間行われていた。

Meyers らの報告[2] では，ステロイド投与グループで 8 ～12週の経静脈投与と経口 ST 合剤の投与，ステロイド投与なしグループでは 3，4 日の経静脈投与と経口 ST 合剤の投与で，胆管炎を発症した例はそれぞれ28％と43％であったと報告しているが，有意差検定はされていない。

Buら[3] は一度胆管炎を起こした患者について，長期経口抗菌薬投与の有効性について報告している。長期経口抗菌薬投与を行っていなかった historical control（18人）とランダムに割り当てた平均14.6カ月ST 合剤投与群（ 9 人），平均14.7カ月ネオマイシン投与群（10人）を比較・検討し，胆管炎再発率は ST 合剤投与群，ネオマイシン投与群ともに historical control と比べて有意差があったと報告している（$p=0.042$，$p=0.011$）。

自己肝生存率（益）

Meyers らの報告[2] では，ステロイド投与グループで 8 ～12週の経静脈投与と経口 ST 合剤の群，ステロイド投与なしグループで 3，4 日の経静脈投与と経口 ST 合剤の群では，1 年の自己肝生存率が79％，15％（$p<0.01$）と有意にステロイド投与とともに抗菌薬の経静脈投与を行った群が高かった。

de Vriesら[4] はオランダにおける胆道閉鎖症のデータベースから解析し，いずれの抗菌薬でも予防的に使用したかどうかで調べたところ，予防投与があった群は 4 年自己肝生存率が有意に高いと報告している（投与あり54％，投与なし34％，$p=0.001$）。

この 2 文献でのメタアナリシスでは，自己肝生存率には差がないことが示された（オッズ比1.52［95％ CI 0.91，2.54]）（**図4-10**)[2][4]。ただし，Meyers らの報告では長期抗菌薬に加えてステロイド投与が加わっており注意が必要である[2]。

Chen らの報告[1] で術後 6 カ月の自己肝生存率は短期投与群88％，長期投与群81％と差はなかった（$p=0.22$）。

Bu らの報告[3] では，一度胆管炎を起こした患者群の生存率は ST 合剤投与群もネオマイシン投与群も historical control と比べて高かったが，ネオマイシン群のみ有意差を認めた（$p=0.09$，$p=0.018$）。

Study or Subgroup	Control		Antibiotics		Weight	Odds ratio M-H, Fixed, 95% CI	Odds ratio M-H, Fixed, 95% CI
	Events	Total	Events	Total			
Meyers RL, 2003	1	13	10	14	1.3%	30.00[2.87 , 313.47]	
de Vries W, 2012	34	87	54	127	98.7%	1.15[0.66 , 2.01]	
Total (95% CI)		100		141	100.0%	1.52[0.91 , 2.54]	
Total events :	35		64				

Heterogeneity : Chi^2=7.15, df=1(p=0.008) : I^2=86%
Test for overall effect : Z=1.58(p=0.11)
Test for subgroup differences : Not applicable

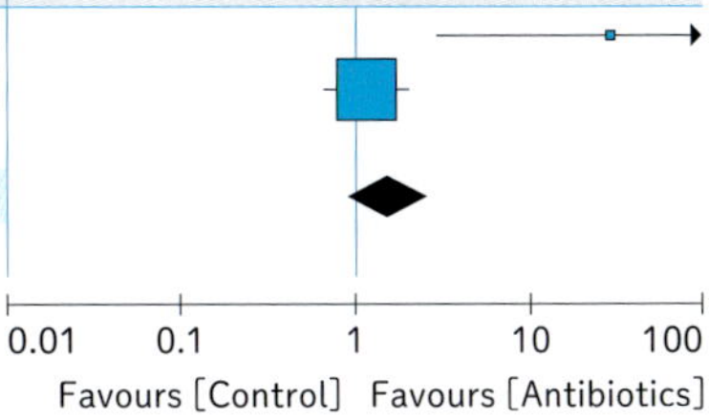

図4-10 抗菌薬投与の有無と自己肝生存率

害の評価

抗菌薬の副作用（害）

　Chen らの報告[1]で短期投与群では消化管出血，穿孔を1例ずつ，短期群では消化管出血3例，穿孔1例，腸閉塞を1例に認めたが，いずれも術後合併症であり，抗菌薬の副作用は認めなかった。

　ほかには抗菌薬の副作用について研究した論文はなかったが，井上ら[5]が内服薬のST合剤の副作用である皮膚障害や胃腸障害の発生頻度が5％前後，血液障害や高カリウム血症に対しても注意が必要とし，それらの副作用は投与開始から28日までに発生していると報告している。

益と害のバランス評価

　胆道閉鎖症術後の胆管炎は，黄疸の悪化や重度の肝機能障害など重篤な併発症をもたらす。長期抗菌薬の投与により胆管炎を予防することで，これらの併発症のリスクを軽減することが期待できる。重篤な有害事象の報告はなく，抗菌薬の長期投与は有益である。

患者・市民の価値観・希望

　抗菌薬経静脈長期投与は，通常の術後入院期間中に行われている。また，経口抗菌薬投与は外来通院で可能なことから患者・家族への負担は少ない。患者・家族にとってもっとも重要な自己肝生存率への寄与については，さらなる研究に期待したい。

費用対効果

　抗菌薬長期投与の医療費は，乳幼児医療費助成制度の対象であり養育者の経済的な負担はない。胆管炎を発症すると入院や抗菌薬経静脈投与が必要になることが多く，その予防は医療費の抑制に寄与するものと考えられる。

推奨文の作成

　胆道閉鎖症術後の胆管炎は，黄疸の悪化や重度の肝障害を伴う併発症であり，その予防は重要である。いくつかの研究において，術後1〜2週間程度の抗菌薬の経静脈投与と数カ月の経口投与は，有意差をもって胆管炎の発症率を下げることが示された[1)2)]。また，胆管炎発症後の長期経口抗菌薬投与の有効性についての報告もみられた[3]。さらに，抗菌薬とステロイドの併用による自己肝生存率の向上が報告されている[2]。

いずれもメタアナリシスでは有意差は認められなかったが，長期抗菌薬投与による重大な副作用の報告はなく，益と害のバランスから根治術後の長期抗菌薬投与を提案するに至った。

今後の研究

胆道閉鎖症術後には，胆管炎予防のために施設ごとの方針に沿って抗菌薬が広く用いられている。次回改訂時には適切な抗菌薬の使用法（抗菌薬の種類と投与期間）について，RCT などによる質の高いエビデンスが創出されていることを期待する。

文　献

1）Chen G, Liu J, Huang Y, et al：Preventive effect of prophylactic intravenous antibiotics against cholangitis in biliary atresia：A randomized controlled trial. Pediatr Surg Int 2021；37（8）：1089-1097.
2）Meyers RL, Book LS, O'Gorman MA, et al：High-dose steroids, ursodeoxycholic acid, and chronic intravenous antibiotics improve bile flow after Kasai procedure in infants with biliary atresia. J Pediatr Surg 2003；38（3）：406-411.
3）Bu LN, Chen HL, Chang CJ, et al：Prophylactic oral antibiotics in prevention of recurrent cholangitis after the Kasai portoenterostomy. J Pediatr Surg 2003；38（4）：590-593.
4）de Vries W, de Langen ZJ, Groen H, et al：Biliary atresia in the Netherlands：Outcome of patients diagnosed between 1987 and 2008. J Pediatr 2012；160（4）：638-644, e2.
5）井上幹大，松下航平，小池勇樹：胆道閉鎖症術後．小児外科 2020；52（9）：965-968.

〔一般向けサマリー〕

胆道閉鎖症の手術では，腸を用いて胆汁の流れ道を作りますので，胆管炎を起こしやすい状態です。胆管炎を発症すると，黄疸が悪化したり肝臓の働きに悪影響がでることが知られています。

また，術後の入院期間中に 1～2 週間程度の抗菌薬経静脈投与（点滴）と数カ月間抗菌薬を飲むことで，胆管炎を予防することが期待できます。

長く抗菌薬を用いることによる重大な副作用の報告はありませんでした。

CQ 10 | 術後の UDCA 投与は有用か？

推奨

葛西手術後患者に UDCA 投与を提案する。

推奨の強さ「 2 」：行うことを提案する（一致率88％）
エビデンスの強さ：C（弱）

■■ 解説 ■■

ウルソデオキシコール酸（UDCA）は胆汁酸の一種であり，古くから漢方薬である熊胆（ゆうたん）の有効成分として使用されている。UDCA の効能として，重炭酸分泌を促し，胆汁をアルカリ化させることで胆汁排出を促進して有害な内因性胆汁の除去，それによる免疫調節や抗アポトーシス効果による肝細胞や胆管細胞の保護があげられ，その利胆作用や肝組織保護作用を期待して胆道閉鎖症の葛西手術後の患者には，国内のほとんどの施設で使用されているのが現状である。

文献検索とスクリーニング

本 CQ に対して 2 つのアウトカム（「自己肝生存率」「UDCA の副作用」）を設定し，Pubmed で16件，医学中央雑誌で 3 件，ハンドサーチで 1 件の計20件の文献を抽出した。この文献を一次スクリーニングし，そのうち12件が二次スクリーニングの対象となり，最終的に 5 件の文献[1]~[5]が抽出された。観察研究は 4 編[1]~[4]であった。システマティックレビューは 1 編[5]あり，そのなかでメタアナリシスが行われていた。

益の評価

自己肝生存率（益）

推奨文作成にあたり，自己肝生存率を重視したところ，2 文献[1][2]が該当した。

Stringerら[1]の観察研究では，葛西術後 UDCA とデキサメタゾン併用群（50例），その他のレジメン群（10例）との比較において，UDCA とデキサメタゾン併用群の25％で肝移植が行われており（vs. その他のレジメン群 70％），自己肝生存率は高かった（有意差検定なし）。また，黄疸や胆管炎の発症についても UDCA とデキサメタゾン併用群のほうが少なかった。Kotb[2]の観察研究では，UDCA 投与群108例と UDCA 非投与群33例との比較において，黄疸消失率は UDCA 非投与群のほうが有意に高かった。ただし，手術が行われた時期が平均値81±22.9日と遅かったことが影響していた可能性もあると述べられている。しかし，いずれも UDCA 単独投与のものはなく，エビデンスの確実性（質）は C（弱）とした。

その他，Willot ら[3]の16例の観察研究では，UDCA を中止すると肝機能〔アスパラギン酸アミノトランスフェラーゼ（aspartate aminotransferase；AST），アラニンアミノトランスフェラーゼ（alanine aminotransferase；ALT），γ-GTP〕の悪化を認め，UDCA の再開により肝機能は改善したが，ビリルビン値は有意差を認めず，Yamashiroら[4]の観察研究では，UDCA 投与した群（16例）のうち，黄疸消失群では総胆汁酸が約40％まで減少していたが有意差はなかった。また投与前後でビリルビン値の有意差を認めなかった。そして，Quiら[5]が行った UDCA とグルココルチコイド併用群とその他のレジメン群とのシステマティックレビューでは，UDCA とグルココルチコイド併用群のほうがビリルビン値は有意に低かったが（OR 2.41；CI 1.44～4.04；Z＝3.34；p＝0.0008），胆管炎の発症については有意差を認めなかった（OR 0.87；CI 0.43～1.74；Z＝0.40；p＝0.69）。

害の評価

UDCA の副作用（害）

UDCA の副作用について，Willotら[3]や Yamashiroら[4]の報告では副作用は認めなかったが，Kotb[2]の報告では下痢，胆管炎などの併発症は UDCA 投与群のほうが多かった。なお，UDCA 投与に伴う重大な合併症の記載はなかった。

益と害のバランス評価

自己肝生存率を重視し，重大な副作用もないことから UDCA の使用は明らかに有益であった。

患者・市民の価値観・希望

胆道閉鎖症患者に対する肝移植は，生体ドナー手術のリスク，限られた脳死ドナー，免疫抑制剤服用，医療費の負担を考慮した場合，自己肝生存率の向上は患者，家族，社会の希望に合致すると考えられた。

費用対効果

今回のシステマティックレビューにおいて，費用対効果に関する文献は存在しなかった。

推奨文の作成

われわれがこの推奨文を作成するにあたり，UDCA が自己肝生存率に寄与する可能性を重視した。対象となる研究では，UDCA 単独投与を比較対照としたものは存在しなかったが，その結果は UDCA の有用性を示唆していた。とくに，自己肝生存率を重視した場合，UDCA 投与群と非投与群を比較した研究では，UDCA 投与が自己肝生存率の上昇に寄与している可能性が示唆されていた。また，大きな副作用の報告は見当たらなかった。UDCA のその他の潜在的な利点やリスクも考慮した結果，日本の多くの施設ですでにウルソデオキシコール酸（UDCA）が使用されている現状と，胆道閉鎖症患者およびその家族が肝移植を避け，自己肝で生存することを強く望んでいる現実を踏まえ，われわれは UDCA の使用を提案するに至った。

今後の研究

今後の研究では，ほかの使用薬剤を含めた背景因子を調整したうえで，UDCA 投与の有無による自己肝生存率の差を調査する多施設共同研究や RCT が望まれる。

文　献

1）Stringer MD, Davison SM, Rajwal SR, et al：Kasai portoenterostomy：12-year experience with a novel adjuvant therapy regimen. J Pediatr Surg 2007；42（8）：1324-1328.
2）Kotb MA：Review of historical cohort：Ursodeoxycholic acid in extrahepatic biliary atresia. J Pediatr Surg 2008；43（7）：1321-1327.
3）Willot S, Uhlen S, Michaud L, et al：Effect of ursodeoxycholic acid on liver function in children after successful surgery for biliary atresia. Pediatrics 2008；122（6）：e1236-e1241.
4）Yamashiro Y, Ohtsuka Y, Shimizu T, et al：Effects of ursodeoxycholic acid treatment on essential fatty acid deficiency in patients with biliary atresia. J Pediatr Surg 1994；29（3）：425-428.
5）Qiu JL, Shao MY, Xie WF, et al：Effect of combined ursodeoxycholic acid and glucocorticoid on the outcome of Kasai procedure：A systematic review and meta-analysis. Medicine（Baltimore）2018；97（35）：e12005.

〔一般向けサマリー〕

ウルソデオキシコール酸（UDCA）は，肝臓で生成される胆汁酸の一種で，これは漢方薬「熊胆」の主成分でもあります。肝臓病の治療に古くから用いられてきたこの物質は，胆汁の流れを改善する利胆作用と，肝細胞を保護する肝保護作用をもつことが広く知られています。葛西手術を受けた胆道閉鎖症の患者の場合，胆汁の流れが不十分となり，手術で露出した肝門部に存在する微細な胆管が詰まりやすくなる可能性があります。このため，UDCA は日本国内の多くの医療施設で胆道閉鎖症の患者に対して一般的に使用されています。文献検索の結果，エビデンスの強さは弱いものの，UDCA を使用した患者群のほうが，肝移植をせずに自分の肝臓で生存している割合（自己肝生存率）が高かったという事実が確認されました。これは UDCA が実際に自己肝生存率を上げる可能性を示唆しています。重大な副作用の報告は確認されていないため，これらの情報を踏まえ，葛西手術後の胆道閉鎖患者への UDCA の投与が推奨されます。

CQ 11 いったん黄疸消失を得た術後患者に対する再葛西手術は有用か？

推奨

　葛西手術後いったん減黄したが再上昇した例，または，いったん良好な胆汁排泄を認めたものの，突然胆汁排泄の途絶をきたした場合，再葛西手術を行うことを提案する。

推奨の強さ「**2**」：行うことを提案する（一致率91％）
エビデンスの強さ：**C**（弱）

■■ 解説 ■■

　胆道閉鎖症に対する葛西手術は基本術式であり，黄疸に対する減黄成績も一定の成果が得られている。しかし，葛西手術後の黄疸消失は必ずしも全症例に認められるわけではなく，いったんは黄疸消失が得られた場合でも，再びビリルビンの上昇をきたす例も少なくない。

文献検索とスクリーニング

　本CQに対して4つのアウトカム（「自己肝生存率」「総生存率」「再手術の合併症」「肝移植手術の合併症」）を設定し，PubMedで67件，医学中央雑誌で12件，ハンドサーチで7件の計86件の文献を抽出した。この文献を一次スクリーニングし，21件の文献が二次スクリーニングの対象となり，最終的に14件[1]～[14] が抽出された。内訳は1編のレビュー[13] と13編[1]～[12][14] の観察研究であった。再葛西手術施行と再葛西手術以外で比較・検討した介入研究は認められなかった。

益の評価

自己肝生存率（益）

　「黄疸消失後の再発黄疸に対する再葛西手術」と「黄疸非消失例に対する再葛西手術」という2群で，自己肝生存率（黄疸消失）について6文献[1]～[5][12] のメタアナリシスを行った結果，前者において効果があることが示された（オッズ比5.15［95％CI 2.16, 12.25］）（$p=0.0002$）（**図4-11**）[1]～[5][12]。この6文

Study or Subgroup	non-JF before revision		JF before revision		Weight	Odds ratio M-H, Fixed, 95% CI	Odds ratio M-H, Fixed, 95% CI
	Events	Total	Events	Total			
Freitas L, 1987	1	10	5	8	7.0%	15.00[1.21 , 185.20]	
Ibrahim M, 1991	3	28	9	21	31.0%	6.25[1.43 , 27.37]	
Tanaka K, 1991	1	7	2	8	16.9%	2.00[0.14 , 28.42]	
Inomata Y, 1997	0	6	5	21	12.0%	4.33[0.21 , 90.05]	
Hasegawa T, 2003	3	21	2	4	10.1%	6.00[0.60 , 60.44]	
Shirota C, 2016	4	16	3	6	23.0%	3.00[0.42 , 21.30]	
Total (95% CI)		88		68	100.0%	5.15[2.16 , 12.25]	
Total events：	12		26				

Heterogeneity：Chi^2=1.57, df=5(p=0.90)：I^2=0%
Test for overall effect：Z=3.70(p=0.0002)
Test for subgroup differences：Not applicable

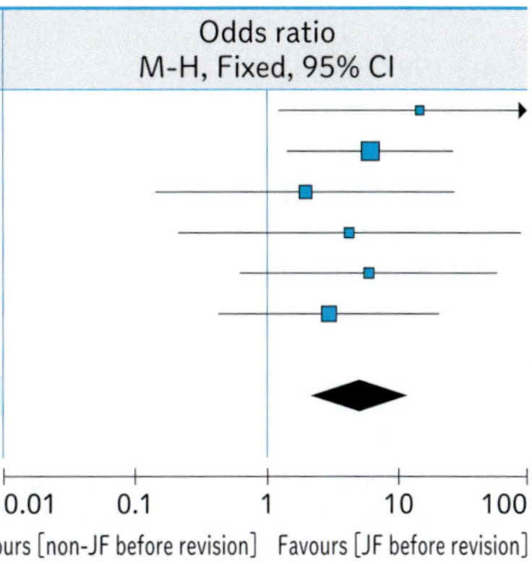

Favours [non-JF before revision]　Favours [JF before revision]

図4-11 再葛西手術の有無と自己肝生存率

献[1)～5)12)]における再手術後の黄疸消失率は，前者では38.2%（26/68例，23.8～62.5%），後者では13.6％（12/88例，0.0～25.0%）であった。Saitoら[14)]によると，10年自己肝生存が得られた症例では得られなかった症例と比較して，再手術前減黄率が38% vs. 6%（$p=0.08$）と有意ではないものの高い傾向にあり，黄疸消失後の再発黄疸例に対する長期成績が示されている。再葛西手術の適応については，安藤ら[7)]は初回手術後に黄疸が軽快傾向にある症例または，いったん減黄していたが再上昇した症例には再葛西手術が有効であると報告している。Nioら[9)]も同様に初回手術後にいったん良好な胆汁排泄を認め，突然胆汁排泄が途絶をみた症例では，再葛西手術が有効であるとしている。再葛西手術の時期に関しては，Freitasら[1)]は初回手術後6カ月以内の再手術が有効であることを，安藤ら[7)]は初回手術から日数が経過してから（91日以上）黄疸が出現した症例での成績がよいことを報告している。近年では，症例数が少ないものの腹腔鏡再手術について良好な成績が報告されている[11)]。

総生存率（益）

再葛西手術と総生存率の向上については，4文献[1)2)4)12)]が解析対象となった。このうち2文献[4)12)]では再葛西手術後も減黄しない症例には肝移植が行われていた。「黄疸消失後の再発黄疸に対する再葛西手術」と「黄疸非消失例に対する再葛西手術」という2群で総生存率のメタアナリシスを行った。また，肝移植を含めていない（1996年以前）2文献[1)2)]と肝移植を含めた（1997年以降）2文献[4)12)]でサブグループ解析を行った。メタアナリシスの結果からは，全体としてオッズ比4.56［95% CI 1.87, 11.14］（$p=0.0009$）となったが，肝移植を含めると（1997年以降のサブグループ解析では），オッズ比1.25［95% CI 0.23, 6.71］（$p=0.79$）となり2群における差は認められなかった（図4-12）[1)2)4)12)]。ただし，Shirotaら[12)]の検討では複数回の再手術例が含まれることに注意を要する。Nioら[9)]は，再葛西手術の適応を限定し（一度減黄が得られた症例），早期の肝移植を可能にすることで，総生存率の向上に寄与している可能

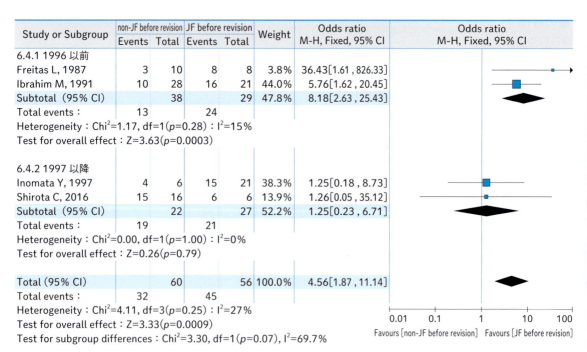

図4-12 再葛西手術の有無と総生存率

性を述べている。また，Sumidaら[13]はレビューのなかで，生体肝移植が行われる時代となり，再葛西手術の役割は以前より低くなっている可能性があると述べている。

害の評価

再手術の合併症（害）

安藤ら[7]は，再手術において腸管損傷，脈管損傷，輸血を必要とした症例はなかったと報告している。また Shirotaら[12]は，再手術を行った3/22例（13.6％）で輸血を必要とし，術後に2/22例（9.1％）で腸閉塞および十二指腸穿孔のため再手術を要したことを報告している。

肝移植手術の合併症（害）

再葛西手術の有無と肝移植時の合併症について検討した症例対照研究が2件[6][10]あり，合併症のなかでも腸穿孔の発生率が高いことが示された（オッズ比5.07［95％ CI 0.97, 26.48]）（$p=0.05$）（図4-13）[6][10]。しかし，95％ CI は広く，解釈には注意を要する。

Sugawaraら[6]は，肝移植の側面からみた場合，再葛西手術の有無で肝移植成績に与える影響は少ないと考察している。

Study or Subgroup	Revision+		Revision-		Weight	Odds ratio M-H, Fixed, 95% CI	Odds ratio M-H, Fixed, 95% CI
	Events	Total	Events	Total			
Sugawara Y, 2004	3	35	1	26	74.2%	2.34[0.23 , 23.92]	
Urahashi T, 2013	3	26	1	100	25.8%	12.91[1.28 , 129.86]	
Total (95% CI)		61		126	100.0%	5.07[0.97 , 26.48]	
Total events :	6		2				

Heterogeneity : Chi^2=1.05, df=1(p=0.30) : I^2=5%
Test for overall effect : Z=1.93(p=0.05)

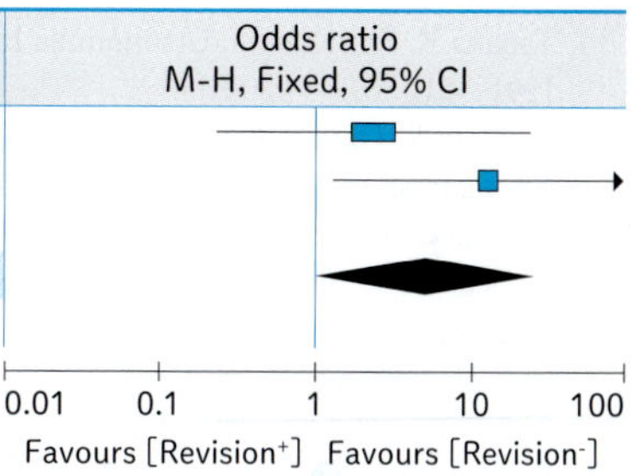

0.01 0.1 1 10 100
Favours [Revision+] Favours [Revision-]

図4-13 再葛西手術の有無と肝移植時の合併症（腸穿孔）

益と害のバランス評価

再葛西手術の適応を限定すれば，自己肝生存率および肝移植を含めた総生存率の向上が期待できる。再葛西手術の有無と肝移植時の合併症との相関についてはさらなる検討が必要である。

患者・市民の価値観・希望

生体肝移植が普及し，安全性も向上したとはいえ，ドナーへの負担や移植に伴う合併症，レシピエントの生涯にわたる免疫抑制剤服用などを考慮すると，患者は自己肝生存を望むと考えられる。

費用対効果

再葛西手術によるコストは生じるものの，自己肝生存率の向上が期待できる。また，高額療養費制度や小児慢性特定疾病医療費助成制度が利用できるとはいえ，高額な肝移植や免疫抑制剤の医療費を避けられる可能性がある。

推奨文の作成

　再葛西手術に対する推奨の作成にあたっては，いったん黄疸消失を得た胆道閉鎖症術後患者に対する自己肝生存率の向上，総生存率の向上および再葛西手術による合併症を重視した結果，いったん減黄したが再上昇した例，または，いったん良好な胆汁排泄を認めたものの，突然胆汁排泄の途絶をきたした患者に適応を限定し，早期の肝移植を可能にすることにより，総生存率の上昇につながっていく可能性があるため，再葛西手術を行うことが提案される。

今後の研究

　今回のシステマティックレビューにおいて，いったん良好な胆汁排泄を認めたものの，突然胆汁排泄の途絶をきたした症例に再葛西手術は有効であるとされるが，今後より具体的に"良好"ならび"途絶"に関する胆汁排泄の基準設定の検討が期待される。また，再葛西手術の有無と肝移植時の合併症の相関については大規模な前方視的研究の報告が待たれる。

文　献

1）Freitas L, Gauthier F, Valayer J, et al：Second operation for repair of biliary atresia. J Pediatr Surg 1987；22（9）：857-860.

2）Ibrahim M, Miyano T, Ohi R, et al：Indications and results of reoperation for biliary atresia. In：Ohi R, ed. Biliary Atresia. ICOM Associates Inc, Tokyo, 1991；96-100.

3）Tanaka K, Shirahase I, Utsunomiya H, et al：A valved hepatic portoduodenal intestinal conduit for biliary atresia. Ann Surg 1991；213（3）：230-235.

4）Inomata Y, Oike F, Okamoto S, et al：Impact of the development of a liver transplant program on the treatment of biliary atresia in an institution in Japan. J Pediatr Surg 1997；32（8）：1201-1205.

5）Hasegawa T, Kimura T, Sasaki T, et al：Indication for redo hepatic portoenterostomy for insufficient bile drainage in biliary atresia：Re-evaluation in the era of liver transplantation. Pediatr Surg Int 2003；19（4）：256-259.

6）Sugawara Y, Makuuchi M, Kaneko J, et al：Impact of previous multiple portoenterostomies on living donor liver transplantation for biliary atresia. Hepatogastroenterology 2004；51（55）：192-194.

7）安藤久實，金子健一朗，小野靖之：肝移植時代における肝門部再採掘術の意義. 小児外科 2008；40（1）：119-122.

8）Bondoc AJ, Taylor JA, Alonso MH, et al：The beneficial impact of revision of Kasai portoenterostomy for biliary atresia：An institutional study. Ann Surg 2012；255（3）：570-576.

9）Nio M, Sasaki H, Tanaka H, et al：Redo surgery for biliary atresia. Pediatr Surg Int 2013；29（10）：989-993.

10）Urahashi T, Ihara Y, Sanada Y, et al：Effect of repeat Kasai hepatic portoenterostomy on pediatric live-donor liver graft for biliary atresia. Exp Clin Transplant 2013；11（3）：259-263.

11）Murase N, Uchida H, Ono Y, et al：A new era of laparoscopic revision of Kasai portoenterostomy for the treatment of biliary atresia. Biomed Res Int 2015；2015：173014.

12）Shirota C, Uchida H, Ono Y, et al：Long-term outcomes after revision of Kasai portoenterostomy for biliary atresia. J Hepatobiliary Pancreat Sci 2016；23（11）：715-720.

13）Sumida W, Uchida H, Tanaka Y, et al：Review of redo-Kasai portoenterostomy for biliary atresia in the transition to the liver transplantation era. Nagoya J Med Sci 2017；79（3）：415-420.

14）Saito T, Terui K, Mitsunaga T, et al：Significance and indications for reoperative portoenterostomy in biliary atresia in light of long-term outcome. J Hepatobiliary Pancreat Sci 2018；25（5）：275-280.

〔一般向けサマリー〕

　胆道閉鎖症に対する葛西手術は現在も基本術式であり，黄疸に対する減黄成績も一定の成果を得られております。しかし，葛西手術後の黄疸消失は必ずしも全患児に認められるわけではなく，また，いったんは黄疸消失を得られた場合でも，再びビリルビンの上昇をきたす例も少なくありません。そこで，そのような症例に対する再葛西手術の有効性について検討を行いました。

　系統的に論文を検索した結果，初回手術でいったん黄疸消失を得た胆道閉鎖症患児は黄疸消失を得られなかった患児と比較して，再葛西手術による黄疸消失率が高く，自己肝生存率の向上に寄与している可能

性が示唆されました。また，近年では肝移植の安全性や成績も向上しており，再葛西手術の適応を限定して早期の肝移植を可能にすることで，総生存率の向上が期待できると考えます。

　再葛西手術の有無でその後の肝移植の成績に与える影響は少ないと思われますが，腸穿孔の発生率が高くなる可能性を指摘している論文もあり，合併症については引き続き慎重に検討していく必要はあると考えられます。

　再葛西手術は適応を選べば，ドナー負担や移植に伴う合併症，レシピエントの生涯にわたる免疫抑制剤服用の観点からもメリットが大きく，考慮され得るべきだと考えます。

CQ 12 ｜ 腹腔鏡手術は有用か？

推奨

推奨なし

推奨の強さ「なし」：明確な推奨ができない（一致率73%）
エビデンスの強さ：**D**（とても弱い）

■■ 解説 ■■

　自己肝生存率や総生存率，黄疸消失率などは近年，短期的には開腹手術と同等であり，癒着軽減による肝移植へのよい効果をもたらす可能性があることが示唆されている。しかし，腹腔鏡手術が有用であるかどうかについては明らかではない。

文献検索とスクリーニング

　本 CQ に対して5つのアウトカム（「自己肝生存率」「総生存率」「黄疸消失率」「肝移植への影響」「術後の合併症」）を設定し，PubMed で64件，医学中央雑誌で26件，ハンドサーチで1件の計91件の文献を抽出した。この文献を一次スクリーニングし，28件の文献が二次スクリーニングの対象となり，最終的に18件[1]〜[18] が抽出された。腹腔鏡手術と開腹手術での RCT が1編[1]，国内多施設後方視的コホート研究が1編[2]，レビューが4編[3]〜[6]，その他観察研究[7]〜[18] が認められた。

益の評価

自己肝生存率（益）

　6カ月自己肝生存率および2年自己肝生存率について，RCT 1編[1]，国内多施設後方視的コホート研究1編[2]，観察研究5編[8][10][11][14][17] でメタアナリシスを行うことができた。また，手術時期に着目して，腹腔鏡手術が2008年以前と2009年以降に行われた群においてサブグループ解析を行った。6カ月自己肝生存率は開腹手術と比べた腹腔鏡手術における全体のオッズ比は0.67［95% CI 0.34, 1.33］（$p=0.25$）で同等であった。手術時期2008年以前ではオッズ比0.16［95% CI 0.03, 0.70］（$p=0.02$）であるものの，2009年以降ではオッズ比1.04［95% CI 0.45, 2.38］（$p=0.93$）にまで上昇した（**図4-14**[1][2][8]）。2年自己肝生存率は，全体でオッズ比0.67［95% CI 0.35, 1.28］（$p=0.23$）で，2008年以前ではオッズ

Study or Subgroup	Op		Lap		Weight	Odds ratio M-H, Fixed, 95% CI
	Events	Total	Events	Total		
1.1.1 6m NLS 2008 年以前						
Ure BM, 2011	23	28	5	12	42.1%	0.16[0.03 , 0.70]
SubTotal (95% CI)		28		12	42.1%	0.16[0.03 , 0.70]
Total events：	23		5			
Heterogeneity：Not applicable						
Test for overall effect：Z=2.43(*p*=0.02)						
1.1.2 6m NLS 2009 年以降						
Sun X, 2016	40	47	36	44	36.8%	0.79[0.26 , 2.39]
Murase N, 2019	85	106	18	21	21.0%	1.48[0.40 , 5.51]
SubTotal (95% CI)		153		65	57.9%	1.04[0.45 , 2.38]
Total events：	125		54			
Heterogeneity：Chi^2=0.52, df=1(*p*=0.47)：I^2=0%						
Test for overall effect：Z=0.09(*p*=0.93)						
Total (95% CI)		181		77	100.0%	0.67[0.34 , 1.33]
Total events：	148		59			
Heterogeneity：Chi^2=5.13, df=2(*p*=0.08)：I^2=61%						
Test for overall effect：Z=1.15(*p*=0.25)						
Test for subgroup differences：Chi^2=4.73, df=1(*p*=0.03), I^2=78.9%						

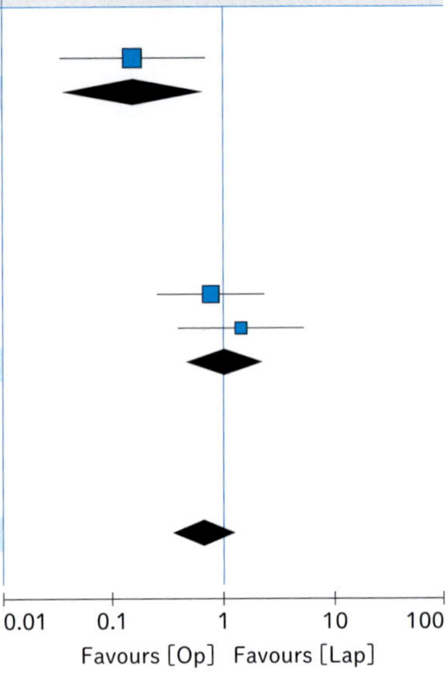

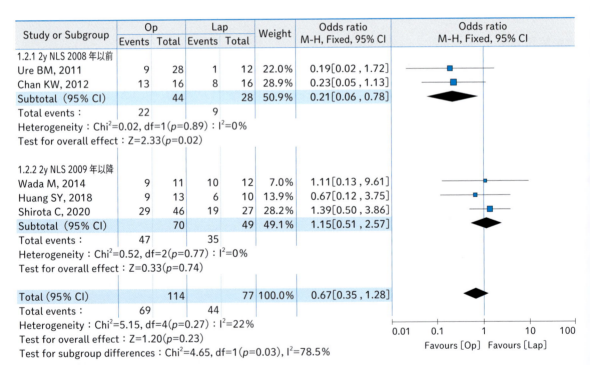

図4-14 腹腔鏡手術と開腹手術の自己肝生存率（6 カ月自己肝生存率）

Study or Subgroup	Op		Lap		Weight	Odds ratio M-H, Fixed, 95% CI
	Events	Total	Events	Total		
1.2.1 2y NLS 2008 年以前						
Ure BM, 2011	9	28	1	12	22.0%	0.19[0.02 , 1.72]
Chan KW, 2012	13	16	8	16	28.9%	0.23[0.05 , 1.13]
Subtotal（95% CI）		44		28	50.9%	0.21[0.06 , 0.78]
Total events：	22		9			
Heterogeneity：Chi^2=0.02, df=1(*p*=0.89)：I^2=0%						
Test for overall effect：Z=2.33(*p*=0.02)						
1.2.2 2y NLS 2009 年以降						
Wada M, 2014	9	11	10	12	7.0%	1.11[0.13 , 9.61]
Huang SY, 2018	9	13	6	10	13.9%	0.67[0.12 , 3.75]
Shirota C, 2020	29	46	19	27	28.2%	1.39[0.50 , 3.86]
Subtotal（95% CI）		70		49	49.1%	1.15[0.51 , 2.57]
Total events：	47		35			
Heterogeneity：Chi^2=0.52, df=2(*p*=0.77)：I^2=0%						
Test for overall effect：Z=0.33(*p*=0.74)						
Total (95% CI)		114		77	100.0%	0.67[0.35 , 1.28]
Total events：	69		44			
Heterogeneity：Chi^2=5.15, df=4(*p*=0.27)：I^2=22%						
Test for overall effect：Z=1.20(*p*=0.23)						
Test for subgroup differences：Chi^2=4.65, df=1(*p*=0.03), I^2=78.5%						

図4-15 腹腔鏡手術と開腹手術の自己肝生存率（2 年自己肝生存率）

比0.21［95% CI 0.06, 0.78］（*p*=0.02）と低くなっていたが，2009年以降ではオッズ比1.15［95% CI 0.51, 2.57］（*p*=0.74）であった（**図4-15**）[8)10)11)14)17)]。

Lishuang らのレビュー[3)]では，腹腔鏡手術のオッズ比が0.39であったが，Li ら[5)]のメタアナリシス解

析の出版時期に着目したサブグループ解析では，2016年以前での腹腔鏡手術のオッズ比が0.61［95% CI 0.44, 0.94］に対し，2016年以降では1.20［95% CI 0.86, 1.67］であった。また，Hinojosa-Gonzalez ら[6] の手術時期に着目したサブグループ解析では，2009年以前は腹腔鏡手術のオッズ比が0.35［95% CI 0.20, 0.61］（$p=0.0002$）だったのに対し，2010年以降はオッズ比が1.87［95% CI 1.18, 2.97］（$p=0.008$）と経年的に腹腔鏡手術の成績向上が認められ，今回行ったメタアナリシスと同様であった。

　以上より，近年では腹腔鏡手術において6カ月および2年自己肝生存率に差がないことが示唆された。

総生存率（益）

　総生存率（肝移植後生存を含めた）についての記載は2編あり[2)8]，そのうち国内多施設後方視的コホート研究において，1年総生存率は腹腔鏡手術で21/21（100%），開腹手術で104/106（98.1%）で同等であった。Hussainら[4] のレビューでは腹腔鏡手術での2年総生存率は87%であった。以上から，総生存率については腹腔鏡手術と開腹手術で同等であることが示唆された。

黄疸消失率（益）

　黄疸消失率については，RCT 1編[1]，観察研究6編[8)10)12)~15] からメタアナリシスを行った。腹腔鏡手術の全体オッズ比は，0.99［95% CI 0.64, 1.54］（$p=0.96$）で開腹とほぼ同様であった。手術時期によるサブグループ解析では，2008年以前でオッズ比が0.32［95% CI 0.10, 0.99］（$p=0.05$）（腹腔鏡手術での黄疸消失率が低い）であったが，2009年以降ではオッズ比1.26［95% CI 0.77, 2.07］（$p=0.36$）と有意に上昇し（$p=0.03$），開腹手術と同様の結果であることが示唆された（図4-16[1)8)10)12)~15]）。

Study or Subgroup	Op Events	Op Total	Lap Events	Lap Total	Weight	Odds ratio M-H, Fixed, 95% CI	Odds ratio M-H, Fixed, 95% CI
1.3.1 2008年以前							
Ure BM, 2011	11	28	2	12	13.9%	0.31[0.06 , 1.69]	
Chan KW, 2012	12	16	8	16	15.1%	0.33[0.07 , 1.49]	
SubTotal (95% CI)		44		28	29.0%	0.32[0.10 , 0.99]	
Total events :	23		10				
Heterogeneity : Chi^2=0.00, df=1(p=0.95) : I^2=0%							
Test for overall effect : Z=1.98(p=0.05)							
1.3.2 2009年以降							
Nakamura H, 2015	9	13	12	13	1.7%	5.33[0.51 , 56.24]	
Murase N, 2015	41	65	8	12	10.7%	1.17[0.32 , 4.30]	
Sun X, 2016	24	47	19	44	33.2%	0.73[0.32 , 1.66]	
Huang SY, 2018	9	13	7	10	5.9%	1.04[0.17 , 6.23]	
Li Y, 2018	18	40	30	49	19.4%	1.93[0.83 , 4.50]	
SubTotal (95% CI)		178		128	71.0%	1.26[0.77 , 2.07]	
Total events :	101		76				
Heterogeneity : Chi^2=4.16, df=4(p=0.38) : I^2=4%							
Test for overall effect : Z=0.92(p=0.36)							
Total (95% CI)		222		156	100.0%	0.99[0.64 , 1.54]	
Total events :	124		86				
Heterogeneity : Chi^2=8.78, df=6(p=0.19) : I^2=32%							
Test for overall effect : Z=0.05(p=0.96)							
Test for subgroup differences : Chi^2=4.76, df=1(p=0.03), I^2=79.0%							

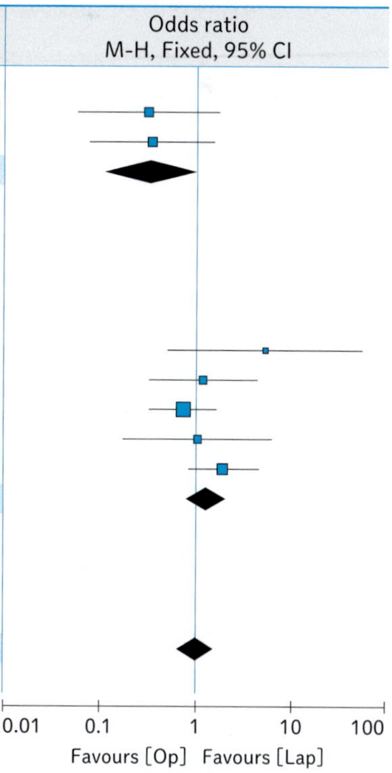

0.01　0.1　1　10　100
Favours [Op]　Favours [Lap]

図4-16　腹腔鏡手術と開腹手術による黄疸消失率

Study or Subgroup	Lap		Op		Weight	Odds ratio M-H, Fixed, 95% CI	Odds ratio M-H, Fixed, 95% CI
	Events	Total	Events	Total			
Shirota C, 2020	0	8	1	29	46.8%	1.12[0.04 , 30.03]	
Takeda M, 2021	0	10	4	115	53.2%	1.18[0.06 , 23.45]	
Total (95% CI)		18		144	100.0%	1.15[0.13 , 10.54]	
Total events :	0		5				

Heterogeneity : Chi^2=0.00, df=1(p=0.98) : I^2=0%
Test for overall effect : Z=0.12(p=0.90)

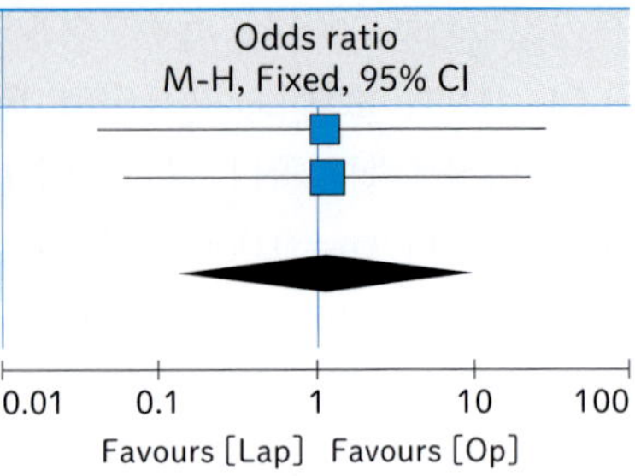

図4-17 肝移植時の合併症

Hinojosa-Gonzalezら[6]の手術時期に着目したサブグループ解析では，2009年以前は開腹手術に対する腹腔鏡手術のオッズ比が0.60［95% CI 0.33，1.10］（p=0.10），2010年以降はオッズ比が1.22［95% CI 0.88，1.68］（p=0.23）で両群間に有意差を認めなかった。以上より，近年では腹腔鏡手術において黄疸消失率に差がないことが示唆された。

肝移植への影響（益）

肝移植への影響については，観察研究3編があった[9)17)18]。肝移植手術時間については，2編で腹腔鏡手術後および開腹手術後で有意差はなかった[9)18]。Shirotaらによると肝切除までの時間が腹腔鏡手術で有意に短かった[17]。出血量については両群において有意差はなかった[17)18]。肝移植における合併症発生ついてメタアナリシスを行ったところ，腹腔鏡手術のオッズ比は1.15［95% CI 0.13，10.54］（p=0.90）であり同等であった（**図4-17**）[17)18]。以上より，肝移植への影響としては癒着が少なく移植時肝切除時間を短くできる可能性があり，悪影響を及ぼすことはないことが示唆された。

害の評価

術後の合併症（害）

胆管炎を除く合併症については，RCT 1編，国内多施設後方視的コホート研究1編，観察研究で2編認められ，発生率についてメタアナリシスを行った[1)2)10)14]。全体では，腹腔鏡手術のオッズ比1.27［95% CI 0.46，3.48］（p=0.64）であり，手術時期が2008年以前ではオッズ比2.14［95% CI 0.17，26.33］（p=0.55）に対して，2009年以降ではオッズ比1.13［95% CI 0.37，3.47］（p=0.83）であった（**図4-18**）[1)2)10)14]。2009年以降での解析からは，腹腔鏡手術と開腹手術で同等であることが示唆された。また，Wongらにより，腹腔鏡手術9例中1例で初回手術1週後に小腸捻転が生じ大量小腸切除となった例が報告された[7]。

益と害のバランス評価

腹腔鏡手術は，自己肝生存率や総生存率，黄疸消失率などは近年では開腹手術と同等であり，癒着軽減や移植時肝切除時間の短縮により肝移植へよい効果をもたらす可能性があることが示唆されているが，今後の検討課題である。

患者・市民の価値観・希望

さまざまな疾患で腹腔鏡手術が適応となっており，美容上（手術創）や術後疼痛の軽減などの観点か

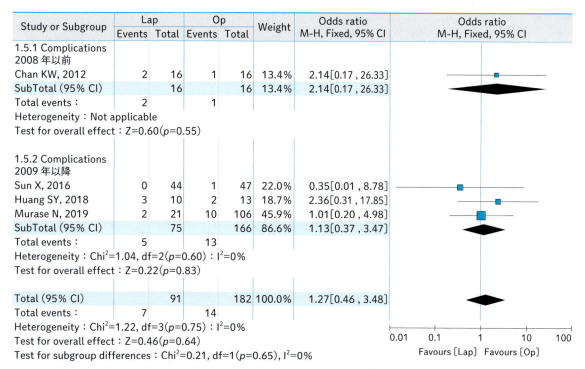

図4-18 腹腔鏡手術後および開腹手術後の合併症（胆管炎を除く）

ら，胆道閉鎖症においても腹腔鏡手術に対する患者の希望は今後増加していくことが予想される。

費用対効果

乳幼児医療費助成制度や高額療養費制度，小児慢性特定疾病医療費助成制度などの利用により，腹腔鏡手術と開腹手術の間で医療費の自己負担分に大きな違いは生じないと考えられる。今回のシステマティックレビューにおいて，費用対効果に関する文献は存在しなかった。

推奨文の作成

2010年以降の治療成績を比較すると，1年および2年自己肝生存率，総生存率，黄疸消失率，肝移植への影響に関して，腹腔鏡手術と開腹手術で差は認められなかった。術後の合併症に関しても2009年以降のデータ解析では2群間に差は認められなかった。これらの解析結果は，RCT 1編，国内多施設後方視的コホート研究1編はあるものの，多くはエビデンスレベルD（とても弱い）の単独施設の観察研究から得られたものである。腹腔鏡手術は開腹手術と治療成績は同等であること，腹腔鏡手術が日本では一般的には施行されていないことも鑑み，本ガイドラインでは腹腔鏡手術は「推奨なし」となった。今後大規模なRCTによる解析が望ましい。

今後の研究

大規模RCTによる，黄疸消失率，自己肝生存率の比較が必要である。また，腹腔鏡手術の肝移植への影響をみるためには，多施設共同研究などが必要であろう。

文　献

1 ）Sun X, Diao M, Wu X, et al：A prospective study comparing laparoscopic and conventional Kasai portoenterostomy in children with biliary atresia. J Pediatr Surg 2016；51（3）：374-378.

2 ）Murase N, Hinoki A, Shirota C, et al：Multicenter, retrospective, comparative study of laparoscopic and open Kasai portoenterostomy in children with biliary atresia from Japanese high-volume centers. J Hepatobiliary Pancreat Sci 2019；26（1）：43-50.

3 ）Lishuang M, Zhen C, Guoliang Q, et al：Laparoscopic portoenterostomy versus open portoenterostomy for the treatment of biliary atresia：A systematic review and meta-analysis of comparative studies. Pediatr Surg Int 2015；31（3）：261-269.

4 ）Hussain MH, Alizai N, Patel B：Outcomes of laparoscopic Kasai portoenterostomy for biliary atresia：A systematic review. J Pediatr Surg 2017；52（2）：264-267.

5 ）Li Y, Gan J, Wang C, et al：Comparison of laparoscopic portoenterostomy and open portoenterostomy for the treatment of biliary atresia. Surg Endosc 2019；33（10）：3143-3152.

6 ）Hinojosa-Gonzalez DE, Bueno LC, Roblesgil-Medrano A, et al：Laparoscopic vs. open portoenterostomy in biliary atresia：A systematic review and meta-analysis. Pediatr Surg Int 2021；37（11）：1477-1487.

7 ）Wong KK, Chung PH, Chan KL, et al：Should open Kasai portoenterostomy be performed for biliary atresia in the era of laparoscopy? Pediatr Surg Int 2008；24（8）：931-933.

8 ）Ure BM, Kuebler JF, Schukfeh N, et al：Survival with the native liver after laparoscopic versus conventional Kasai portoenterostomy in infants with biliary atresia：A prospective trial. Ann Surg 2011；253（4）：826-830.

9 ）Oetzmann von Sochaczewski C, Petersen C, Ure BM, et al：Laparoscopic versus conventional Kasai portoenterostomy does not facilitate subsequent liver transplantation in infants with biliary atresia. J Laparoendosc Adv Surg Tech A 2012；22（4）：408-411.

10）Chan KW, Lee KH, Tsui SY, et al：Laparoscopic versus open Kasai portoenterostomy in infant with biliary atresia：A retrospective review on the 5-year native liver survival. Pediatr Surg Int 2012；28（11）：1109-1113.

11）Wada M, Nakamura H, Koga H, et al：Experience of treating biliary atresia with three types of portoenterostomy at a single institution：Extended, modified Kasai, and laparoscopic modified Kasai. Pediatr Surg Int 2014；30（9）：863-870.

12）Nakamura H, Koga H, Okazaki T, et al：Does pneumoperitoneum adversely affect growth, development and liver function in biliary atresia patients after laparoscopic portoenterostomy? Pediatr Surg Int 2015；31（1）：45-51.

13）Murase N, Uchida H, Ono Y, et al：A new era of laparoscopic revision of Kasai portoenterostomy for the treatment of biliary atresia. Biomed Res Int 2015；2015：173014.

14）Huang SY, Yeh CM, Chen HC, et al：Reconsideration of laparoscopic Kasai operation for biliary atresia. J Laparoendosc Adv Surg Tech A 2018；28（2）：229-234.

15）Li Y, Xiang B, Wu Y, et al：Medium-term outcome of laparoscopic Kasai portoenterostomy for biliary atresia with 49 cases. J Pediatr Gastroenterol Nutr 2018；66（6）：857-860.

16）Chan KWE, Lee KH, Wong HYV, et al：Ten-year native liver survival rate after laparoscopic and open Kasai portoenterostomy for biliary atresia. J Laparoendosc Adv Surg Tech A 2019；29（1）：121-125.

17）Shirota C, Murase N, Tanaka Y, et al：Laparoscopic Kasai portoenterostomy is advantageous over open Kasai portoenterostomy in subsequent liver transplantation. Surg Endosc 2020；34（8）：3375-3381.

18）Takeda M, Sakamoto S, Uchida H, et al：Comparative study of open and laparoscopic Kasai portoenterostomy in children undergoing living donor liver transplantation for biliary atresia. Pediatr Surg Int 2021；37（12）：1683-1691.

〔一般向けサマリー〕

　胆道閉鎖症患者に対して以前から開腹で葛西手術が行われてきました。2002年に腹腔鏡での葛西手術が初めて報告されてから20年が経過し，近年では腹腔鏡手術は，自分の肝臓で生活できる確率や，黄疸が消失する確率などが開腹手術と同じであることがわかってきました。腹腔内の癒着が少ないことから，肝移植の際に手術が行いやすい可能性も示されています。しかし，現時点では腹腔鏡手術が限られた施設でしか行われていないこともあり，開腹手術より有用だということは明らかにされていません。

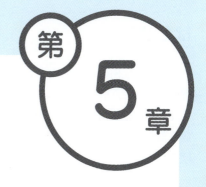

合併症

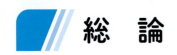
総論

はじめに

　胆道閉鎖症術後遠隔期の主な合併症（入院中の急性期合併症を除く）として胆管炎，食道・胃静脈瘤，脾機能亢進症，肝肺症候群，門脈肺高血圧症，肝内結石，肝・胆道系悪性腫瘍（肝細胞がん，胆管がんなど），限局性結節性過形成（focal nodular hyperplasia；FNH），消化管出血（異所性静脈瘤，門脈圧亢進症性胃症および腸症），肝性脳症，病的骨折，術後ウイルス性肝炎，皮膚搔痒，栄養・代謝障害などがあげられる[1)〜7)]。

1．胆管炎と肝内胆管拡張および肝内結石

　胆管炎の発生頻度は40〜90％程度の報告があり[8)〜16)]，長期自己肝生存例では45〜60％程度に胆管炎の既往があると報告されている[13)14)17)〜19)]。術後1〜2年に発生頻度が高いとされ[3)4)9)]，術後早期の胆管炎により黄疸が再燃する危険性が高く，遠隔期の胆管炎に対しては，とくに肝内胆管拡張や肝内結石がなければ，抗菌薬治療への反応は良好とする報告がみられた[3)4)20)〜22)]。予防的抗菌薬投与の有用性の報告も散見される[23)24)]（CQ13）。

　葛西手術後に胆汁のうっ滞から肝内胆管拡張をきたすことがあり，その頻度は3.1〜36.4％との報告[12)17)20)25)]があった。胆道閉鎖症のⅠ型，Ⅱ型でもみられ[3)4)]，しばしば胆管炎を併発し，葛西手術後の自己肝の終末像として現れることもある。また，繰り返す胆管炎から肝移植の適応とされることや[26)]（予後，CQ22），胆管炎の制御のために拡張した肝内胆管の外科的ドレナージが行われることもある（CQ15）。胆汁のうっ滞から肝内結石が形成されることがあり，その頻度は2.0〜23.8％とされる[12)17)]。肝移植時の摘出肝では53％に肝内結石を認めたとの報告[27)]もあった。

2．門脈圧亢進症

　胆道閉鎖症術後に24〜96％[8)14)17)]の頻度で門脈圧亢進症を認め，食道・胃静脈瘤をはじめ門脈系の静脈瘤形成，脾機能亢進症や肝肺症候群，門脈肺高血圧症などを呈することがある。

　食道・胃静脈瘤の頻度は48〜64％[8)17)28)29)]，静脈瘤出血（消化管出血）の頻度は4.5〜21.6％[8)12)23)30)〜35)]と報告され，胆道閉鎖症術後に中央値5.5歳で最初の静脈瘤出血が見られたとする報告もある[36)]。対処として予防的内視鏡治療，薬物療法（βブロッカー），シャント造設術〔distal splenorenal shunt，経頸静脈的肝内門脈大循環短絡術（transjugular intrahepatic portsystemic shunt；TIPS）〕，脾摘出術・血行郭清術などの報告があり[3)4)9)14)29)35)37)〜42)]，コントロール不良例には肝移植が選択される[40)43)]（予後，CQ22）。

　胆道閉鎖症全国登録（JBAR2021）によると脾機能亢進症の発生率は，1年目17.5％，5年目29.8％，10年目35.1％，15年目31.6％，20年目29.5％，25年目29.6％であり，幼児期以降に顕在化することが多い[15)]。幼小児では脾摘出後の重症感染症のリスクを考慮して部分的脾動脈塞栓術（partial splenic embolization；PSE）が選択され[44)〜50)]，重度の脾機能亢進症の制御に早期のPSEが有効であったとの報

告[44]もある。

異所性静脈瘤は主に小腸に形成される静脈瘤で，下血で発見されることが多い。食道・胃静脈瘤に対する積極的治療が行われた後に，異所性静脈瘤が発生する場合がある。出血部位の同定のため，小腸カプセル内視鏡やバルーン内視鏡を行う。Roux–Y 脚吻合部や肝門部空腸吻合部近傍などに形成されることが多い。造影 CT，MR angiography や血管造影が有効である。治療は，オクトレオチドやプロプラノロールなどの薬物療法のほか，状況に応じて interventional radiology（IVR），側副血行路結紮術，血行郭清術，シャント手術などが検討される[51]。

肝肺症候群の頻度は1.5〜4.0％と報告[3)4)11)48)〜50)]される。肝肺症候群は重症度によって肝移植後の経過に差があるとされ，早期診断が重要である[52]。スクリーニング検査としてもっとも簡便なものはパルスオキシメーターによる経皮的動脈血酸素飽和度（SpO_2）の測定と動脈血ガス検査である[53]。その診断の感度，特異度ともに決して高いとはいえないが，非侵襲性と簡便性において，まず推奨されるべき検査であると考えられる。コントラスト心臓超音波検査や^{99m}Tc–MAA による肺血流シンチグラフィにより診断され[3)4)]，肝移植により改善が期待される[3)4)]。

門脈肺高血圧症は3.0〜4.6％の頻度で見られ[3)4)54)]，呼吸困難感，心電図異常，心臓超音波検査などを機に発見されるが[54]，特徴的な症状や身体所見に乏しく，潜在的に進行する例があり注意を要する。身体所見としては三尖弁閉鎖不全に伴う心雑音，右心不全に伴う浮腫や腹水などの症状も呈する[53]。心電図上の右心負荷に伴う右軸偏位，胸部 X 線上の肺動脈拡張などは肺高血圧症の存在を示唆する手がかりとなる。心臓超音波検査によりスクリーニング・フォローアップを行うが，もっとも信頼度の高い確定診断法は心臓カテーテル検査と考えられている[3)4)]。予後不良であり，中等度以上の肺高血圧がある場合は移植の適応から除外され，保存的治療が行われる[55]。

3．腫　瘍

線維化の進んだ肝組織より FNH のような良性病変や，時に肝細胞がんや胆管がんなどの悪性腫瘍の発生をみる。FNH の頻度は3.8％との報告があり[56]，ほかの良性腫瘍（腫瘍性病変）として再生結節，adenoma の報告もある[56)57)]。

肝細胞がんの頻度は0.5〜1.3％とされ[8)56)58)]，報告される発症年齢は0.7歳〜成人期にまで及ぶ[8)56)]。ほかに肝内胆管がんの報告[56]もある。

4．その他

術後ウイルス性肝炎として輸血後肝炎の報告がみられる[59]。また，胆うっ滞，高胆汁酸血症による皮膚搔痒や，さらに肝線維化が進行して非代償性肝硬変になれば肝性脳症がみられる。

胆汁分泌不全により脂肪ならびに脂溶性ビタミンの吸収障害が起こり，ビタミン D 欠乏症から病的骨折を起こすこともある。骨病変（骨濃度減少，骨折など）の頻度は73.8％とする報告[60]もある。

門脈圧亢進症あるいは低蛋白血症などにより腹水が貯留する。特発性細菌性腹膜炎は，消化管穿孔あるいはほかの腹腔内臓器の感染を伴わない腹水の細菌性感染であり，報告例は多くないが死亡率が高い[61]。

12歳以上の胆道閉鎖症術後女児において，無月経（原発性，二次性）が42.8％で見られ，ほぼ正常とされたのは21.4％に留まるとされる[62)63)]。

文　献

1) Nio M, Sano N, Ishii T, et al：Cholangitis as a late complication in long-term survivors after surgery for biliary atresia. J Pediatr Surg 2005；39（12）：1792-1799.

2) 小林弘幸，岡崎任晴，宮野武，他：胆道疾患；胆道閉鎖症の長期予後に関する検討．肝・胆・膵 1999；38（2）：257-262.

3) 佐々木英之，田中拡，仁尾正記：胆道閉鎖症の手術と遠隔期の問題点．日外会誌 2014；115（6）：317-322.

4) 佐々木英之，田中拡，仁尾正記：胆道閉鎖症．小児外科 2014；46（11）：1124-1128.

5) 高橋翼，岡崎任晴，山高篤行：胆道閉鎖症；最近の治療と予後．小児科 2009；50（2）：225-230.

6) 仁尾正記，佐々木英之，田中拡，他：胆道閉鎖症．小児内科 2011；43（6）：1022-1026.

7) Hadzic N, Davenport M, Tizzard S, et al：Long-term survival following Kasai portoenterostomy：Is chronic liver disease inevitable? J Pediatr Gastroenterol Nutr 2003；37（4）：430-433.

8) Bijl EJ, Bharwani KD, Houwen RH, et al：The long-term outcome of the Kasai operation in patients with biliary atresia：A systematic review. Neth J Med 2013；71（4）：170-173.

9) Davenport M：Biliary atresia. Semin Pediatr Surg 2005；14（1）：42-48.

10) Lai HS, Chen WJ, Chen CC, et al：Long-term prognosis and factors affecting biliary atresia from experience over a 25 year period. Chang Gung Med J 2006；29（3）：234-239.

11) Ng VL, Haber BH, Magee JC, et al：Medical status of 219 children with biliary atresia surviving long-term with their native livers：Results from a North American multicenter consortium. J Pediatr 2014；165（3）：539-546, e2.

12) Chiba T, Ohi R, Nio M, et al：Late complications in long-term survivors of biliary atresia. Eur J Pediatr Surg 1992；2（1）：22-25.

13) 仁尾正記，大井龍司，林富：成人期に達した胆道閉鎖症術後症例の問題点と対処について．小児外科 2006；38（10）：1201-1206.

14) 仁尾正記，佐々木英之，田中拡，他：胆道閉鎖症術後の成人期の問題．日外会誌 2013；114（4）：201-205.

15) 日本胆道閉鎖症研究会・胆道閉鎖症全国登録事務局：胆道閉鎖症全国登録2021年集計結果．日小外会誌 2023；59（4）：826-833.

16) 小野靖之，内田広夫：膵胆管合流異常・先天性胆道閉鎖症術後；肝門部空腸吻合後胆管炎の頻度・対処法．肝・胆・膵 2014；69（1）：23-28.

17) Kumagi T, Drenth JP, Guttman O, et al：Biliary atresia and survival into adulthood without transplantation：A collaborative multicentre clinic review. Liver Int 2012；32（3）：510-518.

18) Bessho K：Complications and quality of life in long-term survivors of biliary atresia with their native livers. J Pediatr 2015；167（6）：1202-1206.

19) 眞田幸弘，片野匠，平田雄大，他：自己肝長期生存例における細菌感染．小児外科 2018；50（1）：91-95.

20) 土田嘉昭，高橋篤，鈴木則夫，他：胆道閉鎖症術後における肝内胆管嚢胞状拡張．小児外科 1999；31（3）：266-272.

21) 東本恭幸，齋藤武，金田英秀，他：EBM に基づいた胆管炎の抗菌薬治療．小児外科 2008；40（1）：93-101.

22) 堀越健太郎，塚本加奈子，小笠原有紀，他：思春期以降の胆道閉鎖症の胆管炎の治療方針．小児外科 2002；34（8）：966-969.

23) Bu LN, Chen HL, Chang CJ, et al：Prophylactic oral antibiotics in prevention of recurrent cholangitis after the Kasai portoenterostomy. J Pediatr Surg 2003；38（4）：590-593.

24) Yerushalmi B, Sokol RJ, Narkewicz MR, et al：Use of rifampin for severe pruritus in children with chronic cholestasis. J Pediatr Gastroenterol Nutr 1999；29（4）：442-447.

25) Tsuchida Y, Honna T, Kawarasaki H：Cystic dilatation of the intrahepatic biliary system in biliary atresia after hepatic portoenterostomy. J Pediatr Surg 1994；29（5）：630-634.

26) Watanabe M, Hori T, Kaneko M, et al：Intrahepatic biliary cysts in children with biliary atresia who have had a Kasai operation. J Pediatr Surg 2007；42（7）：1185-1189.

27) Tainaka T, Kaneko K, Seo T, et al：Hepatolithiasis after hepatic portoenterostomy for biliary atresia. J Pediatr Surg 2006；41（4）：808-811.

28) Duche M, Ducot B, Ackermann O, et al：Progression to high-risk gastroesophageal varices in children with biliary atresia with low-risk signs at first endoscopy. J Pediatr Gastroenterol Nutr 2015；60（5）：664-668.

29) Mitchell AW, Jackson JE：Trans-anastomotic porto-portal varices in patients with gastrointestinal haemorrhage. Clin Radiol 2000；55（3）：207-211.

30) Shinkai M, Ohhama Y, Take H, et al：Long-term outcome of children with biliary atresia who were not transplanted after the Kasai operation：>20-year experience at a children's hospital. J Pediatr Gastroenterol Nutr 2009；48（4）：443-450.

31) van Heurn LW, Saing H, Tam PK：Portoenterostomy for biliary atresia：Long-term survival and prognosis after esophageal variceal bleeding. J Pediatr Surg 2004；39（1）：6-9.

32) Wanty C, Helleputte T, Smets F, et al：Assessment of risk of bleeding from esophageal varices during management of biliary atresia in children. J Pediatr Gastroenterol Nutr 2013；56（5）：537-543.

33) 大畠雅之，徳永隆幸，望月響子，他：胆道閉鎖症術後の門脈圧亢進症による消化管出血；特に小腸からの出血が疑われ

た症例について．長崎医会誌 2011；86（1）：1-9.

34）久保雅子，徳丸忠昭，尾上正孝：腸間膜静脈瘤の診断と治療．小児外科 1988；20（2）：225-231.

35）Sasaki T, Hasegawa T, Shimizu Y, et al：Portal hypertensive gastropathy after surgery for biliary atresia. Surgery Today 2005；35（5）：385-388.

36）Chiou FH, Ong C, Low Y, et al：Non-invasive predictors for first variceal hemorrhage in children with biliary atresia after Kasi portoenterostomy. J Clin Exp Hepatol 2019；9（5）：581-587.

37）Duche M, Ducot B, Ackermann O, et al：Experience with endoscopic management of high-risk gastroesophageal varices, with and without bleeding, in children with biliary atresia. Gastroenterology 2013；145（4）：801-807.

38）Hasegawa T, Tamada H, Fukui Y, et al：Distal splenorenal shunt with splenopancreatic disconnection for portal hypertension in biliary atresia. Pediatr Surg Int 1999；15（2）：92-96.

39）Huppert PE, Goffette P, Astfalk W, et al：Transjugular intrahepatic portosystemic shunts in children with biliary atresia. Cardiovasc Intervent Radiol 2002；25（6）：484-493.

40）西明，山本英輝，土岐文彰，他：胆道閉鎖症術後食道静脈瘤に対する内視鏡治療．小児外科 2012；44（3）：254-258.

41）Lampela H, Kosola S, Koivusalo A, et al：Endoscopic surveillance and primary prophylaxis sclerotherapy of esophageal varices in biliary atresia. J Pediatr Gastroenterol Nutr 2012；55（5）：574-579.

42）安井良ే</br>輔，木戸美織，中村清邦，他：胆道閉鎖症における門脈圧亢進症；胃食道静脈瘤，脾機能亢進症を中心に．小児外科 2018；50（1）：65-67.

43）Sanada Y, Mizuta K, Urahashi T, et al：Indication of liver transplantation for jaundice-free biliary atresia with portal hypertension. Ann Transplant 2011；16（4）：7-11.

44）仁尾正記，和田基，佐々木英之，他：胆道閉鎖症．日外会誌 2009；110（4）：195-198.

45）大塚恭寛，岡田忠雄，吉田英生，他：当科における胆道閉鎖症術後の脾機能亢進症に対する部分的脾動脈塞栓術の検討．日小外会誌 2002；38（7）：1057-1063.

46）佐々木英之，田中拡，仁尾正記：膵胆管合流異常・先天性胆道閉鎖症術後；胆汁性肝硬変・肝不全に至る場合は（どのような疾患に移植が必要となるか，その頻度・術後経過時間も含めて）．肝・胆・膵 2014；69（1）：29-35.

47）仁尾正記，佐野信行，石井智浩，他：門脈圧亢進に伴う脾機能亢進症に対する部分的脾動脈塞栓術の効果；血小板数の長期的推移に関する検討．日小外会誌 2003；39（2）：181-186.

48）Urahashi T, Mizuta K, Sanada Y, et al：Pediatric living donor liver transplantation for biliary atresia with hepatopulmonary syndrome：The gift of a second wind. Pediatr Surg Int 2011；27（8）：817-821.

49）佐々木英之，仁尾正記，石井智浩，他：胆道閉鎖症長期経過例における続発性肺血流異常症例の検討．日小外会誌 2006；42（5）：561-567.

50）仁尾正記，佐々木英之，林富，他：長期経過中の肺血流異常．小児外科 2008；40（1）：67-71.

51）田中拡，仁尾正記：胆道閉鎖症．小児内科 2019；51（10）：1512-1515.

52）佐々木英之，仁尾正記：胆道閉鎖症．小児外科 2020；52（6）：603-606.

53）松浦俊治，吉丸耕一朗，柳佑典，他：肝肺症候群と肺高血圧症．小児外科 2018；50（1）：69-73.

54）木村拓也，井原欣幸，佐々木隆士，他：胆道閉鎖症術後の肺高血圧症．小児外科 2008；40（1）：72-77.

55）大久保龍二，佐々木英之，中島雄大，他：胆道閉鎖症．胆と膵 2021；42（10）：969-972.

56）Yoon HJ, Jeon TY, Yoo SY, et al：Hepatic tumours in children with biliary atresia：Single-centre experience in 13 cases and review of the literature. Clin Radiol 2014；69（3）：e113-119.

57）Liang JL, Cheng YF, Concejero AM, et al：Macro-regenerative nodules in biliary atresia：CT/MRI findings and their pathological relations. World J Gastroenterol 2008；14（28）：4529-4534.

58）Hadzic N, Quaglia A, Portmann B, et al：Hepatocellular carcinoma in biliary atresia：King's College Hospital experience. J Pediatr 2011；159（4）：617-622, e1.

59）仁尾正記，佐々木英之，林富，他：胆道閉鎖症の長期フォローアップ．小児外科 2007；39（10）：1203-1207.

60）平野暁，片山仁，白形彰宏：先天性胆道閉鎖症における骨変化；術後患児42例の検討．日本医放会誌．1990；50（1）：29-39.

61）松井陽：慢性消化器疾患；肝胆道疾患における成人期移行の現状と問題点；胆道閉鎖症および先天性胆道拡張症．小児科臨床 2016；69（4）：743-748.

62）Nakano M, Saeki M, Hagane K：Delayed puberty in girls having biliary atresia. J Pediatr Surg 1990；25（7）：808-811.

63）中野美和子，佐伯守洋，黒田達夫：思春期以降における胆道閉鎖症の諸問題．小児外科 1999；31（3）：286-290.

〔一般向けサマリー〕

　胆道閉鎖症術後の合併症として胆管炎，食道・胃静脈瘤，脾機能亢進症，肝肺症候群，門脈肺高血圧症，肝内結石，肝・胆道系悪性腫瘍（肝細胞がん，胆管がんなど），FNH，消化管出血（異所性静脈瘤，門脈圧亢進症性胃症および腸症），肝性脳症，病的骨折，術後ウイルス性肝炎，皮膚掻痒，栄養・代謝障害などが知られています。

長期間生存されている方の45〜60％程度に胆管炎を合併するとされ，とくに術後１〜２年に胆管炎を発生する頻度が高いことが知られています。術後早期の胆管炎により黄疸が再燃する危険性が高いとされており，胆管炎を予防するために抗菌薬を投与することが有用であるとの報告もあります。

　胆道閉鎖症術後に胆汁のうっ滞から肝臓のなかの胆管の拡張をきたすことがあり，しばしば胆管炎や肝内結石を合併し，肝移植の適応とされることもあります。そのような場合に拡張した胆管に対して手術的に胆汁の逃げ道を作る処置（ドレナージ）を行う場合があります。

　胆道閉鎖症術後には門脈圧亢進症に伴うさまざまな症状（食道やその他の静脈瘤の形成，脾機能亢進症による血球減少や出血傾向，二次性肺血管異常（肝肺症候群や門脈肺高血圧症など）を認めることがあります。静脈瘤出血への対処として予防的内視鏡治療，薬物療法，シャント造設術，脾臓摘出術・血行郭清術などが行われており，治療によるコントロールが難しい場合は，肝移植が選択されることがあります。脾機能亢進症に対しては脾臓摘出術，部分的脾動脈塞栓術が行われることがあります。

　胆道閉鎖症術後は良性腫瘍にくわえ，時に肝細胞がんや胆管がんなどの悪性腫瘍を発生することが報告されています。

　その他，術後のウイルス性肝炎や，皮膚のかゆみ，脂溶性ビタミンの吸収障害からの病的骨折，女児の無月経（生理がこない）などが知られています。

　さまざまな合併症に対して患者の状態に応じた適切な治療を行うことが必要です。

クリニカルクエスチョン（CQ）と推奨

CQ 13 | 胆管炎に対する抗菌薬の予防投与は有用か？

推奨

術後に予防的抗菌薬投与を行うことを提案する。

推奨の強さ「**2**」：行うことを提案する（一致率95%）
エビデンスの強さ：**C**（弱）

■■ 解説 ■■

　周術期管理終了後に発生する胆管炎は，入院加療を要することが多く患者本人および家族の QOL を低下させるのみならず，肝機能の悪化や自己肝生存率の低下を招き，患者の予後も悪化させる。そのため，胆管炎の予防法の確立は重要な臨床課題である。

文献検索とスクリーニング

　本 CQ に対して 5 つのアウトカム（「自己肝生存率」「胆管炎発症率」「多剤耐性菌の発生」「抗菌薬の副作用」「費用対効果（経済的負担）」）を設定し，PubMed で14件，医学中央雑誌で13件，ハンドサーチで 0 件の計27件の文献を抽出した。この文献を一次スクリーニングし，12件の文献が二次スクリーニングの対象となり，最終的に 3 件[1]～[3] が抽出された。そのうち 2 編の RCT[1][2] と，1 編の観察研究[3] を認めた。

益の評価

自己肝生存率（益）

　抗菌薬非投与群を含む報告は少なく，Bu ら[1] の報告のみが抗菌薬非投与群を含んでいた。Bu らは術後 3 年間抗菌薬予防投与を行い，非投与群と比較を行っている。自己肝生存率は Kaplan-Meier 法で示され，有意に抗菌薬投与群が良好だった。しかし，抗菌薬非投与群がランダムに振り分けられているとの明確な記載がなく，解釈には注意が必要である。Chen ら[2] は術後 7 日間の短期的予防抗菌薬投与群と術後14日間の長期的予防抗菌薬投与群とで比較を行い，自己肝生存率に差は認めなかった。Pang ら[3] は観察研究で周術期に投与する抗菌薬のプロトコールを広域な抗菌薬へ変更し，自己肝生存率は有意に良好となっていた。抗菌薬の投与期間や種類についての解釈は慎重になるべきであるが，非投与群と比較すると，良好な自己肝生存率が得られていた。

胆管炎発症率（益）

　Bu ら[1] は抗菌薬投与群と非投与群を比較しているが，一部の抗菌薬にのみ胆管炎発症率に有意差が示された。しかし，抗菌薬非投与群がランダムに振り分けられているとの明確な記載がなく，解釈には注意が必要である。Chen ら[2] は抗菌薬投与期間で比較を行っているが，胆管炎発症率に有意差は認めなかった。

Pangら[3]は広域な抗菌薬投与群で，有意に胆管炎発症率が低下することを示していた。実際に，抗菌薬投与は多くの施設で施行されており，抗菌薬投与により胆管炎発症を予防する可能性が高い。しかし，胆管炎発症予防において抗菌薬の投与期間や種類を推奨するエビデンスは得られなかった。

害の評価
多剤耐性菌の発生（害）
抗菌薬の副作用（害）
　多剤耐性菌の発生ならびに抗菌薬の副作用などの因果関係を示すような明らかな害に関する報告は認めなかった。

費用対効果（経済的負担）（害）
　費用対効果（経済的負担）に関する報告は認めなかった。

益と害のバランス評価
　RCTおよび観察研究で有意な益の報告がみられる。しかし，因果関係の明らかな害に関する報告は認めなかった。

患者・市民の価値観・希望
　individual perspectiveの観点から自己負担はほとんどなく，自己肝生存の延長や胆管炎発症率減少の可能性を重視した。

費用対効果
　今回のシステマティックレビューにおいて，費用対効果に関する文献は存在しなかった。

推奨文の作成
　RCTおよび観察研究で胆管炎発症率や自己肝生存率に関して有意な益の報告が見られ，因果関係の明らかな害に関する報告は認めなかったことから胆道閉鎖症術後に予防的抗菌薬投与を行うことを提案するに至った。

今後の研究
　予防的抗菌薬の有用性について，今後，前向きあるいは後ろ向きの大きな規模の臨床研究が期待される。

文　献

1）Bu LN, Chen HL, Chang CJ, et al：Prophylactic oral antibiotics in prevention of recurrent cholangitis after the Kasai portoenterostomy. J Pediatr Surg 2003；38（4）：590-593.
2）Chen G, Liu J, Huang Y, et al：Preventive effect of prophylactic intravenous antibiotics against cholangitis in biliary atresia：A randomized controlled trial. Pediatr Surg Int 2021；37（8）：1089-1097.
3）Pang WB, Zhang TC, Chen YJ, et al：Ten-year experience in the prevention of post-Kasai cholangitis. Surg Infect（Larchmt）2019；20（3）：231-235.

〔一般向けサマリー〕

胆道閉鎖症術後の急性期を過ぎてから見られる胆管炎は，入院加療を要することが多く患者本人および家族のQOLを低下させるのみならず，肝機能の悪化や自己肝生存率の低下を招き，患者の予後も悪化させます。そのため胆管炎の予防法の確立は重要な臨床課題です。

今回は最終的に3編の論文がこの臨床課題に関連する論文として検討されました。このうち1編では術後の予防的抗菌薬を長期に投与しても効果は短期投与と変わらないとされていましたが，この臨床課題とはやや研究の趣旨が異なっていました。もう1編の観察研究では，手術後の抗菌薬投与は有効と報告されていました。一方で，多剤耐性菌の発生や抗菌薬の副作用など，抗菌薬の使用と因果関係の明らかな有害事象に関する報告は見られませんでした。

これより有効性と有害事象のバランスを考え，「術後に予防的抗菌薬投与を行うこと」を提案することとしました。しかしながら，推奨の根拠は弱いとしています。

第5章 合併症

CQ 14 術後晩期の胆管炎に抗菌薬治療に加えて利胆療法，禁食管理の併施は有用か？

推奨

術後晩期の胆管炎に対して，症状に応じてステロイド，その他の利胆剤の使用を提案するが，禁食管理は行わないことを提案する。

推奨の強さ「2」「3」：利胆剤の使用を行うことを提案する（一致率80％）
禁食管理は行わないことを提案する（一致率80％）

エビデンスの強さ：D（とても弱い）

■■ 解説 ■■

胆道閉鎖症術後の胆管炎は，遠隔期においてもQOLや予後に直接・間接的に多大な影響を及ぼす重要な合併症である。胆管炎治療の主体は抗菌薬投与であるが，多くの補助療法が経験的に併用されており，有効性のある補助療法の確立は重要と考えられる。

文献検索とスクリーニング

本CQに対して4つのアウトカム（「解熱率（2週間以内）」「黄疸消失率（1カ月以内）」「自己肝生存率」「補助治療の合併症」）を設定し，PubMedで23件，医学中央雑誌で4件，ハンドサーチで100件の計127件の文献を抽出した。この文献を一次スクリーニングし，100件の文献が二次スクリーニングの対象となり，最終的に5件[1)~5)]が抽出された。しかし，本症術後の胆管炎に対する抗菌薬療法以外の補助療法の文献は少なく，また，メタアナリシスが可能な文献は存在しなかった。補助療法に関して，CQ設定時に設定したO1，O2，O3，O4について比較・検討された介入研究は認めなかったが，数本の観察研究が存在した。一方で，成人対象ではあるが，「‒TG18新基準掲載‒急性胆管炎・胆嚢炎診療ガイドライン2018」[6)]が見出された。

119

益の評価

解熱率（2週間以内）（益）

　Rothenbergら[1]は解熱率に関する具体的な言及はないものの，抗菌薬に治療抵抗性の胆管炎に対してステロイドパルス療法を行った結果，胆管炎エピソード57回中34（60％）に効果を認め，10（18％）に効果がなかったと報告している。Liら[2]は本症術後の難治性胆管炎（intractable cholangitis；IC）に対して補助療法としての静注用免疫グロブリン製剤（intravenous immunoglobulin；IVIG）の効果を検討している。29例のIC症例中でIVIGを併用した16例では非併用群と比較し，発熱期間が有意に短かった（$p=$0.011）と報告している。しかし，いずれも2週間以内と期間を指定した解熱率ではなかった。

黄疸消失率（1カ月以内）（益）

　Qiuら[3]は本症術後のウルソデオキシコール酸（UDCA）とグルココルチコイド（GC）の効果についてメタアナリシスを行い，UDCA＋GC群で有意に黄疸消失率が高い（オッズ比2.41；95％ CI 1.44～4.04；$p=$0.0008）ものの，胆管炎発症率に有意差は認めなかった（オッズ比0.87；95％ CI 0.43～1.74；$p=$0.69）と報告しており，それぞれの療法の直接的効果は不明で1カ月以内と期間を限定した黄疸消失率ではないが，有効性の可能性が考えられた。

自己肝生存率（益）

　Liら[2]は，本症術後の難治性胆管炎に対して補助療法としてのIVIGの効果を検討し，自己肝生存率について有意差は認めなかった。

害の評価

補助治療の合併症（害）

　Karrerら[4]は本症術後の難治性胆管炎または胆汁分泌が低下した16例におけるγグロブリン製剤とステロイドパルスの併用療法を報告し，併用例で副作用は認めなかったと報告している。それ以外の療法に関する報告は認めなかった。

益と害のバランス評価

　ステロイドや利胆剤の効果に関する報告はみられるが，小さなシリーズの後ろ向き研究の結果に過ぎず，またγグロブリン製剤の有用性に関しても小さなシリーズで発熱期間，入院期間の短縮と再発までの期間の有意な延長を報告しているのみであった。一方で，これらによる有害事象の報告がないことを勘案すると，症例によってはこれらの治療を行うことを考慮することは妥当であると思われる。禁食管理に関しては，TG18[6]に「緊急ドレナージ術に即応できるように絶食を原則とする」との記載はあるものの，有用性の報告がなく禁食管理を要する外科的介入も低いこと，一般的に禁食による栄養状態，免疫状態の低下が危惧されることを勘案し，行わないことを提案した。

患者・市民の価値観・希望

　胆道閉鎖症術後遠隔期の胆管炎は長期の入院加療の必要性や肝移植に陥る危険性もあり，患者（家族）の経済的負担・QOLに大きな影響を与えると考えられる。補助療法による入院期間短縮などの経費軽減や予後改善は患者・市民の立場としては望まれるものの，その効果に関しては不明確と考えられた。

費用対効果

今回のシステマティックレビューにおいて，費用対効果に関する文献は存在しなかった。

推奨文の作成

補助療法の益と害を比較した結果，ステロイドおよびその他の利胆剤については，解熱に関する有用性の報告と黄疸消失率，自己肝生存率の改善の可能性の指摘がみられたが，ステロイドや利胆剤の効果に関する報告は小さなシリーズの後ろ向き研究の結果に過ぎない。またγグロブリン製剤の有用性に関しても小さなシリーズで発熱期間，入院期間，再発までの期間の有意な短縮を報告しているのみである。一方で，有害事象の報告はほとんどなく，ステロイドパルス療法における有害事象の記述のみであった。

益に関する報告もエビデンス総体のエビデンスの強さはきわめて弱いことから，患者・家族の個人的な視点を重視し，推奨文ではステロイドおよびその他の利胆療法を行うことを提案することとした。ただし，効果のエビデンスの見られない禁食管理については行わないことを提案することとした。

また，エビデンス総体のエビデンスの強さは，効果の推定値がほとんど確信できないD（とても弱い）と判断した。

今後の研究

各種補助療法に対して，前向きな比較研究も必要と考えられた。

文　献

1）Rothenberg SS, Schroter GP, Karrer FM, et al：Cholangitis after the Kasai operation for biliary atresia. J Pediatr Surg 1989；24（8）：729-732.
2）Li D, Wang P, He Y, et al：Intravenous immunoglobulin for the treatment of intractable cholangitis after Kasai portoenterostomy in biliary atresia patients. Pediatr Surg Int 2018；34（4）：399-404.
3）Qiu JL, Shao MY, Xie WF, et al：Effect of combined ursodeoxycholic acid and glucocorticoid on the outcome of Kasai procedure：A systematic review and meta-analysis. Medicine（Baltimore）2018；97（35）：e12005.
4）Karrer FM, Lilly JR：Corticosteroid therapy in biliary atresia. J Pediatr Surg 1985；20（6）：693-695.
5）Gomi H, Solomkin JS, Schlossberg D, et al：Tokyo Guidelines 2018：Antimicrobial therapy for acute cholangitis and cholecystitis. J Hepatobiliary Pancreat Sci 2018；25（1）：3-16.
6）急性胆管炎・胆嚢炎診療ガイドライン改訂出版委員会：－TG18新基準掲載－急性胆管炎・胆嚢炎診療ガイドライン2018，第3版，医学図書出版，埼玉，2018.

〔一般向けサマリー〕

胆道閉鎖症（以下，本症）の胆管炎は，術後遠隔期においても，経過によっては肝移植を必要な状態に陥る危険性のある重大な合併症で，抗菌薬投与のほかステロイドや他の薬剤による胆汁分泌の促進や，腸管内細菌が肝門部に流れないように食事を止めて腸管を安静にするなど色々な治療が提案されています。

今回，抗菌薬投与以外の補助療法について有効性の科学的な検討を行いました。本症術後の胆管炎に対する抗菌薬療法以外の補助療法の文献は少なく，とくに複数の論文を集計して統計的な解析をすることはできませんでした。

ステロイドおよびその他の利胆剤（胆汁排泄を促進する薬剤）については，解熱に関する有用性の報告と黄疸消失率，自己肝生存率の改善の可能性の指摘が見られました。一方で，有害事象の報告はほとんどなく，ステロイドパルス療法における有害事象の記述のみでした。また，禁食管理の有効性を報告した論文はみられませんでした。

これより術後晩期の胆管炎に対してステロイドや利胆剤，γグロブリン製剤の使用を考慮することは提案するが，禁食管理は行わないことを提案することとしました。ただし，推奨の根拠は非常に弱いと考えました。

CQ 15 術後症例における肝内胆管拡張あるいは肝内嚢胞に対してドレナージ治療は有用か？

推奨

術後症例における肝内胆管拡張あるいは肝内嚢胞に対してドレナージ治療を行うことを提案する。

推奨の強さ「**2**」：行うことを提案する（一致率88%）
エビデンスの強さ：**D**（とても弱い）

■■ 解説 ■■

胆道閉鎖症術後症例のなかには，肝内胆管拡張や肝内嚢胞を伴うことがあり，これらは胆管炎の原因となり得る。しかし，ドレナージに関するエビデンスは不明である。また，ドレナージ方法として，経皮経肝胆道ドレナージ（percutaneous transhepatic cholangio drainage；PTCD）や拡張胆管空腸吻合術が想定されるが，有用なドレナージ方法についても不明である。そのため，治療法の確立は重要な臨床課題である。

文献検索とスクリーニング

本CQに対して5つのアウトカム（「解熱率（2週間以内）」「黄疸消失率（1カ月以内）」「自己肝生存率」「ドレナージ処置の合併症」「肝移植手術の合併症」）を設定し，PubMedで31件，医学中央雑誌で17件，ハンドサーチで0件の計48件の文献を抽出した。この文献を一次スクリーニングおよび二次スクリーニングし，最終的に5件[1]~[5]が抽出された。そのうちRCTは認めず，3編の観察研究[1]~[3]と2編の症例報告[4][5]を認めた。

益の評価

解熱率（2週間以内）（益）

今回，検索した文献では解熱率に関して検討された文献は認めなかった。

黄疸消失率（1カ月以内）（益）

今回，検索した文献では黄疸消失率ではなく，胆管炎発症率として検討されていた。有症状例においてGinströmら[1]は胆管炎発症頻度を比較し，拡張胆管空腸吻合術によるドレナージ施行後，有意に胆管炎発症率が低下していた（$p=0.028$）と報告している。また，Watanabeら[2]はPTCDを行った6例のうち2例に胆管炎の軽減が得られたと報告している。しかし，全例に胆管炎を理由としてPTCDを施行しておらず，解釈には注意が必要と考えられ，PTCDを推奨するデータとして解釈することは困難であった。

自己肝生存率（益）

　3編の観察研究について，Ginströmら[1]は8例，Watanabeら[2]は6例，Takahashiら[3]は3例のドレナージを行っていた。ドレナージ後，十分な観察期間が取れず，自己肝生存率は記載されていなかった。それぞれの研究における症例の詳細を検討したが，いずれも観察研究とはいえ統計学的解析は困難であり，症例報告に近いデータとなっていた。ドレナージが推奨されると解釈できる研究は認めず，PTCDについては自己肝生存へ寄与していると解釈できなかった。

害の評価

ドレナージ処置の合併症（害）

　今回，検索した文献ではドレナージ処置の合併症の報告は認めなかった。

肝移植手術の合併症（害）

　今回，検索した文献では検討されていなかった。

益と害のバランス評価

　エビデンス総体のエビデンスの強さは，効果の推定値が推奨を支持する適切さにほとんど確信できないD（とても弱い）と判断した。

患者・市民の価値観・希望

　統計学的に有意なエビデンスはないが，観察研究で胆管炎発生率の低下の報告があり，患者の立場で益が期待できるものと考えた。

費用対効果

　今回のシステマティックレビューにおいて，費用対効果に関する文献は存在しなかった。

推奨文の作成

　ドレナージ処置により胆管炎の軽減と胆管炎発症率の低下を報告した文献[1〜5]は散見され，胆管炎の制御に関する有効性の可能性が指摘された。ほかの益に関するアウトカム改善のエビデンスはみられなかった。一方で，ドレナージ処置による合併症や移植手術への悪い影響の報告もみられなかった。これより，きわめて微妙なバランスではあるが，益が害を上回ると判断した。

　益と外のわずかなバランスおよび患者・市民の価値観を勘案して，ドレナージ治療を提案することとした。一方で，エビデンス総体のエビデンスの強さは効果の推定値が推奨を支持する適切さにほとんど確信できないD（とても弱い）と判断した。

今後の研究

　非侵襲的評価法に対して，前向きな比較研究も必要と考えられた。

文　献

1）Ginström DA, Hukkinen M, Kivisaari R, et al：Biliary atresia-associated cholangitis：The central role and effective

management of bile lakes. J Pediatr Gastroenterol Nutr 2019；68（4）：488-494.
2）Watanabe M, Hori T, Kaneko M, et al：Intrahepatic biliary cysts in children with biliary atresia who have had a Kasai operation. J Pediatr Surg 2007；42（7）：1185-1189.
3）Takahashi A, Tsuchida Y, Suzuki N, et al：Intrahepatic biliary cysts in biliary atresia in the era of liver transplantation. J Pediatr Gastroenterol Nutr 2003；36（5）：608-612.
4）Leuchtmann PL, Trerotola SO：Percutaneous biloma drainage and biliary decompression in a successful reduced-liver transplant. J Vasc Interv Radiol 1999；10（4）：483-486.
5）Nakama T, Kitamura T, Matsui A, et al：Ultrasonographic findings and management of intrahepatic biliary tract abnormalities after portoenterostomy. J Pediatr Surg 1991；26（1）：32-36.

〔一般向けサマリー〕

　胆道閉鎖症術後症例のなかには，肝内胆管拡張や肝内囊胞を伴うことがあり，これらは胆管炎の原因となり得ます。拡張した胆管内容をドレナージする方法として，体外から肝臓を穿刺する経皮経肝胆道ドレナージや手術により拡張胆管（肝内囊胞）と空腸を吻合する方法などが想定されます。将来的な肝移植時に悪い影響が出ないようにできるだけ行うべきでないのかどうかは重要な臨床課題です。

　ドレナージ治療について，一次スクリーニングで検索された31件の文献のうち，最終的に 3 編の観察研究と 2 編の症例報告について検討されました。

　拡張胆管をドレナージすることにより，自己肝生存率や総生存率を統計学的に有意に改善したとする有意なエビデンスは認めませんでした。しかし，観察研究で胆管炎発生率を低下させたとする報告がありました。その一方でドレナージにより肝移植の際に有害事象が見られたり，ドレナージ治療自身の合併症の報告は見られませんでした。これより患者の立場からは益が期待できるものと考え，胆道閉鎖症術後症例における肝内胆管拡張あるいは肝内囊胞に対して，ドレナージ治療を行うことを提案することとしました。

CQ 16　乳幼児期から食道・胃静脈瘤のチェックは有用か？

推奨

食道・胃静脈瘤に関して，病態に応じて適切な方法によりチェックすることを提案する。

推奨の強さ「 2 」：行うことを提案する（一致率85％）
エビデンスの強さ：D（とても弱い）

■■ 解説 ■■

　胆道閉鎖症術後の食道・胃静脈瘤は，消化管出血をきたすこともあり，患者（家族）に直接的な恐怖感を与え，QOL や予後に直接・間接的に多大な影響を及ぼす重要な合併症である。そのため，食道・胃静脈瘤に対するより効率的な評価法の確立が重要と考えられる。

文献検索とスクリーニング

　本 CQ に対して 5 つのアウトカム（「総生存率（ 3 年以上）」「上部消化管出血予防」「内視鏡の合併症」「麻酔の合併症」「費用対効果（経済的負担）」）を設定し，PubMed で25件，医学中央雑誌で17件，ハンドサーチで10件の計52件の文献を抽出した。この文献を一次スクリーニングし，27件の文献が二次スク

リーニングの対象となり，最終的に 4 件[1]〜[4] が抽出された。

　サンプルサイズと乳幼児期の評価が含まれているもの，アウトカムとして消化管出血の予防効果，食道・胃静脈瘤の非侵襲的検出法，生存率，合併症を論ずる 4 論文[1]〜[4] を採用した。

益の評価

総生存率（3 年以上）（益）

　Duchéら[1] の研究では，食道・胃静脈瘤の消化管出血に対して一次予防を行った群と出血後の二次予防を行った群に，自己肝生存率，総生存率の差は認めなかったと報告している。唯一の介入研究であるGonçalvesら[2] の研究では，RCT によって内視鏡的治療を行った群（50 名）と治療を行わなかった群（50 名）の比較で，胆道閉鎖症以外の患者が含まれてはいるものの，総生存率の差は認められなかったと報告している。

上部消化管出血予防（益）

　Duchéら[1] の研究では，食道・胃静脈瘤の消化管出血に対して一次予防を行った群に，また Gonçalvesら[2] の研究では内視鏡的治療を行った群に出血予防効果が報告されている。

害の評価

内視鏡の合併症（害）
麻酔の合併症（害）

　Duchéら[1] の研究では，治療関連の合併症に関しては重篤なものは認めなかったと報告している。

費用対効果（経済的負担）（害）

　Istedら[3] の研究および Chiouら[4] の研究において，静脈瘤のスクリーニング目的の内視鏡は，より低侵襲な画像や採血検査で代替が可能であるというデータが報告されている。

　以上より，胆道閉鎖症術後の乳幼児期における食道・胃静脈瘤に対する内視鏡検査と治療は，静脈瘤出血を予防する意味合いはあるが，自己肝生存を延長するというデータはなく，肝移植が一般的となった現状では，肝移植までのつなぎの治療という位置づけと考えられた。

益と害のバランス評価

　乳幼児期からの内視鏡的食道・胃静脈瘤評価が自己肝生存率や総生存率を改善したとする報告はみられず，一方でより低侵襲の画像検査や血液検査により食道・胃静脈瘤の存在をスクリーニングすることが可能であるとする報告が散見されている。胆道閉鎖症術後の小児における直接性の高い予防的食道・胃静脈瘤治療の有用性の報告はみられないが，成人領域では食道・胃静脈瘤の一次予防の有用性が報告されており，Gonçalvesら[2] の報告でも内視鏡的治療の予防効果が述べられている。今回の検討からは，乳幼児期から食道・胃静脈瘤をチェックすることについて益と害のバランスに優劣はつけられなかった。

患者・市民の価値観・希望

　胆道閉鎖症術後の食道・胃静脈瘤出血は，患者（家族）に直接的な恐怖感や QOL に大きな影響を与え，患者の安全からも医療経済面からも容認すべきものとはいい難く，患者・市民の立場からは食道・胃静脈

瘤に対する適切なチェックと治療が望まれると考えられた。一方で，小児内視鏡のリスクの問題は無視できるものではなく，胆道閉鎖症術後の乳幼児に対する効果的な食道・胃静脈瘤の評価法や治療法の確立は重要なテーマと考えられた。

費用対効果

今回のシステマティックレビューにおいて，費用対効果に関する文献は存在しなかった。

推奨文の作成

小児，成人を問わず食道・胃静脈瘤からの出血は，一般的に患者の安全からも医療経済面からも容認すべきものとは考えられない。成人領域での食道・胃静脈瘤に対しては一次予防を行うことで，静脈瘤からの出血を効果的に予防し，死亡率を減少させるということが報告されているが，小児内視鏡のリスクに関しては確立された問題であり，胆道閉鎖症術後の乳幼児に対する効果的な食道・胃静脈瘤の評価法も含めて検討された。

一次スクリーニングで検索された52件の文献のうち，27件に対して二次スクリーニングとしての評価が行われ，最終的に4件がレビューの対象となった。

その結果では，胆道閉鎖症術後の乳幼児期における食道・胃静脈瘤に対する内視鏡検査と治療は，静脈瘤出血を予防する意味合いはあるが，自己肝生存を延長するというデータはなく，現状では肝移植までのつなぎの治療という位置づけであった。移植待機中に内視鏡的治療を行うことは出血を予防することに寄与する。一方で，静脈瘤のスクリーニング目的の内視鏡は，より低侵襲な画像検査や採血検査で代替が可能であるというデータが複数報告されており，低侵襲な検査で患者を層別化することが推奨されていた。これより，病態により非侵襲的評価法を含めて，適切な方法による食道・胃静脈瘤の評価を行うことを提案した。それにより，出血の危険のある食道・胃静脈瘤が疑われた場合に内視鏡的評価・治療も選択肢になる。

最終的な生存率改善の報告はなく，食道・胃静脈瘤評価の推奨に対するエビデンス総体のエビデンスの強さはD（とても弱い）とされた。

今後の研究

低侵襲な画像検査や採血検査による食道・胃静脈瘤スクリーニングに関する感度，特異度，PPV，NPVを明らかにすべく，前向きな比較研究も必要と考えられた。

文　献

1）Duché M, Ducot B, Ackermann O, et al：Experience with endoscopic management of high-risk gastroesophageal varices, with and without bleeding, in children with biliary atresia. Gastroenterology 2013；145（4）：801-807.

2）Gonçalves ME, Cardoso SR, Maksoud JG：Prophylactic sclerotherapy in children with esophageal varices：Long-term results of a controlled prospective randomized trial. Pediatr Surg 2000；35（3）：401-405.

3）Isted A, Grammatikopoulos T, Davenport M：Prediction of esophageal varices in biliary atresia：Derivation of the "varices prediction rule"，a novel noninvasive predictor. J Pediatr Surg 2015；50（10）：1734-1738.

4）Chiou FK, Ong C, Low Y, et al：Non-invasive predictors for the first variceal hemorrhage in children with biliary atresia after Kasai portoenterostomy. J Clin Exp Hepatol 2019；9（5）：581-587.

〔一般向けサマリー〕

　胆道閉鎖症術後の食道・胃静脈瘤出血は，適切な治療が行われなければ死に至り，安全面からも医療経済面からも看過できません。成人では内視鏡検査による評価と予防的治療が一般的ですが，小児内視鏡のリスクは否定できず，頻繁な検査を行うことにも問題があります。より侵襲の少ない採血検査などの有効性も含めて，乳幼児期の食道・胃静脈瘤の評価について検討されました。

　検討された論文では，肝移植が普及した現在，葛西手術後の食道・胃静脈瘤の治療は移植までの橋渡し的な治療と位置づけられています。乳幼児期からの内視鏡的食道・胃静脈瘤評価が自己肝生存率や総生存率を改善したとする報告はみられません。また，採血検査や画像検査により食道・胃静脈瘤があるかどうかスクリーニングすることが可能であるとする報告が散見されました。

　以上から，そのときの病態に応じて，画像検査や採血検査など侵襲の低い方法も含めて適切な方法を選択して，食道・胃静脈瘤の有無を評価することを提案します。それにより，出血の危険のある食道・胃静脈瘤が疑われた場合に内視鏡的評価・治療を行うことも選択肢になります。

第5章　合併症

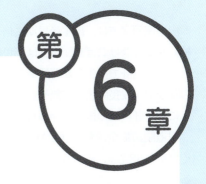

予 後

総　論

　胆道閉鎖症では，出生後早期に何らかの手術的治療（一般的には葛西手術，限られた症例では一次肝移植）を受けなければ長期生存は不可能である。したがって，胆道閉鎖症の予後は，通常葛西手術後の予後として自己肝での生存が可能であるかどうかという視点で判断されることが多い。また葛西手術後の経過のなかで，成長障害の有無や合併症・併存症の有無および妊娠・出産など生存に伴う生活の質の問題，さらには，肝移植の後の生存の有無および生活の質の問題を視点とすることも考え得る。

　胆道閉鎖症全国登録（JBAR2021）[1] による3,777例の胆道閉鎖症患児の10年，20年，30年全生存率はそれぞれ88.7％，87.1％，84.3％，同自己肝生存率は51.2％，44.9％，40.7％で，その差が肝移植による生存率の下支えということになる。日本肝移植学会の2020年末までの集計[2] では，胆道閉鎖症に対して2,512例（脳死肝移植38例，生体肝移植2,474例）の肝移植が行われており，移植後累積生存率は10年で脳死肝移植89.5％，生体肝移植88.6％，20年で脳死肝移植89.5％，生体肝移植85.6％，30年で生体肝移植82.2％であり，概ね胆道閉鎖症全体と異ならない数字である。本ガイドラインでは，自己肝での生存の問題を予後の主たる視点として記載することになるが，肝移植が胆道閉鎖症患者の生存率向上に果たしている意義は上記のごとく大きい。したがって，ほかの治療法との優劣を検討する場合には，肝移植を対極において，生活の質への影響も含めた生命予後の視点から診療上の指針を検討した部分も含まれる。

　胆道閉鎖症で良好な予後を得ること，すなわち，合併症なく健常な生活を送ることを最善とした場合，それに至るいくつかのステップがある。1つは，早期の診断（第3章「診断」）と治療（第4章「治療」）およびその後の合併症に対する適切な対応（第5章「合併症」）である。次に術後状態の必要十分な評価および合併症の管理を行い，生命を確保しつつできるだけ通常の生活を維持すること，さらに，適切な時期や状態で肝移植に移行してより良好な生活の質を維持しつつ生命を保つこと，の3点に集約される。予後でのCQは，『胆道閉鎖症診療ガイドライン』第1版と同様に，上記後半2点を目標とした場合の診療上のガイドラインを得るために設定された。

　『胆道閉鎖症診療ガイドライン』第1版では，肝移植に移行する適切な時期の診療上の指針を得るために「葛西手術後の肝移植はどの時期に行うことが推奨されるか（早期の移植は推奨されるか）？」というCQが設定されたが，「肝移植に適した年齢を明確に推奨できる根拠はない」という推奨となった。このことは葛西手術後の病態が非常に複雑で多様性に富むことと，後述のように胆道閉鎖症では肝不全以外の病態でも肝移植の適応となり得ること（「1．一般的な肝移植の適応について」参照）が要因と考えられる。そこで，今回は「難治性の胆管炎，治療抵抗性の門脈圧亢進症による病態に肝移植は有用か？」（CQ22）を設定した。また，一次肝移植については，『胆道閉鎖症診療ガイドライン』第1版では，「PELD score 10点以上の胆道閉鎖症に対して一次肝移植は有用か？」というCQが設定されたが，「推奨を提示すべきではない」という推奨となった。一次肝移植が考慮される病態は，一般に診断が遅れ非代償期肝硬変の病態が進んだ患者であると考えられるので，今回は「初診時病態の進んだ患者に一次肝移植は有用か？」（CQ23）を設定した。

　その他のCQはおおむね『胆道閉鎖症診療ガイドライン』第1版に沿って設定したが，『胆道閉鎖症診療ガイドライン』第1版で設定した「定期的な画像検査は有用か？」というCQは，自己肝での長期生存症例が増加し悪性腫瘍の発症の報告が散見されるようになったこともあり，「肝腫瘍のスクリーニング検査は有用か？」（CQ19）とし，定期的な画像検査の有用性は総論で記載することとした。

1. 一般的な肝移植の適応について

　胆道閉鎖症は多くの場合，肝の異常のみにとどまる限局的な疾患であり，臓器置換，すなわち肝移植は根的治療として絶対的意義がある。しかし，胆道閉鎖症に対する肝移植後 1 年の累積患者生存率は脳死肝移植で89.9％，生体肝移植でも92.7％[3] と，10人に 1 人は亡くなる治療であること，移植後免疫抑制剤を原則として一生継続する必要があること，日本では依然として生体肝移植が中心で，ドナーの在否の問題が小さくないことなどから，移植をユニバーサルな一義的治療としてとらえることは妥当ではないと考えられる。一方で，救命目的であれば勿論であるが，長期間の肝障害をもちながらの自己肝生存が与える成長期の小児に対する非可逆的な QOL の悪影響も，心身ともに無視し得ないものがあり，いかに適切なタイミングで移植にかじを切るかという課題は，胆道閉鎖症全体の治療戦略のなかで大きな課題である。また，現在小児肝移植の対象となる疾患の約70％が胆道閉鎖症であり，その主たる治療となる葛西手術と肝移植は相補的に機能していく必要があり移植適応の判断は非常に重要である。

　肝移植の絶対的適応は非可逆的肝不全であるが，その症状や所見に幅があるのが現実で，個々の患者での適切な時期の決定に苦慮することが少なくない。実際の肝移植適応に関しては，移植医師と小児科医師，小児外科医師の間で一定のコンセンサスを得られていない。葛西手術後の減黄不良例に対して，再葛西手術を繰り返し行うことにより減黄が得られる例がある一方（CQ11），複数回の葛西手術を施行された例や治療歴の長い学童や成人例では，移植手術や周術期管理が困難となる現状もある。

　現在のところ細胞生物学的に肝細胞の障害程度を正確に反映する指標はなく，蛋白合成能やビリルビン値，凝固能などで代用（pediatric end-stage liver disease；PELD スコア，model for end-stage liver disease；MELD スコア）することにより予備能を把握している。肝不全症例のように PELD スコアや MELD スコアが進行性に高値になる症例においては，有用な指標になるが，PELD スコアや MELD スコアが低値を示す非肝不全症例においては，正確な肝予備能の指標としては不十分である。また，成人期まで肝機能良好で自己肝を温存できていたにもかかわらず，胆管炎や妊娠・出産を契機に突然，肝不全にまで進行し，肝移植を余儀なくされる症例を経験するが，その場合も PELD スコアや MELD スコアは参考にならないことが多い。したがって，非肝不全症例に対する自己肝の予備能の評価が正確にできない現状であるが，PELD スコアや MELD スコアが低値であっても難治性胆管炎，消化管出血などの門脈圧亢進症（CQ22），致死的となる肺血管合併症，成長障害（CQ17）などによる QOL の低下を認める場合，相対的肝移植適応と判断されることがある。脳死肝移植適応基準としても肝不全（Child-Pugh スコア 7 点以上）以外の症例であっても，内科的治療に不応な胆道感染（過去 3 カ月以内に 3 回以上）や反復する吐下血（過去 6 カ月以内に 2 回以上）で内科的治療に不応な場合，肝肺症候群や門脈肺高血圧症を合併する場合には脳死肝移植登録が可能である。

2. 良好な自己肝生存を得るための一般的な検査や管理

（1）身体所見など

　小児では成長発達の評価は重要であり，身長・体重の測定は欠かせない。四肢の筋肉の状態，浮腫の有無も評価が必要である。腹水貯留がある例では腹囲測定も行われる。また，肝脾腫の程度や腹壁上の静脈怒張などのチェックも経時的に必要である。肝肺症候群の早期発見のため末梢血酸素分圧もフォローが必要であるが，動脈血採血は小児には負担なため経皮的動脈血酸素飽和度（SpO_2）の評価でこれに代え

る。門脈肺高血圧症の早期発見は難しいことが多く、心電図検査、心臓超音波検査を含め、小児循環器科医師との連携が必要である。

（2）血液検査

一般的な血液検査項目としては「肝機能検査」として、血清アルブミン、AST、ALT、γ-GTP、直接・間接ビリルビン、総胆汁酸の測定が行われる。また、血小板、白血球、血色素値などの一般血液検査は脾機能亢進症の有無を疑わせる目安となる。さらに、合成能測定の一つとして PT が有用で、前述の MELD スコアの計算には、総ビリルビン値、血清クレアチニン値、プロトロンビン時間–国際標準化比（prothrombin time-international normalized ratio；PT-INR）および血清 Na 値が必要である。12歳未満では PELD スコアの計算に、年齢、身長、体重、総ビリルビン値、PT-INR、血清アルブミン値が用いられる。

胆道閉鎖症自己肝症例の肝線維化の指標として、最近では従来のヒアルロン酸、Ⅳ型コラーゲンなどに代わり、血清 Mac-2 結合蛋白糖鎖修飾異性体（Mac-2 binding protein glycosylated isomers；M2BPGi）の有用性も報告されている[4]。

（3）画像検査

胆道閉鎖症において良好な自己肝生存を得るための一般的な画像検査に関して、システマティックレビューを行ったところ、16編の文献が基準を満たした[4]〜[19]。胆道閉鎖症術後患者において早期に障害を探知するための画像検査として、超音波、CT、MRI などの有用性が報告されている。

超音波においては、肝動脈径の拡大が早期肝移植に関係するという報告があり[5]、最近は Acoustic Radiation Force Impulse（ARFI）によって肝線維化の重症度や[6]、脾硬度測定によって門脈圧亢進症の重症度が評価できるという報告が増えてきている[7]。また、FibroScan®（インテグラル社）による肝硬度測定によって食道・胃静脈瘤が評価できるという報告もある[8][9]。

CT や MRI においては、静脈瘤の検出に優れるという報告や[10]〜[13]、肝の形態評価に優れるという報告があるが[14][15]、10歳以下の小児には有用ではないとの報告もある[16]。また、肝結節性病変の存在診断にも有用とされているが[17]、悪性の否定には生検の必要性を記載している報告もある[18]。

核医学検査では、胆道閉鎖症術後6カ月時の肝胆道シンチグラフィは胆汁排泄の動態評価として有効であり、予後予測になると報告されている[19]。

3. 内視鏡検査および治療

近年の画像検査の精度の向上により CT や MRI にて、胆道閉鎖症術後の食道・胃静脈瘤、さらには肝門部などの異所性静脈瘤が検出されることが多くなってきた。加えて、小児の内視鏡検査では一般的に全身麻酔を含む鎮静が必要であり[20]、その実施については症例に応じた判断が必要である（**CQ16**）。しかし、消化管出血の既往がある場合や、静脈瘤の形成が確認されている症例では、上部消化管を主とした定期的な検査が望ましい。その頻度は静脈瘤の程度や治療の要否によって異なる。治療については **CQ20** で詳細に記載されている。

4. 妊娠・出産について

　葛西手術後自己肝生存患者の増加とともに，妊娠の問題は広く認識されるようになり，臨床例も増加している。妊娠・出産に関しては，安全に出産が可能かどうかという母親（＝胆道閉鎖症患者）側の視点と，胎児や新生児に関連する出生児側の視点が必要である。

　胆道閉鎖症患者の妊娠・出産時における慎重な集学的管理の必要性については，**CQ18**で詳細に記載されている。胆道閉鎖症患者であっても妊娠適応外ではないとされ，厳重な管理によって安全に妊娠・出産は可能であるとの報告も多くあり，慎重に管理しながら安全な出産を目指すことが求められる。

文　献

1）日本胆道閉鎖症研究会・胆道閉鎖症全国登録事務局：胆道閉鎖症全国登録2021年集計結果．日小外会誌 2023；59（4）：826-833.

2）日本肝移植学会：肝移植症例登録報告．移植 2021；56（3）：217-223.

3）日本肝移植学会：肝移植症例登録報告．移植 2022；57（3）：221-237.

4）Yamada N, Sanada Y, Tashiro M, et al：Serum Mac-2 binding protein glycosylation isomer predicts grade F4 liver fibrosis in patients with biliary atresia. J Gastroenterol 2017；52（2）：245-252.

5）Jeon TY, Yoo SY, Kim JH, et al：Serial ultrasound findings associated with early liver transplantation after Kasai portoenterostomy in biliary atresia. Clin Radiol 2013；68（6）：588-594.

6）Shima H, Igarashi G, Wakisaka M, et al：Noninvasive acoustic radiation force impulse（ARFI）elastography for assessing the severity of fibrosis in the post-operative patients with biliary atresia. Pediatr Surg Int 2012；28（9）：869-872.

7）Uchida H, Sakamoto S, Kobayashi M, et al：The degree of spleen stiffness measured on acoustic radiation force impulse elastography predicts the severity of portal hypertension in patients with biliary atresia after portoenterostomy. J Pediatr Surg 2015；50（4）：559-564.

8）Colecchia A, Di Biase AR, Scaioli E, et al：Non-invasive methods can predict oesophageal varices in patients with biliary atresia after a Kasai procedure. Dig Liver Dis 2011；43（8）：659-663.

9）Chang HK, Park YJ, Koh H, et al：Hepatic fibrosis scan for liver stiffness score measurement：A useful preendoscopic screening test for the detection of varices in postoperative patients with biliary atresia. J Pediatr Gastroenterol Nutr 2009；49（3）：323-328.

10）Mo YH, Chen HL, Hsu WM, et al：Less-invasive MR indices of clinically evident esophageal variceal bleeding in biliary atresia patients. J Formos Med Assoc 2012；111（9）：482-488.

11）Saito T, Hishiki T, Terui K, et al：Use of multi-detector row CT for postoperative follow-up of biliary atresia patients with sequelae. Pediatr Surg Int 2011；27（3）：309-314.

12）Yang CT, Chen HL, Ho MC, et al：Computed tomography indices and criteria for the prediction of esophageal variceal bleeding in survivors of biliary atresia awaiting liver transplantation. Asian J Surg 2011；34（4）：168-174.

13）Kuroiwa M, Suzuki N, Hatakeyama S, et al：Magnetic resonance angiography of portal collateral pathways after hepatic portoenterostomy in biliary atresia：Comparisons with endoscopic findings. J Pediatr Surg 2001；36（7）：1012-1016.

14）Caruso S, Miraglia R, Milazzo M, et al：Multidetector computed tomography hepatic findings in children with end-stage biliary atresia. Eur Radiol 2010；20（6）：1468-1475.

15）Takahashi A, Tsuchida Y, Hatakeyama S, et al：A peculiar form of multiple cystic dilatation of the intrahepatic biliary system found in a patient with biliary atresia. J Pediatr Surg 1997；32（12）：1776-1779.

16）Takahashi T, Kobayashi H, Kuwatsuru R, et al：Magnetic resonance angiography versus endoscopy for the assessment of gastroesophageal varices in biliary atresia. Pediatr Surg Int 2007；23（10）：931-934.

17）Liu YW, Concejero AM, Chen CL, et al：Hepatic pseudotumor in long-standing biliary atresia patients undergoing liver transplantation. Liver Transpl 2007；13（11）：1545-1551.

18）Liang JL, Cheng YF, Concejero AM, et al：Macro-regenerative nodules in biliary atresia：CT/MRI findings and their pathological relations. World J Gastroenterol 2008；14（28）：4529-4534.

19）Castagnetti M, Davenport M, Tizzard S, et al：Hepatobiliary scintigraphy after Kasai procedure for biliary atresia：Clinical correlation and prognostic value. J Pediatr Surg 2007；42（6）：1107-1113.

20）日本小児栄養消化器肝臓学会・編：小児消化器内視鏡ガイドライン2017．診断と治療社，東京，2017.

〔一般向けサマリー〕

　胆道閉鎖症で良好な予後を得ること，すなわち，合併症なく健常な生活を送ることを最善とした場合，

それに至るいくつかのステップがあります。1つは，早期の診断（**第3章「診断」**）と治療（**第4章「治療」**）およびその後の合併症に対する適切な対応（**第5章「合併症」**）です。次に術後状態の必要十分な評価および合併症の管理を行い，生命を確保しつつできるだけ通常の生活を維持すること，さらに，適切な時期や状態で肝移植に移行してより良好な生活の質を維持しつつ生命を保つことです。

胆道閉鎖症に対する肝移植の絶対的適応は，もちろん救命を目的とするものです。また，肝障害をもちながらの自己肝生存による，成長期障害をはじめとした生活の質の低下による悪影響も心身ともに無視し得ないものがあり，いかに適切なタイミングで移植にかじを切るかという課題は，胆道閉鎖症全体の治療戦略のなかで非常に重要です。しかし一方で，患者さんの症状や所見は個々に異なっており，肝移植に移行する適切な時期の決定に苦慮することが少なくありません。肝臓自体の予備力は残っていても，難治性胆管炎，消化管出血などの門脈圧亢進症，致死的となる肺血管合併症，また成長障害などによる生活の質の低下を認める場合も，相対的肝移植適応と判断されることがあります。脳死肝移植適応基準としても肝不全（Child-Pugh スコア7点以上）以外の症例であっても，内科的治療に不応な胆道感染（過去3カ月以内に3回以上）や反復する吐下血（過去6カ月以内に2回以上）で内科的治療に不応な場合，肝肺症候群や門脈肺高血圧症を合併する場合には脳死肝移植登録が可能です。

良好な自己肝生存を得るためには，身体計測，血液検査，画像検査，内視鏡検査を含め，定期的な診察による経過観察が非常に重要となります。胆道閉鎖症の術後経過は非常に多彩で患者さん個々に異なります。成長発達を続ける小児期はもちろん，成人期に達してからも症状や所見に変化が見られることが少なくありません。したがって，診察や検査の頻度や内容は患者さんそれぞれで異なるものの，生涯をとおしての定期的な診察による経過観察が必要です。

葛西手術後自己肝生存患者さんの増加とともに，妊娠の問題は広く認識されるようになり臨床例も増加しています。**CQ18**に詳しく述べられていますように，関係する各診療科が連携し，慎重に管理しながら安全な出産を目指すことが必要です。

クリニカルクエスチョン（CQ）と推奨

CQ 17 | 自己肝生存例の成長障害に肝移植は有用か？

推奨

自己肝生存例の成長障害の改善のために肝移植を行うことを提案する。

推奨の強さ「2」：行うことを提案する（一致率85％）
エビデンスの強さ：C（弱）

■■ 解説 ■■

　胆道閉鎖症の小児では，黄疸や胆管炎といった症状がみられない症例においても肝細胞機能の低下からの低栄養状態や身長・体重といった身体発育に問題がみられることがある。小児において成長発達は重要事項の一つであり，QOLにも大きく関与する。一方で，成長障害は致死的な問題とは異なるため，その改善のために肝移植を行うということの是非は慎重な判断が必要となる。今回，成長発育障害を伴う胆道閉鎖症術後患者に対する生体肝移植の有用性について検討を行った。

文献検索とスクリーニング

　本CQに対して5つのアウトカム（「体格のキャッチアップ」「骨密度・骨代謝の改善」「長期免疫抑制による感染のリスク」「長期免疫抑制による二次発癌のリスク」「肝移植手術の合併症」）を設定し，PubMedで34件，医学中央雑誌で34件，ハンドサーチで2件の計70件の文献を抽出した。この文献を一次スクリーニングし，21件の文献が二次スクリーニングの対象となり，最終的に9件[1)～9)]が抽出された。8編は観察研究[1)～3)5)～9)]，1編は症例報告[4)]であった。

益の評価

体格のキャッチアップ（益）

　2歳未満における自己肝不全（死亡または肝移植）は成長発育障害の危険因子とされており[1)]，成長発育障害の改善における生体肝移植の有用性に関しては，肝移植後1年で成長障害は身長・体重ともに有意に改善されたと報告されている[2)]。また，1歳未満[3)～5)]や5歳未満[6)]で生体肝移植を施行することが成長発育障害の改善に有効であると報告されており，さらに成長障害をきたす前の早期に肝移植を行うことがよいという報告もある[7)8)]。一方で，Saitoら[9)]やOriiら[6)]は，肝移植を施行しても移植後ステロイド投与が長期化すれば成長発育障害の危険因子になるとも報告している。

骨密度・骨代謝の改善（益）

　肝移植後の骨密度・骨代謝の改善に関して，2年の前方視的観察で低骨塩状態が改善することが示されていた[10)]。

害の評価

長期免疫抑制による感染のリスク（害）

免疫正常患者においては起こる頻度が低い感染（日和見感染）が，肝移植後の免疫抑制によって引き起こされる症例や，全身状態や免疫抑制療法の程度によってより重症化する症例が存在することは明らかである。

長期免疫抑制による二次発癌のリスク（害）

肝移植後の長期免疫抑制による二次発癌リスクの報告に関して文献は存在しなかったが，免疫正常患者においては起こる頻度が低い腫瘍性疾患〔移植後リンパ節増殖症（post-transplant lymphoproliferative disorders）など〕が，肝移植後の免疫抑制によって引き起こされる症例が存在することは明らかである。

肝移植手術の合併症（害）

肝移植後の手術合併症の報告に関して文献は存在しなかったが，致死的合併症を含め，肝移植後に外科的合併症を起こす症例が存在することは明らかである。

益と害のバランス評価

成長障害を呈している症例において，肝移植を行うことにより成長障害の改善がみられるエビデンスを報告したものが多い一方，免疫抑制剤を含めた成長障害の改善を妨げるエビデンスを示した報告はみられなかった。

患者・市民の価値観・希望

成長障害に起因するさまざまな QOL の低下に対して，肝移植後に成長障害の改善がみられることにより単に成長障害の数値の改善のみならず基本的日常生活動作（activities of daily living；ADL）の向上，QOL の改善が得られることは受け入れられる可能性が高いと考えられた。

費用対効果

今回のシステマティックレビューにおいて費用対効果に関する文献は存在しなかったため評価困難であるが，成長障害改善に伴う ADL/QOL の向上は直接的・間接的に医療費削減に貢献できる可能性があると考えられた。

推奨文の作成

長期経過症例の蓄積がなされており，懸念される免疫抑制剤長期投与に伴う感染症のリスクについて示された明確なエビデンスはない一方，身長・体重といった体格のキャッチアップや骨代謝の改善が報告[2)10)]されており，成長障害改善に対して肝移植を行うことを提案する。

今後の研究

免疫抑制剤長期投与に伴う二次癌については，今後もさらなる長期経過症例の蓄積による評価が必要である。

文 献

1）DeRusso PA, Ye W, Shepherd R, et al：Growth failure and outcomes in infants with biliary atresia：A report from the biliary atresia research consortium. Hepatology 2007；46（5）：1632-1638.
2）Beath S, Pearmain G, Kelly D, et al：Liver transplantation in babies and children with extrahepatic biliary atresia. J Pediatr Surg 1993；28（8）：1044-1047.
3）Alonso G, Duca P, Pasqualini T, et al：Evaluation of catch-up growth after liver transplantation in children with biliary atresia. Pediatr Transplant 2004；8（3）：255-259.
4）Kawano Y, Yoshimaru K, Uchida Y, et al：Biliary atresia in a preterm and extremely low birth weight infant：A case report and literature review. Surg Case Rep 2020；6（1）：321.
5）金澤郁恵，佐島毅，川島瞳，他：1歳未満で生体肝移植をした胆道閉鎖症児の発達経過．移植 2017；52（6）：525-531.
6）Orii T, Ohkohchi N, Koyamada N, et al：Growth of pediatric patients with biliary atresia after liver transplantation：Influence of age at transplantation and steroid administration. Transplant Proc 2000；32（7）：2210-2212.
7）Kato H, Nishizawa T, Uemoto S, et al：Somatic growth of children with biliary atresia after living related liver transplantation. Clinical Pediatric Endocrinology 1993；2（Supple2）：139-141.
8）星野健，山田洋平，大野道暢，他：成長発育の観点からみた肝移植の時期と効果．小児外科 2008；40（1）：123-127.
9）Saito T, Mizuta K, Hishikawa S, et al：Growth curves of pediatric patients with biliary atresia following living donor liver transplantation：Factors that influence post-transplantation growth. Pediatr Transplant 2007；11（7）：764-770.
10）Okajima H, Shigeno C, Inomata Y, et al：Long-term effects of liver transplantation on bone mineral density in children with end-stage liver disease：A 2-year prospective study. Liver Transpl 2003；9（4）：360-364.

〔一般向けサマリー〕

　胆道閉鎖症では肝臓がうまく働いてくれないと栄養が十分につかず，黄疸や胆管炎はそれほど問題とならない子どもたちにおいても身長がほかの子どもたちと比べて伸びなかったり，体重の増えが悪かったりすることがあります。時に骨が弱く，骨折しやすいこともあります。そういった症状がみられるときには肝移植により元気な働きをもった肝臓に置き換わることにより，身長や体重の伸びがほかの子どもたちに追いついたり，骨が丈夫になったりすることが知られています。

CQ 18　自己肝生存例の妊娠・出産では，集学的管理は必要か？

推奨

　自己肝生存例の妊娠・出産では，周産期中や産後の全身状態や肝機能の悪化に備え，集学的管理を行うことを推奨する。

推奨の強さ「 **1** 」：行うことを推奨する（一致率76％）
エビデンスの強さ：**C**（弱）

■■ 解説 ■■

　胆道閉鎖症に対する葛西手術の術後成績が向上するに伴い，肝移植をせずに自己肝のまま成人となった自己肝成人例が増加している。しかし，自己肝は健常とは限らず，肝硬変や門脈圧亢進症を伴う例は少なくない。このような成人女性患者の妊娠・出産例は増加しているが，安全な妊娠・出産を担保し，産後の肝機能やQOLを維持するためには，どのような診療が妥当であるかは継続的な課題である。集学的管理に基づく診療の必要性について，エビデンスを得るべく文献のレビューを行った。

文献検索とスクリーニング

本 CQ に対して 3 つのアウトカム（「安全な出産」「自己肝生存率」「費用対効果（経済的負担）」）を設定し，PubMed で62件，医学中央雑誌で61件，ハンドサーチで 0 件の計123件の文献を抽出した。この文献を一次スクリーニングし，17件の文献が二次スクリーニングの対象となり，最終的に 4 件が抽出された。すべて観察研究であった[1)～4)]。また，参考文献として 3 編の観察研究を採用した[5)～7)]。

益の評価

安全な出産（益）

胆道閉鎖症術後患者の妊娠・出産においては，肝機能が安定していても経過中の合併症出現に注意が必要であり，通常より厳重な妊娠管理が必要であるとされている[1)]。合併症に関しては，肝機能障害や門脈圧亢進症（静脈瘤）悪化，胆管炎に注意すべきであり[2)～4)]，これらの合併症が流産や肝不全の原因になることもあると報告されている[3)4)]。しかし，妊娠適応外ではないとされ，厳重な管理によって安全に妊娠・出産は可能であると報告されている[1)3)～5)]。また，妊娠前の門脈圧亢進症の有無や血清コリンエステラーゼ（ChE）値が，周産期予後を予測する因子として有用な可能性があると報告されている[5)]。

自己肝生存率（益）

胆道閉鎖症術後患者の妊娠・出産における自己肝生存率に関しては，妊娠経過中は肝機能障害や門脈圧亢進症（静脈瘤）悪化，胆管炎の合併症に注意すべきであり[2)～4)]，これらの合併症が肝不全の原因になり，肝移植が必要になった症例が報告されている[3)4)6)]。したがって，妊娠・出産は胆道閉鎖症術後患者の自己肝生存率の向上には寄与せず，むしろ，妊娠・出産を契機に自己肝機能が悪化するため，経過中の自己肝機能のフォローが重要であると報告されている[2)7)]。

害の評価

費用対効果（経済的負担）（害）

今回のシステマティックレビューでは，費用対効果（経済的負担）に関する文献は存在しなかったため，評価できなかった。

益と害のバランス評価

妊娠・出産における集学的管理の有無による周産期の成績（益）や自己肝生存率（益），患者の検査負担の増加（害）を比較・検討した文献は存在せず益と害のバランス評価は困難であるが，上記の観察研究から胆道閉鎖症に伴う合併症が安全な妊娠・出産の障害となる可能性や，逆に妊娠・出産が自己肝機能増悪の誘因となる可能性が明瞭に示されているので，集学的管理はその予防や治療に適切に対処し得る態勢として利益が大きいと考えられる。

患者・市民の価値観・希望

自己肝生存例の肝機能の状態や合併症は患者ごとに異なるため，希望する妊娠・出産管理はそれぞれ異なる可能性があるが，とくに合併症のある患者の場合は，安全な周産期や順調な産後の経過を目指すとき，患者も医療者も納得して受け入れられる推奨であると考えられた。

費用対効果

今回のシステマティックレビューにおいて，費用対効果に関する文献は存在しなかった。

推奨文の作成

費用対効果を検討した文献はないため，エビデンスの高い評価はできなかった〔エビデンスの強さ：C（弱）〕が，胆道閉鎖症成人例の自己肝の病態（肝硬変や門脈圧亢進症）を鑑みると，病態に応じた厳重な妊娠・出産管理の必要性や合併症の早期診断治療の観点から，多科協同による集学的管理は有意義と考えられ，強い推奨となった。

今後の研究

自己肝生存例の妊娠・出産を可とするか不可とするか判断に苦慮する例が少なくない。胆道閉鎖症術後例の約半数が自己肝生存するようになった現在，現状把握やエビデンスの集積を目指して，自己肝生存例の妊娠・出産や予後に関する全国的な実態調査が望まれる。

文　献

1) Shimaoka S, Ohi R, Saeki M, et al：Problems during and after pregnancy of former biliary atresia patients treated successfully by the Kasai procedure. J Pediatr Surg 2001；36（2）：349-351.
2) Kuroda T, Saeki M, Morikawa N, et al：Management of adult biliary atresia patients：Should hard work and pregnancy be discouraged? J Pediatr Surg 2007；42（12）：2106-2109.
3) Sasaki H, Nio M, Hayashi Y, et al：Problems during and after pregnancy in female patients with biliary atresia. J Pediatr Surg 2007；42（8）：1329-1332.
4) 渡辺紀子，種元智洋，新家秀，他：先天性胆道閉鎖症術後妊娠10例13回の検討．日産婦関東連会報 2006；43（4）：353-357.
5) 落合大吾：胆道閉鎖症術後妊娠の周産期管理；プレコンセプションケアの重要性．日周産期・新生児会誌 2021；56（4）：616-619.
6) Kuroda T, Saeki M, Nakano M, et al：Biliary atresia, the next generation：A review of liver function, social activity, and sexual development in the late postoperative period. J Pediatr Surg 2002；37（12）：1709-1712.
7) Kuroda T, Saeki M, Morikawa N, et al：Biliary atresia and pregnancy：Puberty may be an important point for predicting the outcome. J Pediatr Surg 2005；40（12）：1852-1855.

〔一般向けサマリー〕

胆道閉鎖症の治療成績が向上し，肝移植をせずに成人となった方々が増加しています。成人女性の場合には妊娠・出産を希望されることもあるでしょう。その場合は産科のみならず，自分の肝臓の状況をよく理解している診療科を含めた多診療科が協同して行う集学的管理を受けられることをお奨めします。それが少しでも安全な妊娠・出産や産後の経過に役立つでしょう。

CQ 19 | 肝腫瘍のスクリーニング検査は有用か？

推奨

自己肝生存例では，長期経過症例において肝腫瘍のスクリーニング検査を行うことを推奨する。

推奨の強さ「 **1** 」：行うことを推奨する（一致率88%）
エビデンスの強さ：**C**（弱）

■■ 解説 ■■

『肝癌診療ガイドライン2021年版』（日本肝臓学会）にて，非ウイルス性の肝硬変患者が肝細胞癌の定期的スクリーニング対象であり，また，3〜6カ月間隔での腹部超音波検査を主体とし，腫瘍マーカー測定も用いたスクリーニングを軸としながら，肝硬変患者では造影剤を使用した MRI，CT の併用も考慮することを強く推奨している[1]。胆道閉鎖症術後の症例では，生涯にわたって肝硬変を含む慢性肝疾患の進行をモニタリングする必要があるとされており[2][3]，さらに悪性腫瘍（肝細胞がん，胆管がん，肝芽腫）を含む肝腫瘍の発生[4)〜15)]，およびそれらの腫瘍が生命予後を左右する可能性が報告されていることを鑑みると，胆道閉鎖症術後患者においても同様に考えるべきである。しかしながら，放射性感受性の高い小児期より成人に至るまで長期間にわたり対象となる疾患であるため，CT など放射線被曝を伴う検査を定期的に行うことによる被曝の害を考慮しなければならず，胆道閉鎖症術後患者に特化した肝腫瘍のスクリーニングに関連する CQ が重要な臨床課題であると考えられる。

文献検索とスクリーニング

本 CQ に対して4つのアウトカム（「総生存率」「腫瘍の早期発見」「費用対効果（経済的負担）」「保険診療上査定」）を設定し，PubMed で210件，医学中央雑誌で210件，ハンドサーチで0件の計420件の文献を抽出した。この文献を一次スクリーニングし，15件の文献が二次スクリーニングの対象となり，最終的に4件が抽出された[2)〜5)]。すべて観察研究（後ろ向き3編[3)〜5)]，前向き1編[2)]）であった。また，参考文献として1編の症例集積研究[6)]と9編の症例報告[7)〜15)]を採用した。

益の評価

総生存率（益）

腫瘍の早期発見（益）

胆道閉鎖症術後患者における肝腫瘍の早期発見，および患者生存に関連したスクリーニング検査の有用性に関しては，スクリーニング検査実施群と未実施群とに群分けした前向きコホート研究や RCT などの研究は存在せず，エビデンスレベルは限られる。

Hadžić[2]らは，5/387名の肝細胞がんを報告し，肝細胞がん診断時年齢中央値2.1歳（範囲1.1〜17.15歳）で全例の生存を報告している。この観察研究において，胆道閉鎖症術後患者に対する肝細胞がん発見を目的に半年ごとの腹部超音波検査と血清α-フェトプロテイン（α-fetoprotein；AFP）を測定しているが，発見された肝細胞がん5名のうち，AFP 上昇は2/5名，超音波検査での占拠性病変の発見は3/5名で，2/5名は移植時の摘出肝において肝細胞がんが発見されたとし，AFP と超音波検査によるスクリーニ

ングは有用ではあるが，絶対的なマーカーではないと結論づけている。一方で，Yoonら[3]は３例の悪性腫瘍の発生（診断時年齢中央値13歳，範囲5.8〜16歳）を認め，肝細胞がん２例の生存と胆管がん１例の死亡を報告している。この観察研究においては具体的なスクリーニング方法の記述はないものの，AFP測定と定期的な画像検査（超音波検査）からなるスクリーニングは，依然として胆道閉鎖症術後患者の悪性肝腫瘍の診断の主なツールであると結論づけている。Amirら[4]が報告した２例の肝芽腫の症例では１名生存し，１名は肝移植後20カ月後に死亡となっている。この観察研究においては，肝移植時の摘出肝による２例の肝芽腫の症例ではAFP値の異常高値を呈していたことが報告されている。岡本ら[5]の報告では２名の悪性腫瘍患者のうち肝細胞がん１名は生存し，胆管がん１名は移植後２年９カ月で死亡となっている。Yoonら[3]の論文内にある1965〜2012年までの論文レビューによると，胆道閉鎖症患者における悪性腫瘍に伴う生存率は，肝細胞がんで18/25名（72％），胆管がん1/5名（20％），肝芽腫1/2名（50％）となっている。良性腫瘍に関しては，FNH 6/6名（100％），再生結節8/8名（100％）と報告している。

　今回のレビューの結果では，胆管がんの生存率の低さが目立つ結果であり，良性腫瘍では生存率への影響は認められない結果であった。今回参考文献として取り上げた症例集積報告[6]と症例報告[7]〜[15]（一部Yoonら[3]の論文レビューと重複）では，12例の症例が報告され10名が生存し，胆管がん２名で死亡と報告されている。

害の評価

費用対効果（経済的負担）（害）

　胆道閉鎖症術後患者における定期的な画像検査によって発生する医療費に関しては，今回のシステマティックレビューにおいて文献は存在しなかったため評価困難であるが，胆道閉鎖症術後患者の定期検査によって合併症の早期発見・治療が可能となれば，医療費削減に貢献できる可能性がある。

保険診療上査定（害）

　今回のシステマティックレビューにおいて，保険診療上査定に関する文献は存在しなかった。

　また，胆道閉鎖症術後患者における定期的な画像検査（CT・MRI）のなかで，放射線障害に関しては今回のシステマティックレビューにおいて文献は存在しなかったが，「小児CTガイドライン−被ばく低減のために− 2005」（日本医学放射線学会，日本放射線技術学会，日本小児放射線学会）において放射線被曝の小児への影響が記載されている[16]。小児は放射線に対する感受性が成人の数倍高く，また体格が小さいため臓器あたりの被曝量は成人の２〜５倍になる。したがって，検査の適応を厳密に検討し，小児のための撮影プロトコールを適用したうえで，検査の必要性を患者とその家族に十分説明して実施することが重要であると結論づけている。

益と害のバランス評価

　放射線被曝の問題はあるものの，少数ながら肝細胞がん・胆管がん・肝芽腫などの肝腫瘍の発生が報告されており[2]〜[15]，とくに胆管がんではその予後が不良であることから肝腫瘍のスクリーニングを行い，早期発見につなげる益が害を上回ると考えられた。

患者・市民の価値観・希望

自己肝成人例の肝機能の状態や合併症は異なるため，患者の希望は異なる可能性があるが，肝細胞がん・胆管がん合併症例の報告[14]もあり，予後を悪化する因子になり得るため，患者も医療者も推奨を受け入れる可能性が高いと考えられた。

費用対効果

今回のシステマティックレビューにおいて，費用対効果に関する文献は存在しなかったため評価困難であるが，胆道閉鎖症術後患者の定期検査によって肝腫瘍の早期発見・治療が可能となれば，医療費削減に貢献できる可能性がある。

推奨文の作成

今回のシステマティックレビューにおいて，胆道閉鎖症術後の長期自己肝生存例では，少数ながら肝細胞がん・胆管がん・肝芽腫などの肝腫瘍の発生が報告されており[6]~[15]，とくに胆管がんではその予後が不良であることがわかった。AFP測定や定期的な超音波検査によるスクリーニングには，一定の意義があるものの絶対的な指標とはなり得ないことに注意を要すると考えられた。

以上より，胆道閉鎖症自己肝生存例では，長期経過症例における肝腫瘍のスクリーニング検査ついて，行うことを推奨するとした。

今後の研究

今回のシステマティックレビューにおいて，胆道閉鎖症術後患者に少数であるものの肝細胞がん・胆管がん・肝芽腫の悪性腫瘍の発生が報告されている。日本における胆道閉鎖症研究会が主体となって行う全国登録事業にて，登録されている肝腫瘍を発生した症例に関するスクリーニング方法を含めた研究が待たれる。

文　献

1）日本肝臓学会・編：肝癌診療ガイドライン2021年版．金原出版，東京，2021.
2）Hadžić N, Quaglia A, Portmann B, et al：Hepatocellular carcinoma in biliary atresia：King's College Hospital experience. J Pediatr 2011；159：617-622, e1.
3）Yoon HJ, Jeon TY, Yoo SY, et al：Hepatic tumours in children with biliary atresia：Single-centre experience in 13 cases and review of the literature. Clin Radiol 2014；69：e113-119.
4）Amir AZ, Sharma A, Cutz E, et al：Hepatoblastoma in explanted livers of patients with biliary atresia. J Pediatr Gastroenterol Nutr 2016；63：188-194.
5）岡本晋弥，羽賀博典，上本伸二：長期経過中の肺血流異常．小児外科 2008；40（1）：84-87.
6）Tatekawa Y, Asonuma K, Uemoto S, et al：Liver transplantation for biliary atresia associated with malignant hepatic tumors. J Pediatr Surg 2001；36：436-439.
7）Aggarwal S, Vadada D, Sharma V：A rare complication in an adult patient after Kasai portoenterostomy for biliary atresia. Arab J Gastroenterol. 2012；13：148-149.
8）Kim JM, Lee SK, Kwon CH, et al：Hepatocellular carcinoma in an infant with biliary atresia younger than 1 year. J Pediatr Surg 2012；47：819-821.
9）Iida T, Zendejas IR, Kayler LK, et al：Hepatocellular carcinoma in a 10-month-old biliary atresia child. Pediatr Transplant 2009；13：1048-1049.
10）Hol L, van den Bos IC, Hussain SM, et al：Hepatocellular carcinoma complicating biliary atresia after Kasai portoenterostomy. Eur J Gastroenterol Hepatol 2008；20：227-231.
11）Okugawa Y, Uchida K, Inoue M, et al：Focal nodular hyperplasia in biliary atresia patient after Kasai hepatic portoenterostomy. Pediatr Surg Int 2008；24：609-612.

12) Brunati A, Feruzi Z, Sokal E, et al：Early occurrence of hepatocellular carcinoma in biliary atresia treated by liver transplantation. Pediatr Transplant 2007；11：117-119.
13) Sato A, Rai T, Takahashi A, et al：A case of rapidly expanding and increasing focal nodular hyperplasia. Fukushima J Med Sci 2006；52（2）：149-155.
14) 荒井勇樹, 窪田正幸, 小林隆, 他：胆道閉鎖症の術後39年目に発生した肝細胞癌と肝内胆管癌の同時性重複癌の1例. 日小外会誌 2016；52（7）：1303-1308.
15) Fukuda A, Sakamoto S, Kanazawa H, et al：Incidentally detected cholangiocarcinoma in an explanted liver with biliary atresia after Kasai operation. Pediatr Transplant 2013；17：E62-66.
16) 日本医学放射線学会, 日本放射線技術学会, 日本小児放射線学会：小児CTガイドライン －被ばく低減のために－. 2005. https://www.radiology.jp/content/files/371.pdf

〔一般向けサマリー〕

　胆道閉鎖症術後の患者において，生涯にわたって肝硬変を含む慢性肝疾患の進行をモニタリングする必要があるとされていますが，少ないながら悪性腫瘍（肝細胞がん，胆管がん，肝芽腫）を含む肝腫瘍が発生し，それらの腫瘍が生命予後を左右する可能性が報告されています。肝腫瘍のスクリーニング検査は発生し得る肝腫瘍に応じた腫瘍マーカー（血清AFPなど）・画像検査を定期的に行うことが推奨されますが，放射線障害をきたす可能性のあるCT検査に関しては，その適応を厳密に検討し，患者年齢に則した撮影プロトコールを適用したうえで，検査の必要性を患者とその家族に十分説明して実施することが重要であると考えています。

CQ 20　食道・胃静脈瘤に対して予防的静脈瘤治療は有用か？

推奨

食道・胃静脈瘤に対する予防的静脈瘤治療を行うことを提案する。

推奨の強さ「**2**」：行うことを提案する（一致率73％）
エビデンスの強さ：**D**（とても弱い）

■■ 解説 ■■

　胆道閉鎖症の術後では自己肝生存が得られている患者においても，食道・胃静脈瘤を潜在的に伴っている場合があり，そのような場合には消化管出血のリスクがある。予防的静脈瘤治療が自己肝生存率を向上させるという明確なエビデンスはないが，消化管出血が患者のQOL低下を招くことは明らかであり，今回のガイドラインで食道・胃静脈瘤に対する予防的静脈瘤治療について検討を行った。

文献検索とスクリーニング

　本CQに対して4つのアウトカム（「自己肝生存率」「上部消化管出血予防」「内視鏡治療の合併症」「門脈血栓形成」）を設定し，PubMedで9件，医学中央雑誌で29件，ハンドサーチで17件の計55件の文献を抽出した。この文献を一次スクリーニングし，35件の文献が二次スクリーニングの対象となり，最終的に34件が抽出された。メタアナリシスの対象として3文献が選出された。

益の評価

自己肝生存率（益）

　自己肝生存率の向上についての観察研究では，予防的治療群と出血時治療群で肝移植までの期間については両群間で差は認めなかった[1)2)]。一方で，治療後3年という期間では予防的治療群のほうが出血時治療群よりも自己肝生存率が高かった（45% vs. 30%）とする報告がある[3)]。また，胆道閉鎖症術後患者における静脈瘤出血は，予後不良であるという報告もあり[3)4)]，予防的静脈瘤治療による自己肝生存率の向上が期待できる。

　予防的静脈瘤治療の有効性としては，出血のエピソードを減らすことができるという報告[5)~8)]や，良好な状態で肝移植に臨めるという bridging therapy としての報告が2編あり，予防的静脈瘤治療例の自己肝生存率はそれぞれ23.1%[9)]，29.4%であった[10)]。

上部消化管出血予防（益）

　これまで予防的内視鏡治療による上部消化管出血予防について数多く報告されている[1)2)5)~8)11)]。一方で，再発リスクが高いことから繰り返しの内視鏡検査[3)]や，葛西術後の減黄不良や経過不良例では，静脈瘤出血のリスクが高いため術後早期の内視鏡検査が必要であることなどが報告されている[5)]。

　静脈瘤出血の危険因子として，red wale marking 陽性[12)]，Grade Ⅲ，red color sign 陽性，低フィブリノーゲン血症[13)]などがあげられ，これらを有する症例においては予防的静脈瘤治療を施行すべきであると述べられている。また，Ducheら[14)]は初回の内視鏡で出血低リスクの症例であっても1/3の症例では10年以内（中央値4.25年）に高リスクの静脈瘤が認められるとし，高リスク静脈瘤発生の危険因子として年齢，血清ビリルビン値，初回内視鏡時の静脈瘤の程度が関連したと報告している。

　さらに，胆道閉鎖症患者における胃静脈瘤に対し，バルーン閉塞下逆行性経静脈的塞栓術（baloon-occluded retrograde transvenous obliteration；B-RTO）の有効性[15)~18)]が報告されており，胆道閉鎖症以外の疾患を含めた門脈圧亢進症に伴う食道・胃静脈瘤に関しては，予防的内視鏡治療の上部消化管出血に対する有効性が複数報告されている[19)20)]。

害の評価

内視鏡治療の合併症（害）

　内視鏡治療に伴う合併症に関しては重大なものはないという報告が多いが，全体で4例の食道穿孔の報告があり[5)10)21)22)]，1例は縦隔炎から死亡している[5)]。食道穿孔はもっとも重篤な合併症である。その他の合併症には，出血[5)7)21)22)]，胸部不快感[6)]，発熱[6)21)22)]，潰瘍[7)]，狭窄[7)]，ヘモグロビン尿症[6)]，菌血症，肝膿瘍などが報告されている。

　合併症のリスクに関しては，予防的治療施行例のほうが出血時治療施行例よりも頻度が少ないとされ，予防的治療施行例36例では，1例に一過性発熱を認めるのみで潰瘍や狭窄はなかったが，出血時治療施行例30例では，1例に呼吸器感染，3例に治療部位潰瘍を認めたと報告している[3)]。

　合併症の予防に関しては，オクレオチドが潰瘍や狭窄率低下に有効であるという報告[9)]や，cyanoacrylate glue injection が有効であるという報告がある[23)]。

門脈血栓形成（害）

　胆道閉鎖症術後患者における予防的静脈瘤治療の合併症として門脈血栓の報告はなかったが，胆道閉鎖

症術後患者以外の成人肝硬変患者において，予防的静脈瘤治療後の門脈血栓の報告を8編認めたため[24]~[31]，参考文献として採用した。2013年以降で同様の検索をしたが，新たな報告は認めなかった。6編は内視鏡的静脈瘤硬化療法後，1編は内視鏡的静脈瘤硬化結紮術後，1編はB-RTO後の門脈血栓であり，成人肝硬変患者においては予防的静脈瘤治療後に10~16%の頻度で門脈血栓を合併していた[24][25][31]。

内視鏡的静脈瘤硬化療法に関しては，成人肝硬変の61例中10例（16%）に治療後門脈血栓を認め[24]，48例中5例（10%）に認めたとする報告がある[25]。一方，内視鏡的静脈瘤硬化療法を施行していない成人肝硬変52例においても5例（10%）に門脈血栓を認めるため，内視鏡的静脈瘤硬化療法を施行したから門脈血栓の発生率が上昇したわけではないと報告している[25]。このほか，成人において5例の内視鏡的静脈瘤硬化療法後門脈血栓の合併症が報告されている[26]~[29]。

内視鏡的静脈瘤結紮術に関しては，成人において治療後腸間膜静脈血栓の1例が報告されている[30]。また，B-RTOに関しては，成人肝硬変の60例中9例（15%）に治療後門脈血栓を認めたと報告している[31]。

益と害のバランス評価

食道穿孔などの重篤な合併症はあるが，ほかは比較的軽度の合併症であり，臨床面での出血のリスクを考えると益が確実と考えられる。

患者・市民の価値観・希望

胆道閉鎖症術後患者の食道・胃静脈瘤の病態は患者により異なるが，食道・胃静脈瘤からの上部消化管出血のリスクを勘案した場合には患者が推奨を受け入れる可能性は高いと考えられる。

費用対効果

今回のシステマティックレビューにおいて，費用対効果に関する文献は存在しなかったため評価困難であるが，食道・胃静脈瘤の予防的治療に伴う自己肝生存率の向上や上部消化管出血の予防は直接的・間接的に医療費削減に貢献できる可能性がある。

推奨文の作成

胆道閉鎖症術後における食道・胃静脈瘤の出血はQOLを低下させ，時に死亡につながり得る重篤な合併症である。予防的静脈瘤治療について食道穿孔などの合併症の報告はみられたものの，合併症のリスクは予防的治療施行例のほうが出血時治療施行例よりも頻度が少ないとされていた。また，胆道閉鎖症術後患者における予防的静脈瘤治療の合併症として成人肝硬変患者で報告のある門脈血栓の報告はみられなかった。予防的静脈瘤治療による自己肝生存率の向上に関しては，期間を限定した検討では寄与するとの報告[3]もみられたが，観察研究にとどまるものでありエビデンスの強さはD（とても弱い）と判断された。しかしながら，出血のリスクを鑑み予防的静脈瘤治療を行うことについては，一定の効果が期待されたため予防的静脈瘤治療を行うことを提案するとなった。

今後の研究

予防的静脈瘤治療と出血時治療における長期予後の検討も含めた前向きな試験などが期待される。

文　献

1) Chen MC, Yeh PJ, Chao HC, et al：Primary endoscopic variceal ligation reduced acute variceal bleeding events but not long-term mortality in pediatric-onset portal hypertension. J Formos Med Assoc 2022；121：1515-1522.

2) Angelico R, Pietrobattista A, Candusso M, et al：Primary prophylaxis for gastrointestinal bleeding in children with biliary atresia and portal hypertension candidates for liver transplantation：A single-center experience. Transplant Proc 2019；51：171-178.

3) Duché M, Ducot B, Ackermann O, et al：Experience with endoscopic management of high-risk gastroesophageal varices, with and without bleeding, in children with biliary atresia. Gastroenterology 2013；145：801-807.

4) Miga D, Sokol RJ, Mackenzie T, et al：Survival after first esophageal variceal hemorrhage in patients with biliary atresia. J Pediatr 2001；139：291-296.

5) Lampela H, Kosola S, Koivusalo A, et al：Endoscopic surveillance and primary prophylaxis sclerotherapy of esophageal varices in biliary atresia. J Pediatr Gastroenterol Nutr 2012；55：574-579.

6) Horigome H, Nomura T, Saso K, et al：Endoscopic injection sclerotherapy for esophagogastric variceal bleeding in children with biliary atresia. Hepatogastroenterology 1999；46：3060-3062.

7) Stringer MD, Howard ER, Mowat AP：Endoscopic sclerotherapy in the management of esophageal varices in 61 children with biliary atresia. J Pediatr Surg 1989；24：438-442.

8) Sasaki T, Hasegawa T, Nakajima K, et al：Endoscopic variceal ligation in the management of gastroesophageal varices in postoperative biliary atresia. J Pediatr Surg 1998；33：1628-1632.

9) Duche M, Habes D, Roulleau P, et al：Prophylactic endoscopic sclerotherapy of large esophagogastric varices in infants with biliary atresia. Gastrointest Endosc 2008；67：732-737.

10) 西明，山本英輝，土岐文彰，他：胆道閉鎖症術後食道静脈瘤に対する内視鏡治療．小児外科 2012；44：254-258.

11) 田中潔，中条俊夫，橋都浩平，他：胆道閉鎖症の長期管理；胆道閉鎖症術後食道静脈瘤に対する内視鏡的静脈瘤硬化療法．小児外科 1991；23：548-554.

12) Duché M, Ducot B, Tournay E, et al：Prognostic value of endoscopy in children with biliary atresia at risk for early development of varices and bleeding. Gastroenterology 2010；139：1952-1960.

13) Wanty C, Helleputte T, Smets F, et al：Assessment of risk of bleeding from esophageal varices during management of biliary atresia in children. J Pediatr Gastroenterol Nutr 2013；56：537-543.

14) Duche M, Ducot B, Ackermann O, et al：Progression to high-risk gastroesophageal varices in children with biliary atresia with low-risk signs at first endoscopy. J Pediatr Gastroenterol Nutr 2015；60：664-668.

15) Sasaki T, Hasegawa T, Kimura T, et al：Balloon-occluded retrograde transvenous obliteration performed in a pediatric patient with isolated gastric fundal varices. J Pediatr Surg 2004；39：130-132.

16) Hisamatsu C, Kawasaki R, Yasufuku M, et al：Efficacy and safety of balloon-occluded retrograde transvenous obliteration for gastric fundal varices in children. Pediatr Surg Int 2008；24：1141-1144.

17) Hwang JB, Jung EY, Park WH, et al：Balloon-occluded retrograde transvenous obliteration treats hepatic dysfunction and gastric varices. J Pediatr Gastroenterol Nutr 2011；52：219-221.

18) Yamagami T, Yoshimatsu R, Kajiwara K, et al：Balloon-occluded retrograde transvenous obliteration successfully performed for a large gastric varix in combination with temporary occlusion of the splenic artery in a child. Acta Radiol Open 2015；4：2047981614555141.

19) Ackermann O, Darmellah-Remil A, Bernard O, et al：Efficacy and safety of endoscopic primary prophylaxis of bleeding in children with high-risk gastroesophageal varices. J Pediatr Gastroenterol Nutr 2022；75：491-496.

20) Quintero J, Juampérez J, Mercadal-Hally M, et al：Endoscopic variceal ligation as primary prophylaxis for upper GI bleeding in children. Gastrointest Endosc 2020；92：269-275.

21) Prince MR, Sartorelli KH, Karrer FM, et al：Management of esophageal varices in children by endoscopic variceal ligation. J Pediatr Surg 1996；31：1056-1059.

22) van Heurn LW, Saing H, Tam PK：Portoenterostomy for biliary atresia：Long-term survival and prognosis after esophageal variceal bleeding. J Pediatr Surg 2004；39：6-9.

23) Rivet C, Robles-Medranda C, Dumortier J, et al：Endoscopic treatment of gastroesophageal varices in young infants with cyanoacrylate glue：A pilot study. Gastrointest Endosc 2009；69：1034-1038.

24) Amitrano L, Brancaccio V, Guardascione MA, et al：Portal vein thrombosis after variceal endoscopic sclerotherapy in cirrhotic patients：Role of genetic thrombophilia. Endoscopy 2002；34：535-538.

25) Politoske D, Ralls P, Korula J：Portal vein thrombosis following endoscopic variceal sclerotherapy. Prospective controlled comparison in patients with cirrhosis. Dig Dis Sci 1996；41：185-190.

26) Shim CS, Cho YD, Kim JO, et al：A case of portal and splenic vein thrombosis after Histoacryl injection therapy in gastric varices. Endoscopy 1996；28：461.

27) Qureshi H, Siddiqui K, Ahmad R, et al：Portal vein thrombosis following sclerotherapy. Hepatogastroenterology 1992；39：427-428.

28) Korula J, Yellin A, Kanel GC, et al：Portal vein thrombosis complicating endoscopic variceal sclerotherapy. Convincing

further evidence. Dig Dis Sci 1991；36：1164-1167.
29）Ashida H, Kotoura Y, Nishioka A, et al：Portal and mesenteric venous thrombosis as a complication of endoscopic sclerotherapy. Am J Gastroenterol 1989；84：306-310.
30）Tachibana I, Yoshikawa I, Sano Y, et al：A case of mesenteric venous thrombosis after endoscopic variceal band ligation. J Gastroenterol 1995；30：254-257.
31）Cho SK, Shin SW, Do YS, et al：Development of thrombus in the major systemic and portal veins after balloon-occluded retrograde transvenous obliteration for treating gastric variceal bleeding：Its frequency and outcome evaluation with CT. J Vasc Interv Radiol 2008；19：529-538.

〔一般向けサマリー〕

　胆道閉鎖症の患者さんでは，手術後黄疸が消えた患者さんの場合でも肝臓が徐々に固くなり，そのため肝臓に流れる血管のなかの門脈の血液が胃や食道に流れるようになり静脈瘤をきたすことがあります。この静脈瘤は進行すると出血をきたし，吐血や下血といった症状となって現れます。出血の量が多い場合は緊急で内視鏡による止血術やあるいはカテーテルによる塞栓術などの治療が必要となります。このような出血を防ぐために定期的に内視鏡検査（胃カメラ）を行い，必要に応じて予防的に静脈瘤の治療を行うことをお奨めします。

CQ 21 | 脾機能亢進症に対する治療は有用か？

推奨

脾機能亢進症に対する治療を行うことを提案する。

推奨の強さ「 2 」：行うことを提案する（一致率88％）
エビデンスの強さ：D（とても弱い）

■■ 解説 ■■

　胆道閉鎖症の術後では自己肝生存が得られている患者においては，脾腫に伴う脾機能亢進症をきたしている場合があり，そのような場合には易出血性のリスクがある。脾機能亢進症に対する治療が自己肝生存率を向上させるという明確なエビデンスはないが，易出血性が患者の QOL 低下を招くことは明らかであり，今回脾機能亢進症に対する治療について検討を行った。

文献検索とスクリーニング

　本 CQ に対して 5 つのアウトカム（「自己肝生存率」「易出血性」「免疫機能の障害」「介入処置の合併症」「肝移植手術の合併症」）を設定し，PubMed で12件，医学中央雑誌で42件，ハンドサーチで 8 件の計62件の文献を抽出した。この文献を一次スクリーニングし，24件の文献が二次スクリーニングの対象となり，最終的に13件が抽出された。介入の異なる症例対照研究 4 件，観察研究 2 件，症例集積 7 件であった。さらに，ハンドサーチによって14件の文献を追加した。脾摘出術（以下，脾摘）後重症感染症およびその予防について 8 件，免疫機能の障害について，成人肝硬変患者に対して PSE を行った症例対照研究 1 件，肝移植の成績悪化について，成人の末期肝不全症例に対して移植前に脾摘や PSE が行われ

第6章 予　後

147

た文献を5件追加した。介入研究が抽出されなかったため，定性的にまとめた。

益の評価

自己肝生存率（益）

　脾機能亢進症を合併した胆道閉鎖症術後の症例を対象として，肝移植前に脾摘を行われた後方視的研究では，平均MELDスコアが10±2.1から7.6±1.8へ有意に低下し，10例中5例（50％）において，汎血球減少症と肝機能の改善により肝移植を回避された（平均観察期間56カ月）。移植を行われた5例の適応は，難治性胆管炎4例と肝肺症候群の1例であった[1]。脾部分切除術（partial splenectomy；PS）を行われた15例の観察研究では，4例（27％）が肝移植を要したが，PSを行われなかった症例では8例（16％）で有意差は認めなかった[2]。その他，PSE後にトランスアミナーゼが不変であることが報告されている[3]。

易出血性（益）

　すべての報告で手術後に血小板数が有意に改善した。PT，出血時間についても有意に改善したことが報告されている[2,4,5]。PSE術後の有効な血小板増加効果を得るために，70％以上の脾を塞栓することが報告されている[6]。

害の評価

免疫機能の障害（害）

　一般的に，脾摘後は莢膜をもつ細菌に対する抵抗力が減弱し，脾摘後重症感染症（overwhelming postsplenectomy infection；OPSI）のリスクが高くなることが知られている[7~9]。OPSIの致死率は50％に達するとされ[10,11]，効果的な感染症対策としてはワクチン接種に加えて患者教育と抗菌薬予防投与が重要とされている[12~14]。

　胆道閉鎖症術後の脾機能亢進症に対する治療により，白血球数が不変または増加した報告はみられる[2,4,5,15,16]。また，重症感染症がなかったこと[1,2]，免疫機能が低下しなかったこと[17]が記載されている。しかし，定量的な免疫機能が分析された文献がなかったため，ハンドサーチを行った。成人の脾機能亢進を合併した肝硬変症例に対してPSEを施行した観察研究の1件を参考文献とした。PSE後，2年間の観察を行い，末梢血中のCD3$^+$，CD4$^+$，CD8$^+$ T細胞，CD4$^+$CD25$^+$ Treg細胞，および免疫グロブリン（IgA，IgG，IgM）の発現を解析した結果，CD3$^+$，CD4$^+$およびCD8$^+$ T細胞の数は，PSE後の初期には正常レベルより低く，1年後には正常レベルまで増加した。CD4$^+$CD25$^+$CD127low/-Treg細胞は，術後1カ月と6カ月で増加し，その後徐々に正常レベルまで回復した。IgA，IgG，IgMは，すべての検出時期で術前と同程度であった[18]。

介入処置の合併症（害）

　観察期間に差があるため，各文献から抽出した形式で以下にまとめる。

- 脾摘10例において，門脈血栓症1例，腸穿孔1例，いずれも軽快[1]
- 脾部分切除術15例において，4例が輸血を要した。1例は肝障害で保存的に軽快。1例は門脈血栓症を認め，予定通り肝移植が行われた[2]
- PSE 8例において，全例で発熱，腹痛7例，胸水1例，腹水1例[3]

- PSE 9例において，全例で発熱，脾膿瘍1例[5]
- PSE 10例において，全例で発熱，C反応性蛋白（C-reactive protein；CRP）上昇[6]
- PSE 8例において，全例で発熱と腹痛，脾膿瘍1例[16]
- PSE 36例において，11例で血小板減少の再発[19][20]
- PSE 22例において，全例で腹痛および発熱，腸管麻痺。高アミラーゼ血症11例，胸水貯留8例，消化管出血5例，高アンモニア血症1例。脾破裂，膿瘍，血栓など重篤な合併症なし[21]
- PSE後に黄疸増強のため脾摘を行った3例において，静脈瘤出血2例，重症感染症1例，腹水1例[22]

肝移植手術の合併症（害）

　胆道閉鎖症術後に脾摘やPSEが行われた例に対し，肝移植の成績との関連について論じられた報告は認めなかった。そのため，ハンドサーチで再検索を行った。成人の末期肝不全患者で肝移植前に脾摘またはPSEが行われた5文献を参考文献としてまとめる。

　肝移植のレシピエントが移植前に脾摘またはPSEを受けると，施術後1週間程度で血小板数は増加[23][24]，プレアルブミン，門脈血流，肝動脈血流も改善[23]した。移植手術の手術時間，術中出血量，輸血量は減少した[23][25]。術後，脾動脈近位塞栓術（proximal splenic artery embolization；PSAE）を行わなかった群において，術後の出血や全身状態不良による入院中の死亡率は有意に高かった（non-PSAE vs. PSAE, 13.3% vs. 3.3%, $p = 0.0364$）[25]。脾摘またはsplenic artery ligationが行われた症例では，移植後5年生存率が有意に高かった（100% vs. 79.6%）[26]。移植前に脾摘が行われた症例では，11例の検討で2例が死亡（肺炎，脳出血），その他の9例のうち6例で細菌感染症を経験した[24]。また，脾摘が行われた34例と行われずに移植が行われた87例の比較では，脾摘が行われた例に対する感染症のリスクが高かったと報告されている（61.8% vs. 25.3%）[27]。

益と害のバランス評価

　脾機能亢進症に対する脾摘やPSEに伴う合併症の報告[1][3][5][6][16][19]〜[22]はあるものの，血小板増加による易出血性の改善効果は明らかであり，後方視的研究ではあるものの自己肝生存率の向上が期待されることから益が害を上回ると判断された。

患者・市民の価値観・希望

　胆道閉鎖症術後患者の脾機能亢進症の病態は患者により異なるが，自己肝生存率の向上や易出血性の改善からみて患者が推奨を受け入れる可能性は高いと考えられる。

費用対効果

　今回のシステマティックレビューにおいて，費用対効果に関する文献は存在しなかったため評価困難であるが，自己肝生存率の向上や易出血性の改善は直接的・間接的に医療費削減に貢献できる可能性がある。

推奨文の作成

　脾機能亢進症に対する治療（脾摘，PSE）により易出血性が改善することは明らかであり，さらに後方視的研究ながらも自己肝生存率の改善効果も期待されることがわかった。さらに，肝移植手術前に脾摘やPSEを行うことで手術における門脈血流の改善や出血量の減少，死亡率の低下につながるという報告もみ

られた。一方で，肝移植手術後の感染症のリスクの増加につながるという報告もみられ，いずれの報告もエビデンスの強さはD（とても弱い）と判断された。近年，肝移植の成績が向上していることも鑑み，『胆道閉鎖症診療ガイドライン』第1版時とは異なり脾機能亢進症に対して治療を行うことを提案するとなった。

今後の研究

脾機能亢進症の程度と治療内容を明確にした形での前向きな比較試験などが期待される。

文　献

1) Takahashi Y, Matsuura T, Yanagi Y, et al：The role of splenectomy before liver transplantation in biliary atresia patients. J Pediatr Surg 2016；51（12）：2095-2098

2) Tainaka T, Hinoki A, Tanaka Y, et al：Long-term outcomes of the partial splenectomy for hypersplenism after portoenterostomy of patients with biliary atresia. Nagoya J Med Sci 2021；83（4）：765-771.

3) 真鍋隆夫，村田佳津子，松尾良一，他：先天性胆道閉鎖術後の脾機能亢進症に対する部分的脾動脈塞栓術の検討．臨床放射線 1997；42（2）：223-228.

4) Hasegawa T, Tamada H, Fukui Y, et al：Distal splenorenal shunt with splenopancreatic disconnection for portal hypertension in biliary atresia. Pediatr Surg Int 1999；15（2）：92-96.

5) 林富，大井竜司，千葉敏雄，他：先天性胆道閉鎖症術後脾機能亢進症に対する部分脾動脈塞栓術（PSE）の効果．日小外会誌 1988；24（6）：1259-1267.

6) 大塚恭寛，岡田忠雄，吉田英生，他：当科における胆道閉鎖症術後の脾機能亢進症に対する部分的脾動脈塞栓術の検討．日小外会誌 2002；38（7）：1057-1063.

7) Di Sabatino A, Carsetti R, Corazza GR：Post-splenectomy and hyposplenic states. Lancet 2011；378（9785）：86-97.

8) Rubin LG, Schaffner W：Clinical practice. Care of the asplenic patient. N Engl J Med 2014；371（4）：349-356.

9) Kristinsson SY, Gridley G, Hoover RN, et al：Long-term risks after splenectomy among 8,149 cancer-free American veterans：A cohort study with up to 27 years follow-up. Haematologica 2014；99（2）：392-398.

10) Bisharat N, Omari H, Lavi I, et al：Risk of infection and death among post-splenectomy patients. J Infect 2001；43（3）：182-186.

11) Waghorn DJ：Overwhelming infection in asplenic patients：Current best practice preventive measures are not being followed. J Clin Pathol 2001；54（3）：214-218.

12) Salvadori MI, Price VE：Canadian Paediatric Society, Infectious Diseases and Immunization Committee：Preventing and treating infections in children with asplenia or hyposplenia. Paediatr Child Health 2014；19（5）：271-278.

13) Kanhutu K, Jones P, Cheng AC, et al：Spleen Australia guidelines for the prevention of sepsis in patients with asplenia and hyposplenism in Australia and New Zealand. Intern Med J 2017；47（8）：848-855.

14) Davies JM, Lewis MP, Wimperis J, et al：Review of guidelines for the prevention and treatment of infection in patients with an absent or dysfunctional spleen：Prepared on behalf of the British Committee for Standards in Haematology by a working party of the Haemato-Oncology task force. Br J Haematol 2011；155（3）：308-317.

15) 望月泉，大井竜司，千葉庸夫，他：先天性胆道閉鎖症と門脈圧亢進症．胆と膵 1987；8（1）：17-25.

16) Ando H, Ito T, Nagaya M：Partial splenic embolization decreases the serum bilirubin level in patients with hypersplenism following the Kasai procedure for biliary atresia. J Am Coll Surg 1996；182（3）：206-210.

17) Toyosaka A, Okamoto E, Okasora T, et al：Late complications after successful Kasai's operation for biliary atresia. Nihon Geka Gakkai Zasshi 1989；90（9）：1348-1352.

18) Jin GY, Lv CZ, Tang D, et al：Effect of partial splenic embolization on the immune function of cirrhosis patients with hypersplenism. Asian Pac J Trop Med 2016；9（7）：702-706.

19) 仁尾正記，佐野信行，石井智浩，他：門脈圧亢進に伴う脾機能亢進症に対する部分的脾動脈塞栓術の効果；血小板数の長期的推移に関する検討．日小外会誌 2003；39（2）：181-186.

20) Nio M, Hayashi Y, Sano N, et al：Long-term efficacy of partial splenic embolization in children. J Pediatr Surg 2003；38（12）：1760-1762.

21) 檜顕成，新開真人，大浜用克，他：胆道閉鎖症術後脾機能亢進症におけるPSEの効果と長期予後に関する検討．こども医療センター医誌 2002；31（3）：137-143.

22) Ando H, Ito T, Seo T, et al：Splenectomy in biliary atresia patients with recurrent jaundice following partial splenic embolization. Tohoku J Exp Med 1997；181（1）：167-174.

23) Li YN, Miao XY, Qi HZ, et al：Splenic artery trunk embolization reduces the surgical risk of liver transplantation. Hepatobiliary Pancreat Dis Int 2015；14（3）：263-268.

24) Cescon M, Sugawara Y, Takayama T, et al：Role of splenectomy in living-donor liver transplantation for adults. Hepatogastroenterology 2002；49（45）：721-723.
25) Umeda Y, Yagi T, Sadamori H, et al：Preoperative proximal splenic artery embolization：A safe and efficacious portal decompression technique that improves the outcome of live donor liver transplantation. Transpl Int 2007；20（11）：947-955.
26) Shimada M, Ijichi H, Yonemura Y, et al：The impact of splenectomy or splenic artery ligation on the outcome of a living donor adult liver transplantation using a left lobe graft. Hepatogastroenterology 2004；51（57）：625-629.
27) Lüsebrink R, Blumhardt G, Lohmann R, et al：Does concommitant splenectomy raise the mortality of liver transplant recipients? Transpl Int 1994；7 Suppl 1：S634-S636.

〔一般向けサマリー〕

　胆道閉鎖症の患者さんでは，手術後に脾臓の大きさが徐々に増大し，脾臓の機能が亢進した症状をきたす場合があります。具体的には脾臓の機能が亢進すると，血液中の血小板の数が少なくなり，ちょっとした打撲などで出血しやすい，あるいは出血した部位での血液が固まりにくいなどの症状が現れます。このような症状は日常生活に支障をきたしますので，脾臓の機能が亢進した状態に対する治療を受けられることをお奨めします。治療法としては脾臓を摘出する，あるいは脾臓を栄養する血管を部分的に遮断して機能を低下させるなどの方法がありますが，医療機関で十分に相談してください。

CQ 22 | 難治性の胆管炎，治療抵抗性の門脈圧亢進症による病態に肝移植は有用か？

推奨

難治性の胆管炎，治療抵抗性の門脈圧亢進症による病態に肝移植を行うことを推奨する。

推奨の強さ「 1 」：行うことを推奨する（一致率76％）
エビデンスの強さ：C（弱）

■■ 解説 ■■

　胆管炎や食道・胃静脈瘤，脾機能亢進症などの門脈圧亢進症は，胆道閉鎖症に合併する病態であり，JBAR2021の追跡調査によると，胆管炎は初回登録時に44.7％，5年目で自己肝症例の18.5％に認め，食道・胃静脈瘤の合併は1年目に自己肝症例の18.1％，5年目で28.2％と高率である[1]。なかでも内科的治療に不応な胆管炎や門脈圧亢進症の場合，入院期間は延長して徐々に栄養状態の悪化や肝不全の進行をきたし，胆道閉鎖症の自己肝生存に悪影響を与える。本CQでは，このような症例に対する肝移植の必要性についてエビデンスを得るべく文献をレビューした。

文献検索とスクリーニング

　本CQに対して7つのアウトカム（「総生存率」「QOLの改善」「肝移植の成績」「周術期あるいは肝移植後の特殊な管理」「長期免疫抑制による感染のリスク」「長期免疫抑制による二次発癌のリスク」「肝移植手術の合併症」）を設定し，PubMedで110件，医学中央雑誌で126件，ハンドサーチで0件の計236件の文献を抽出した。この文献を一次スクリーニングし，47件の文献が二次スクリーニングの対象となり，最終的に16件が抽出された。15編は観察研究，1編は症例報告であった。

151

益の評価

総生存率（益）

　JBAR2021[1] によると，自己肝での10年生存率は51.2％に対し，肝移植を含めた10年生存率は88.7％であり，肝移植は胆道閉鎖症術後の予後改善に大きく寄与している。日本肝移植学会の肝移植症例登録報告[2] では，胆道閉鎖症に対する肝移植は，生体肝移植が2,553例，脳死肝移植は42例で，生体肝移植の依存度は98％ときわめて高い。10年生存率は生体肝移植が89.0％，脳死肝移植が89.9％といずれも良好である。

　胆道閉鎖症術後に胆管炎や門脈圧亢進症を発症すると，自己肝生存に悪影響を与えるため，それらの症状が難治性，治療抵抗性の場合には肝移植が考慮されている[3]~[7]。台湾における national database を用いた肝移植実施群と未実施群の後方視的解析では，胆道閉鎖症術後2年以内の胆管炎の累積発症率には差がなかったが，胆管炎のエピソード回数が肝移植実施群で有意に高い結果であった[8]。また日本の単一施設からの報告では，胆道閉鎖症術後3カ月以内の胆管炎発症症例は，全例が肝移植を要する結果であった[9]。食道・胃静脈瘤を含む消化管静脈瘤からの出血，および再発は治療抵抗性の門脈圧亢進症による病態の一つである。アメリカの単一施設からの報告では，食道・胃静脈瘤出血を発症した胆道閉鎖症術後症例の半数が初発症状後6年以内に死亡，または肝移植を要する危険性があり，発症時の血清ビリルビン値が高値であるほど死亡，あるいは肝移植を要する危険性が高い結果であった[7]。また，黄疸がない症例であっても消化管静脈瘤に対して繰り返し対症療法を施行すれば，制御不能な消化管出血が起こる危険性があり，肝移植を考慮すべきであると報告している[10]。門脈圧亢進症，食道・胃静脈瘤，胆管炎の発症は，その後肝移植の必要性を予測する因子と報告されているが，イギリスの単一施設からの報告では，青年期の胆道閉鎖症術後症例において，16歳以上で胆管炎を発症した症例は将来的に肝移植が必要となる確率は5倍，16歳までに門脈圧亢進症，あるいは食道・胃静脈瘤の既往がある症例では7～8倍であると報告している[11]。

QOL の改善（益）

　QOL の改善の報告に関しては，今回のシステマティックレビューにおいて文献は存在しなかったが，難治性の胆管炎や治療抵抗性の門脈圧亢進症による病態では，胆管炎や消化管出血による長期入院や繰り返す入退院から，通常の社会生活が送れずに患者や家族の QOL は低下している。肝移植が成功すればこれらの病態から脱却でき，QOL の改善が見込まれる。

害の評価

肝移植の成績（害）

　肝移植後の死亡例は術後早期がもっとも多く，胆道閉鎖症においても脳死肝移植で10.1％，生体肝移植で7.3％が術後1年以内に死亡している[2]。レシピエント年齢別の生体肝移植の成績では，10～14歳，および15～17歳の群は，6～11カ月の群に比べて有意に予後不良であった[2]。さらに，日本の胆道閉鎖症2,085例の生体肝移植の成績では，12～17歳の患者の生存率は12歳未満の患者の生存率に比べ有意に低下していた[12]。

周術期あるいは肝移植後の特殊な管理（害）

　周術期あるいは肝移植後の特殊な管理の報告に関しては，今回のシステマティックレビューにおいて文献は存在しなかったが，一般的に難治性胆管炎で肝移植となる場合，過去の抗菌薬の長期使用歴から薬剤耐性菌の保有率が高く，周術期の重症細菌感染症への対応など，通常の肝移植よりも特殊な管理が必要となる。

長期免疫抑制による感染のリスク（害）

　肝移植後の長期免疫抑制による感染リスクの報告に関しては，今回のシステマティックレビューにおいて文献は存在しなかった。しかし，免疫正常患者においては起こる頻度が低い感染（日和見感染）が，肝移植後の免疫抑制によって引き起こされる症例や，全身状態や免疫抑制療法の程度によってより重症化する症例が存在することは明らかである。

長期免疫抑制による二次発癌のリスク（害）

　肝移植後の長期免疫抑制による二次発癌リスクの報告に関しては，今回のシステマティックレビューにおいて文献は存在しなかったが，免疫正常患者においては起こる頻度が低い腫瘍性疾患（post-transplant lymphoproliferative disorders など）が，肝移植後の免疫抑制によって引き起こされる症例が存在することは明らかである。

肝移植手術の合併症（害）

　肝移植後の手術合併症の報告に関しては，今回のシステマティックレビューにおいて文献は存在しなかったが，一般的に治療抵抗性の門脈圧亢進症の病態下では，肝移植手術時に易出血性であり，難治性胆管炎で肝移植となる場合，腹腔内の癒着が強く，癒着剝離や肝摘出に伴う消化管穿孔や術後出血など術後外科的合併症のリスクが高い。

益と害のバランス評価

　システマティックレビューの結果，胆道閉鎖症術後に難治性の胆管炎や繰り返す消化管出血などの治療抵抗性の門脈圧亢進症を呈する症例では，肝移植の必要性が高いことがわかった。日本での肝移植成績は良好であるが，学童期や青年期での肝移植は，乳幼児期の肝移植に比べ予後不良であり，これらの症例に対して内科的治療を繰り返すことは，肝移植のリスクを増やすだけでなく，肝移植の適切なタイミングを逸する可能性もある。肝移植後に感染症や外科的合併症で死亡する症例も存在するが，これらの症例の多くは肝移植によって QOL の改善が見込まれる。

患者・市民の価値観・希望

　胆道閉鎖症術後に胆管炎や消化管出血によって入退院を繰り返している患者や家族は，自己肝での予後に対して大きな不安を抱えている。難治性の胆管炎や治療抵抗性の門脈圧亢進症による病態では，将来的な肝移植の可能性が高いため，患者の多様性や肝移植の不確実性を考慮しても，本推奨は医療者や患者へ適切なタイミングで肝移植を行うための一助となり得る。

費用対効果

今回のシステマティックレビューでは，費用対効果に関する文献はなく評価できなかった。

推奨文の作成

胆道閉鎖症術後の難治性の胆管炎や，治療抵抗性の門脈圧亢進症による病態では，将来的な肝移植の可能性が高い。これらの病態は，現在，日本でも脳死肝移植レシピエントの登録が可能となっている。近年，日本でも脳死下臓器提供が徐々に増加しているが，胆道閉鎖症においては依然としてほとんどが生体肝移植である。このような患者に内科的治療を繰り返しながら肝移植を先延ばしにしていると，適切なドナー不在のため肝移植を断念したり，高齢ドナーからの過小グラフトにより肝移植成績が悪化したりする可能性がある。肝移植が必要な患者に適切なタイミングで肝移植を実施することは重要であるため推奨することとなった。

今後の研究

現在，胆道閉鎖症においては，過去3カ月以内に3回以上繰り返す胆管炎や，過去6カ月に2回以上の消化管出血は，Child-Pugh分類スコアにかかわらず脳死肝移植の登録が可能であるが，胆道閉鎖症の脳死肝移植実施率の低さ（2％）が示すように[2]，胆道閉鎖症の脳死肝移植の増加にはつながっていない。肝移植が必要な胆道閉鎖症の患者が適切に脳死肝移植を受けられるような登録基準の改訂が今後の課題である。

文　献

1）日本胆道閉鎖症研究会・胆道閉鎖症全国登録事務局：胆道閉鎖症全国登録2021年集計結果. 日小外会誌 2023；59（4）：826-833.
2）江口晋，梅下浩司，江口英利，他：肝移植症例登録報告. 移植 2022；57（3）：221-237.
3）Cheng K, Molleston JP, Bennett WE Jr：Cholangitis in patients with biliary atresia receiving hepatoportoenterostomy：A national database study. J Pediatr Gastroenterol Nutr 2020；71（4）：452-458.
4）Sasaki H, Tanaka H, Wada M, et al：Analysis of the prognostic factors of long-term native liver survival in survivors of biliary atresia. Pediatr Surg Int 2016；32（9）：839-843.
5）Hung PY, Chen CC, Chen WJ, et al：Long-term prognosis of patients with biliary atresia：A 25 year summary. J Pediatr Gastroenterol Nutr 2006；42（2）：190-195.
6）Jiang CB, Lee HC, Yeung CY, et al：A scoring system to predict the need for liver transplantation for biliary atresia after Kasai portoenterostomy. Eur J Pediatr 2003；162（9）：603-606.
7）Miga D, Sokol RJ, Mackenzie T, et al：Survival after first esophageal variceal hemorrhage in patients with biliary atresia. J Pediatr 2001；139（2）：291-296.
8）Chen SY, Lin CC, Tsan YT, et al：Number of cholangitis episodes as a prognostic marker to predict timing of liver transplantation in biliary atresia patients after Kasai portoenterostomy. BMC Pediatr 2018；18（1）：119.
9）Koga H, Wada M, Nakamura H, et al：Factors influencing jaundice-free survival with the native liver in post-portoenterostomy biliary atresia patients：Results from a single institution. J Pediatr Surg 2013；48（12）：2368-2372.
10）Sanada Y, Mizuta K, Urahashi T, et al：Indication of liver transplantation for jaundice-free biliary atresia with portal hypertension. Ann Transplant 2011；16（4）：7-11.
11）Jain V, Burford C, Alexander EC, et al：Prognostic markers at adolescence in patients requiring liver transplantation for biliary atresia in adulthood. J Hepatol 2019；71（1）：71-77.
12）Kasahara M, Umeshita K, Sakamoto S, et al：Living donor liver transplantation for biliary atresia：An analysis of 2085 cases in the registry of the Japanese liver transplantation society. Am J Transplant 2018；18（3）：659-668.

〔一般向けサマリー〕

胆道閉鎖症の患者さんで，入退院を繰り返すような胆管炎や食道・胃静脈瘤などからの消化管出血を合

併した場合は，その後に肝移植を必要とする可能性が高いことが明らかになっています。日本では生体肝移植がほとんどですので，そのような患者さんが青年期になると，十分な大きさの肝臓を提供するドナーがいなくなり肝移植が受けられない場合もあります。適切なタイミングで肝移植が行えるように主治医の先生へご相談下さい。

CQ 23　初診時病態の進んだ患者に一次肝移植は有用か？

推奨

初診時病態の進んだ患者に一次肝移植を行うことを限定的に提案する。

推奨の強さ「 **2** 」：行うことを提案する（一致率79％）
エビデンスの強さ：**D**（とても弱い）

■■ 解説 ■■

　胆道閉鎖症患児においてさまざまな要因で初診時にすでに非代償期肝硬変の病態が進んだ状態に陥っている症例がある。そういった症例においては葛西手術そのものが高侵襲手術となり，手術はもとより周術期のリスクは大きいものであるが，葛西手術による改善の期待は高くはないと考えられる。一方で，初診時病態の進んだ胆道閉鎖症患児に一次肝移植を行うことで体格の小ささに伴い手術難度が高くなることなどの問題が発生する。本 CQ ではこの問題について検討することとした。

文献検索とスクリーニング

　本 CQ に対して5つのアウトカム（「総生存率」「無効な葛西手術の回避」「一次肝移植のリスク・合併症」「長期免疫抑制による感染のリスク」「長期免疫抑制による二次発癌のリスク」）を設定し，PubMedで124件，医学中央雑誌で5件，ハンドサーチで1件の計130件の文献を抽出した。この文献を一次スクリーニングし，40件の文献が二次スクリーニングの対象となり，最終的に20件が抽出された。1編はメタアナリシス，19編は観察研究であった。

益の評価

総生存率（益）

　Wang らは，葛西手術施行の有無が肝移植成績に影響を与えるかどうかについて，2015年4月の時点で集積した観察研究14編についてメタアナリシスを行った[1]。その際に集積された胆道閉鎖症症例数は1,560症例で，うち1,190症例（76.3％）に葛西手術が施行されていた。1年，5年患者，およびグラフト生存率に有意差がないという結果であり，この結果は胆道閉鎖症に対し葛西手術を第一選択とする根拠となると結論付けている。

　一次肝移植施行症例は胆道閉鎖症診断時期が遅く，診断時にすでに病状が進んだ症例に行われていると考えられる。Alexopoulos らは，一次肝移植施行症例と葛西手術後肝移植施行症例を比較・検討する際に葛西手術後肝移植施行症例について，葛西手術後の肝移植施行時期が早期（1年以内）と晩期（1年以

降）の症例に分類し比較・検討した。一次肝移植施行症例がもっとも PELD score が高く，かつ術前 ICU 管理症例の比率が高かったが，葛西手術後早期に肝移植施行となった症例予後が一次肝移植施行症例予後よりも低かったと報告している[2]。一方で，Neto らは同様の検討において，葛西手術後早期に肝移植施行となった症例と一次肝移植施行症例においてその成績に差はなかったと報告している[3]。

無効な葛西手術の回避（益）

肝疾患末期状態にあり，葛西手術による効果が期待できないとの判断は困難であるが，病態が進行し，開腹手術・葛西手術そのものの致死的リスクが高く，葛西手術が無効と判断される症例においては葛西手術を回避し，一次肝移植を考慮する。

害の評価

一次肝移植のリスク・合併症（害）

Sandler らは葛西手術後肝移植施行症例において，一次肝移植施行症例と比較して腸管穿孔，出血など，腸管剝離に伴うと考えられる合併症が多く認められたと報告しているが[4]，Wang らによるメタアナリシスの結果では，葛西手術後肝移植施行症例において肝移植後感染症頻度が有意に高かったが，術中出血量においては一次肝移植施行症例と有意差はなかったと報告している[1]。近年の報告においても同様に，肝移植前の葛西手術が肝移植時の外科的合併症頻度を増加させることはないと報告している[5]。

長期免疫抑制による感染のリスク（害）

肝移植後の長期免疫抑制による感染リスクの報告に関して文献は存在しなかった。免疫正常患者においては起こる頻度が低い感染（日和見感染）が，肝移植後の免疫抑制によって引き起こされる症例や，全身状態や免疫抑制療法の程度によってより重症化する症例が存在することは明らかである。

長期免疫抑制による二次発癌のリスク（害）

肝移植後の長期免疫抑制による二次発癌リスクの報告に関して文献は存在しなかったが，免疫正常患者においては起こる頻度が低い腫瘍性疾患（post-transplant lymphoproliferative disorders など）が，肝移植後の免疫抑制によって引き起こされる症例が存在することは明らかである。

益と害のバランス評価

一次肝移植では葛西手術がないため，手術回数が少ないことにより術後合併症は少なくなると予想されるが，近年の報告では差がないとされている。一方で，免疫抑制療法による感染リスクや発癌リスクは評価できなかったが，害となることは明らかである。

患者・市民の価値観・希望

葛西術後に肝移植を行うことよりも一次肝移植を推奨することを支持するエビデンスは少ないが，病態が進んだ状態にある患児に対する手術そのものの侵襲の大きさや術後に肝移植が避けられない可能性が高いことによる家族の負担を考えたとき，一次肝移植という選択肢も提示されることが望ましい。

費用対効果

　今回のシステマティックレビューにおいて費用対効果に関する文献は存在しなかったため評価困難であるが，葛西手術を行っても肝移植を回避できない可能性が高い病態において，一次肝移植（葛西手術を行わないこと）は医療費削減に貢献できる可能性がある。

推奨文の作成

　肝疾患末期状態にあり，葛西手術による効果が期待できないとの判断は困難であるが，病態が進行し，開腹手術・葛西手術そのものの致死的リスクが高く，葛西手術が無効と判断される症例においては葛西手術を回避し，一次肝移植を考慮する。

今後の研究

　葛西手術が無効であると判断する基準については明確なものがなく，今後の研究において明らかとなることが期待される。

文　献

1）Wang P, Xun P, He K, et al：Comparison of liver transplantation outcomes in biliary atresia patients with and without prior portoenterostomy：A meta- analysis. Dig Liver Dis 2016；48（4）：347-352.
2）Alexopoulos SP, Merrill M, Kin C, et al：The impact of hepatic portoenterostomy on liver transplantation for the treatment of biliary atresia：Early failure adversely affects outcome. Pediatr Transplant 2012；16（4）：373-378.
3）Neto JS, Feier FH, Bierrenbach AL, et al：Impact of Kasai portoenterostomy on liver transplantation outcomes：A retrospective cohort study of 347 children with biliary atresia. Liver Transpl 2015；21（7）：922-927.
4）Sandler AD, Azarow KS, Superina RA：The impact of a previous Kasai procedure on liver transplantation for biliary atresia. J Pediatr Surg 1997；32（3）：416-419.
5）Li S, Ma N, Meng X, et al：The effects of Kasai procedure on living donor liver transplantation for children with biliary atresia. J Pediatr Surg 2019；54（7）：1436-1439.

〔一般向けサマリー〕

　胆道閉鎖症の子どもたちにおいては同じ年齢で診断されても肝臓のダメージの程度はさまざまで，胆道閉鎖症がわかったとき（初診時）に肝臓のダメージがかなり進んでしまっている子どもたちもいます。こういった子どもたちにおいては身長や体重といった成長が十分でなかったり，進行した肝のダメージによっておなかに水がたまったり，出血しやすかったりすることがあります。こういった症状がみられるときは治療として，自分の肝臓で症状の改善の可能性が低いと判断されることもあり，肝臓をとりかえる治療を考えたほうがよい場合があります。

第7章

参考資料

公費負担医療の種類と申請方法

　胆道閉鎖症は新生児・乳児期早期の手術のみで治療が終了することはなく，生涯にわたる通院・経過観察が必要となる。さらに，第5章「合併症」に記載されるような合併症を発症した場合には頻回な入院加療を要することも多い。そのような状況では，さまざまな公費負担医療は患者および家族にとって有益なものである。

　本稿では，胆道閉鎖症患者が利用可能な公的医療費助成制度を紹介する。

1. 小児慢性特定疾病

(1) 受給資格

　小児慢性特定疾病対策は，子どもの慢性疾患のうち，特定の疾患については治療期間が長く医療費負担が高額となるため，児童の健全育成を目的として疾患の治療方法の確立と普及，患者家庭の医療費の負担軽減につながるよう医療費の自己負担分を補助するものである。

　胆道閉鎖症については小児慢性特定疾病情報センター[1]に詳細が記載されている。受給資格は，手術時の肉眼的所見あるいは胆道造影像に基づき，胆道閉鎖症病型分類における基本型の3つの形態のいずれかにあてはまることが確認された胆道閉鎖症の確定診断症例である。

　胆道閉鎖症では，基本的に18歳未満の症例が受給対象となるが，18歳到達時点において小児慢性特定疾病の対象になっており，かつ，18歳到達後も引き続き治療が必要と認められる場合には，20歳未満の者も対象となる[1]，という条件に該当するため，18歳以上20歳未満の症例も対象となることが多い。また，胆道閉鎖症患者であれば，現状では肝移植後も受給対象である。

(2) 申　請

　申請は指定医療機関の指定医が作成した医療意見書で行う。1枚目の前半は小児慢性特定疾病意見書に共通の項目である。このなかに「小児慢性特定疾病 重症患者認定基準に該当」の項がある（図7-1a）。これは，後述の指定難病の重症度分類とは異なる基準であることに注意が必要である。胆道閉鎖症は小児慢性特定疾病の疾患群別で「慢性消化器疾患」に属する。その疾患群での重症患者認定基準は，気管切開管理もしくは挿管を行っているもの，三月以上常時中心静脈栄養を必要としているものまたは肝不全状態にあるもの，と定められている。この部分は医療費助成にかかわる自己負担上限額の認定に関連する項目となる。

　一方で，「重症度分類」として重症度0～3までを記載する項目が別に定められている。この項は指定難病の重症度分類と共通のコンセプトで設定されている。ただし，後述の指定難病の重症度分類とは異なり，基準は小児慢性特定疾病の枠組みのなかでは明示されておらず，受給の判断材料となっていない（図7-1b）。申請書は，新規申請用と継続申請用の2種類が用意されている。2つの書式における記載内容の違いは，新規申請用では「臨床所見（診断時）」および「検査所見（診断時）」の項目があることである。記載が求められる所見は，今後の小児慢性特定疾病事業のデータベースを利活用した研究に用いられることが想定されており，胆道閉鎖症を含めた小児期発症の難治性疾患の実態解明に有用であることが期待される。認定の有効期間は原則1年以内で，継続のためには継続申請を必要とする。

a：共通部分における小児慢性特定疾病 重症患者認定基準の記入部分

b：重症度分類

図7-1 小児慢性特定疾病医療意見書
〔小児慢性特定疾病情報センター：医療意見書；慢性消化器疾患. https://www.shouman.
jp/archives/download/12N_all.pdf より引用・改変〕

（3）給付内容

　医療費助成にかかわる自己負担上限額は，所得区分と重症患者認定基準の内容によって定められている（**表7-1**)[2]。

2. 指定難病

（1）受給資格

　「指定難病」と診断され，「重症度分類等」に照らして病状の程度が一定程度以上の場合は，「難病の患者に対する医療等に関する法律」（難病法）による医療費助成の対象となる。2015年7月から胆道閉鎖症が指定難病に追加され，現状では，以下の重症度分類で重症度2または3が受給対象となっている（**表7-2**)[3]。胆道閉鎖症患者であれば，肝移植後も重症度2以上は受給対象となる。また，症状の程度が重症度分類に該当しない軽症者でも高額な医療の継続が必要な人は，医療費助成の対象となるとされている。個別事案については医療ソーシャルワーカーなどへの確認が必要である。

　重症度判定項目のなかでもっとも症状の重い項目を該当重症度とする。胆汁うっ滞については，あれば重症度1以上。重症度2以上かどうかは他の5項目の状態によって決定され，必ずしも胆汁うっ滞の存在は必要とはしない。

表7-1 小児慢性特定疾病の医療費助成にかかわる自己負担上限額

階層区分	年収の目安 （夫婦2人子ども1人世帯の場合）		自己負担上限額		
			一般	重症※	人工呼吸器等装置者
I	生活保護等		0円		
II	市町村民税 非課税	低所得 I （〜約80万円）	1,250円		
III		低所得 II （〜約200万円）	2,500円		
IV	一般所得 I （市区町村民税7.1万円未満，〜約430万円）		5,000円	2,500円	500円
V	一般所得 II （市区町村民税25.1万円未満，〜約850万円）		10,000円	5,000円	
VI	上位所得 （市区町村民税25.1万円以上，約850万円〜）		15,000円	10,000円	
	入院時の食費		1／2自己負担		

※重症 ①高額な医療費が長期的に継続する者（医療費総額が5万円／月（例えば医療保険の2割負担の場合，医療費の自己負担が1万円／月）を超える月が年間6回以上ある場合），②現行の重症患者基準に適合するもの，のいずれかに該当。

〔小児慢性特定疾病情報センター：小児慢性特定疾病の医療費助成に係る自己負担上限額.
https://www.shouman.jp/assist/expenses より引用・改変〕

表7-2 指定難病における胆道閉鎖症の重症度判定と重症度分類

因子／重症度	軽快者	重症度1	重症度2	重症度3
胆汁うっ滞	―	1+		
胆道感染	―	1+	2+	3+
門脈圧亢進症	―	1+	2+	3+
身体活動制限	―	1+	2+	3+
関連病態	―	1+	2+	3+
肝機能障害	―	1+	2+	3+

〔難病情報センターホームページ（2024年7月現在）から引用〕

重症度分類

・軽 快 者：胆道閉鎖症に起因する症状・所見がなく，治療を必要としない状態
・重症度1：胆道閉鎖症に起因する症状・所見があり治療を要するが，これによる身体活動の制限や介護を必要としない状態
・重症度2：胆道閉鎖症に起因する症状・所見のため治療を要し，これによる身体活動の制限や介護を要する状態であるが，病状が可逆的またはその進行が緩やかで肝移植を急ぐ必要がない状態
・重症度3：胆道閉鎖症に起因する症状・所見，もしくは著しくQOL低下をきたす続発症により生命に危険が及んでいる状態，または早期に肝移植が必要な状態

1）重症度分類（令和7年度以降に改訂予定）

　小児期発症希少難治性肝胆膵疾患の厚生労働科学研究が継続的に実施されている。この政策研究によって表7-2の重症度分類が策定され，指定難病における胆道閉鎖症の重症度認定で用いられている。

　本重症度分類は，① 胆汁うっ滞，② 胆道感染，③ 門脈圧亢進症，④ 身体活動制限，⑤ 関連病態，⑥ 肝機能障害の6項目により軽快者，重症度1，重症度2，重症度3の区分がある。重症度2では将来肝移

植が必要となる可能性が予測され，重症度3は早期の肝移植が必要な状況とされる。また，重症度分類は胆道閉鎖症が指定難病に追加されてから5年を経過したなかで，新たなエビデンスを反映した形での重症度分類見直し作業が進められている。

A）胆汁うっ滞

持続的な顕性黄疸を認めるものを1＋とする。

B）胆道感染

胆道感染の重症度は，過去1年間の入院期間が1カ月未満を1＋，1カ月以上半年未満を2＋，半年以上の入院を要するもの，あるいは重症敗血症を合併したものを3＋と規定される。

C）門脈圧亢進症

門脈圧亢進症に伴う症候としては食道・胃静脈瘤，脾機能亢進症，続発性肺血流異常（肝肺症候群，門脈肺高血圧症）があり，それぞれの徴候ごとに重症度が規定されている。食道・胃静脈瘤は内視鏡所見および出血の既往の有無により規定され，コントロールできない静脈瘤出血を認める場合が3＋となる。続発性肺血流異常は病態の重症度に従って規定される。肝肺症候群では室内気の動脈血酸素分圧が60mmHg未満（参考所見：経皮酸素飽和度では90％以下）のときに3＋と判定される。門脈肺高血圧症は肺動脈性肺高血圧症の重症度分類に従い判定される。門脈圧亢進症に伴う出血傾向，脾腫，貧血，その他の症状の状況によっても重症度が規定される。

D）身体活動制限

身体活動制限は performance status（PS）に従って評価し，PS 0：（無症状）の重症度は－，PS 1：（軽作業可）は1＋，PS 2：（50％以上起居），または PS 3：（50％以上就床）が2＋である。PS 4：（終日就床）は3＋である。

E）関連病態

皮膚瘙痒は白取の痒み重症度基準に従って評価され，終日の耐え難い瘙痒や眠れないほどの瘙痒が3＋で，成長・発育障害は身長が－2.5 SD 以下で3＋と規定される。

F）肝機能障害

肝機能障害の程度はアルブミン，血清総ビリルビン，AST あるいは ALT，γ–GTP の高度異常が2系列以上認められるものは1＋，Child–Pugh score が7～9点を2＋，10点以上が3＋と規定される。

（2）申　請

申請は胆道閉鎖症の臨床個人調査票を用いて行う[4]。前半の基本情報は指定難病の臨床個人調査票に共通の項目で，次いで胆道閉鎖症の診断に関する項目と指定難病における重症度分類を判定するための項目への記載を行う。支給認定の有効期間は原則1年以内で，有効期限を過ぎて治療継続が必要な場合は更新の申請が必要となる。

（3）給付内容

医療費助成にかかわる自己負担上限額は所得区分と治療内容（自己負担額とその期間）によって定められている。詳細は難病情報センターの医療費助成のページ[5]に掲載されている。

3. 身体障害者手帳

　胆道閉鎖症の身体障害者手帳制度の枠組みでの受給は，主に「肝臓の機能の障害」により認定される。ただし，続発性肺血流異常を発症している症例では「心臓，じん臓又は呼吸器の機能の障害」により認定される場合もあるが，本項では「肝臓の機能の障害」[6] に関して記述する。

（1）受給資格

　身体障害者手帳制度における肝機能障害は 1 〜 4 級までが規定されている。基本的には Child–Pugh 分類で B（7 点）以上の症例が対象となる。そして等級の決定には 3 種類の「補助的な肝機能検査」，4 種類の「症状に影響する病歴」，3 種類の「日常生活活動の制限」の計10項目のうち，何項目を満たすかが関与する。表7-3に各等級の状態と判定基準，表7-4に等級を決定するための10項目を掲載する。このように身体障害者手帳制度は，小児慢性特定疾病や指定難病と異なり，肝機能障害全体へ対応している制度である。また肝移植を受けた患者については，「抗免疫療法を要しなくなるまでは，障害の除去（軽減）

表7-3　身体障害者手帳制度の肝機能障害における各等級の状態と判定基準

等級	状態	判定基準
1 級	肝臓の機能の障害により日常生活活動がほとんど不可能なもの	Child－Pugh 分類の合計点数が 7 点以上であって，肝性脳症，腹水，血清アルブミン値，プロトロンビン時間，血清総ビリルビン値の項目のうち肝性脳症または腹水の項目を含む 3 項目以上が 2 点以上の状態が，90 日以上の間隔をおいた検査において連続して 2 回以上続くもので，項目（a 〜 j）のうち，5 項目以上が認められるもの
2 級	肝臓の機能の障害により日常生活活動が極度に制限されるもの	Child－Pugh 分類の合計点数が 7 点以上であって，肝性脳症，腹水，血清アルブミン値，プロトロンビン時間，血清総ビリルビン値の項目のうち肝性脳症または腹水の項目を含む 3 項目以上が 2 点以上の状態が，90 日以上の間隔をおいた検査において連続して 2 回以上続くもので，項目（a 〜 j）のうち，a 〜 g までの 1 つを含む 3 項目以上が認められるもの
3 級	肝臓の機能の障害により日常生活活動が著しく制限されるもの（社会での日常生活活動が著しく制限されるものを除く。）	Child－Pugh 分類の合計点数が 7 点以上の状態が，90 日以上の間隔をおいた検査において連続して 2 回以上続くもので，項目（a 〜 j）のうち，a 〜 g までの 1 つを含む 3 項目以上が認められるもの
4 級	肝臓の機能の障害により社会での日常生活活動が著しく制限されるもの	Child－Pugh 分類の合計点数が 7 点以上の状態が，90 日以上の間隔をおいた検査において連続して 2 回以上続くもので，項目（a 〜 j）のうち，1 項目以上が認められるもの

〔厚生労働省：身体障害者障害程度等級表の解説（身体障害認定基準）について．障発第 0110001 号：pp28-29，2003．https://www.mhlw.go.jp/content/000615256.pdf を参考に作成〕

表7-4　等級を決定するために必要な項目

	項目	区分
a	血清総ビリルビン値が 5.0mg/dl 以上	補助的な肝機能検査
b	血中アンモニア濃度が 150 μg/dl 以上	
c	血小板数が 50,000/mm³ 以下	
d	原発性肝がん治療の既往	症状に影響する病歴
e	特発性細菌性腹膜炎治療の既往	
f	胃食道静脈瘤治療の既往	
g	現在の B 型肝炎または C 型肝炎ウイルスの持続的感染	
h	1 日 1 時間以上の安静臥床を必要とするほどの強い倦怠感および易疲労感が月 7 日以上ある	日常生活活動の制限
i	日に 2 回以上の嘔吐あるいは 30 分以上の嘔気が月に 7 日以上ある	
j	有痛性筋けいれんが 1 日に 1 回以上ある	

〔厚生労働省：身体障害者障害程度等級表の解説（身体障害認定基準）について．障発第 0110001 号：pp28-29，2003．https://www.mhlw.go.jp/content/000615256.pdf を参考に作成〕

状態が固定したわけではないので，抗免疫療法を必要とする期間中は，当該療法を実施しないと仮定して，1級に該当するものとする」[7]とされている。

（2）申　請

申請は身体障害者診断書・意見書に記載して行う。記載の注意事項としては，障害の変動に関する因子としての180日以上の断酒についての記述，肝機能障害の重症度を評価するための検査結果は90日以上180日以内の間隔をおいた結果を記載することである。また「総合所見」は，経過および現症からみて障害認定に必要な事項，とくに肝臓機能，臨床症状，日常生活の制限の状態について明記し，併せて将来再認定の要否，時期などを必ず記載する，とされている。

（3）給付内容

3級以上の認定を受けている場合には心身障害者医療費助成の対象となり，医療費助成を受けることができる。ただし，所得などの状況により受給状況が異なるとされており，詳細は個別に医療ソーシャルワーカーなどへの確認が必要である。

4.　自立支援医療（育成医療）

（1）受給資格

自立支援医療（育成医療）は，「児童福祉法第4条第2項に規定する障害児（障害に係る医療を行わないときは将来障害を残すと認められる疾患がある児童を含む。）で，その身体障害を除去，軽減する手術等の治療によって確実に効果が期待できる者に対して提供される，生活の能力を得るために必要な自立支援医療費の支給を行うもの」[8]である。

胆道閉鎖症については，「心臓，腎臓，呼吸器，ぼうこう若しくは直腸，小腸又は肝臓の機能の障害によるもの」に該当し，「肝臓機能障害に対する肝臓移植後の抗免疫療法」に伴う医療について対象となる。基本的に18歳未満の症例が受給対象となり，18歳以上の場合は更生医療の支給となる。

（2）申請

申請は自立支援医療（育成医療）意見書に記載して行う。必要書類の詳細については居住する各自治体への確認が必要である。

（3）給付内容

指定自立支援医療機関として指定された医療機関で利用可能であり，保険診療の自己負担分について，本人または属する「世帯」の収入等に応じて，5つの区分の負担上限月額が設定されている（表7-5）。

5.　特別児童扶養手当

（1）受給資格

特別児童扶養手当は，精神または身体に障害を有する児童について手当を支給することにより，これらの児童の福祉の増進を図ることを目的とし，20歳未満で精神または身体に障害を有する児童を家庭で監

表7-5 自立支援医療の患者負担の基本的な枠組み

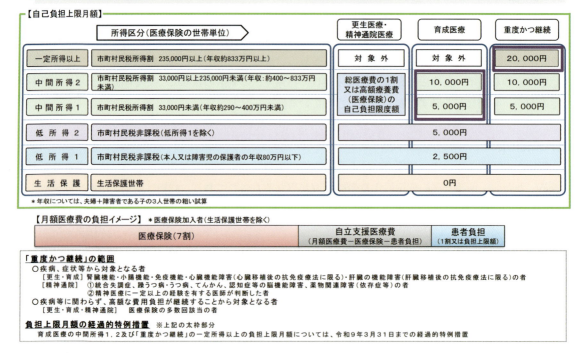

〔厚生労働省：自立支援医療. https://www.mhlw.go.jp/content/000885728.pdf より引用〕

護，養育している父母等に支給される[9]。

胆道閉鎖症については，「胆道閉鎖症およびその手術後が原因となった胆汁うっ滞型肝硬変」として肝疾患による障害の認定の対象となる。

（2）申請

肝疾患による障害の程度は，「自覚症状，他覚所見，検査成績，一般状態，治療および病状の経過，具体的な日常生活状況等により，総合的に認定するもの」とされ，「当該疾病の認定の時期以後，少なくとも1年以上の療養を必要とするものであって，長期にわたる安静を必要とする病状が，日常生活の用を弁ずることを不能ならしめる程度のものを1級に，日常生活が著しい制限を受けるか又は日常生活に著しい制限を加えることを必要とする程度のものを2級」に該当するものとして認定される[10]。

障害判定診断書など必要書類の詳細については居住する各自治体への確認が必要である。

（3）給付内容

支給月額は1級 55,350円，2級 36,860円であり，扶養親族等の数および受給資格者（障害児の父母等）もしくはその配偶者または生計を同じくする扶養義務者（同居する父母等の民法に定める者）の所得額に応じた制限が設けられている（表7-6）[9]。

| 表7-6 | 特別児童扶養手当について　所得制限 |

(単位：円、令和3年8月以降適用)

扶養親族等の数	受給資格者 本　　人		受給資格者の 配偶者及び扶養義務者	
	所　得　額(※1)	参考：収入額の目安(※2)	所　得　額(※1)	参考：収入額の目安(※2)
0	4,596,000	6,420,000	6,287,000	8,319,000
1	4,976,000	6,862,000	6,536,000	8,586,000
2	5,356,000	7,284,000	6,749,000	8,799,000
3	5,736,000	7,707,000	6,962,000	9,012,000
4	6,116,000	8,129,000	7,175,000	9,225,000
5	6,496,000	8,546,000	7,388,000	9,438,000

〔厚生労働省：特別児童扶養手当. https://www.mhlw.go.jp/bunya/shougaihoken/jidou/huyou.html より引用〕

6. こども医療費助成制度

　子育てにかかる経済負担の軽減を図るため，子どもの入院および通院にかかる医療費（保険診療の自己負担分）を助成する制度である。受給対象や所得制限の有無，受給方法，手続方法など自治体により異なっており，確認が必要である。また，自治体により小児慢性特定疾病や育成医療等，国の公費負担医療制度の優先使用が勧められている場合もある。

7. 高額療養費制度

　高額療養費制度とは，医療機関や薬局の窓口で支払った額が，一月（月の初めから終わりまで）で上限額を超えた場合に，その超えた金額を支給する制度である。上限額は年齢や所得により異なり，また複数受診や同世帯受診の合算が可能であることや，年間の上限額を超えた回数などにより上限額が下がる仕組みもあり，詳細は各保険窓口への確認が必要である。健康保険限度額適用認定申請書により申請を行う[11]が，マイナンバーカード健康保険証利用により限度額適用認定証が不要となる場合もある。

文　献

1）小児慢性特定疾病情報センター：胆道閉鎖症，2023.
　https://www.shouman.jp/disease/details/12_08_023/
2）小児慢性特定疾病情報センター：小児慢性特定疾病の医療費助成に係る自己負担上限額.
　https://www.shouman.jp/assist/expenses
3）難病情報センター：胆道閉鎖症（指定難病296）.
　https://www.nanbyou.or.jp/
4）難病情報センター：臨床調査個人票：296　胆道閉鎖症.
　https://www.nanbyou.or.jp/
5）難病情報センター：指定難病患者への医療費助成制度のご案内.
　https://www.nanbyou.or.jp/
6）厚生労働省：身体障害者手帳.
　https://view.officeapps.live.com/op/view.aspx?src=https%3A%2F%2Fwww.mhlw.go.jp%2Fcontent%2F001058481.pptx&wdOrigin=BROWSELINK
7）厚生労働省：身体障害者障害程度等級表の解説（身体障害認定基準）の一部改正について．障発1224第2号，2009.
　・身体障害者障害程度等級表の解説（身体障害認定基準）の一部改正について（◆平成21年12月24日障発第1224002号）（mhlw.go.jp）

8）厚生労働省：自立支援医療.
　　https://www.mhlw.go.jp/stf/seisakunitsuite/bunya/hukushi_kaigo/shougaishahukushi/jiritsu/index.html
9）厚生労働省：特別児童扶養手当.
　　https://www.mhlw.go.jp/bunya/shougaihoken/jidou/huyou.html
10）厚生労働省：国民年金・厚生年金保険障害認定基準（第13節／肝疾患による障害）；1 認定基準.
　　https://www.mhlw.go.jp/file/05-Shingikai-12501000-Nenkinkyoku-Soumuka/0000014685.pdf
11）全国健康保険協会：健康保険限度額適用認定申請書.
　　https://www.kyoukaikenpo.or.jp/g2/cat230/r121/

胆道閉鎖症に関する情報の入手先一覧

小児慢性特定疾病情報センター：胆道閉鎖症
　　https://www.shouman.jp/disease/details/12_08_023/
難病情報センター：胆道閉鎖症（指定難病296）
　　　　　　https://www.nanbyou.or.jp/
日本胆道閉鎖症研究会：https://jbas.net/
胆道閉鎖症の子どもを守る会：https://tando.lolipop.jp/

索 引

A〜Z

biliary atresia splenic
malformation（BASM）
　　　　　　　　　 8, 37, 46
ductal plate malformation
（DPM）　　　　 8, 34, 36
focal nodular hyperplasia
（FNH）　　　 8, 112, 113
model for end-stage liver
disease（MELD）… 7, 8, 131
partial splenic embolization
（PSE）　　　 9, 112, 147
pediatric end-stage liver
disease（PELD）… 7, 8, 131
percutaneous transhepatic
cholangio drainage（PTCD）
　　　　　　　　　　　 122
quality of life（QOL）… 9, 25
SpO₂　　　　　　 113, 131
ST 合剤　　　　　　　　 96
triangular cord sign（TCS）
　　　　　　　　 9, 31, 54
UDCA
（ウルソデオキシコール酸）
　　　　　　　　 7, 9, 98

SpO₂ → SpO_2

い

一次肝移植　　　 6, 12, 155
遺伝性　　　　　　　　　 44

え

疫学的特徴　　　　　　　 42
エビデンスの強さ　　　　 28

か

灰白色便　　　　 7, 38, 52

葛西手術

　　　 6, 30, 55, 83, 88, 130
再――　　　　　　　　 101
家族性　　　　　　　　　 44
合併奇形　　　　　　　　 46
肝移植の適応　　　　　 131
肝硬変　　　　　　　　　 6
　胆汁性――　　　　 34, 35
肝細胞がん　　　　 113, 140
肝腫大　　　　 6, 38, 52, 65
肝生検　　　　　　　 6, 70
肝線維化　　 34, 35, 76, 132
肝胆道シンチグラフィ
　　　　　　　 6, 31, 54
肝内結石　　　　　 6, 112
肝内胆管拡張　　　 6, 112, 122
肝内胆管がん　　　　　 113
肝肺症候群　6, 113, 131, 163
肝不全　　　　　　　　　 6
肝門部結合織　　　　 36, 76
　――塊　　　　　　　　 6

き

季節性　　　　　　　　　 43
逆流防止手術　　　　　　 84
急性胆管炎診断基準　　　 7

け

経皮的動脈血酸素飽和度
　　　　　　　　 113, 131

こ

高額療養費制度　　　　 167
抗菌薬　　　　　　 95, 117
こども医療費助成制度　 167

さ

在胎週数　　　　　　　　 44

し

自己肝生存率　 6, 32, 88, 130
指定難病　　　　 6, 33, 161
重症度分類　　　　 33, 162
十二指腸液検査　　　　　 54
重要臨床課題　　　　　　 25
出生体重　　　　　　　　 44
腫瘍　　　　　　　 113, 140
小児慢性特定疾病　　 6, 160
食道・胃静脈瘤
　　　　 6, 112, 124, 143, 163
自立支援医療（育成医療）… 165
人工腸弁　　　　　　　　 84
人種差　　　　　　　　　 43
身体障害者手帳　　　　 164

す

推奨の強さ　　　　　　　 28
頭蓋内出血　　　　　 52, 82
スクリーニング
　　　　　 6, 52, 59, 140
ステロイド　　　 6, 91, 119

せ

性差　　　　　　　　　　 42
成長発育障害　　　　 6, 135
生理的黄疸　　　　　　　 53
遷延性黄疸　　　 6, 52, 65
染色体異常　　　　　　　 48

そ

早期手術　　　　　　　　 88

た

淡黄色便 ……………… 7, 52, 62
胆管炎 ……………… 6, 84, 95, 112,
　　　　　　　　　117, 119, 151
胆道再建 …………………………83
胆道閉鎖症全国登録 ……… 7, 30
胆道閉鎖症病型分類 …………31

ち

地域差 …………………………42
直接胆道造影 …………… 7, 55

と

特別児童扶養手当 ………… 165
トランジション ………… 25, 30

に

日本胆道閉鎖症研究会…………30
妊娠・出産 …………… 133, 137

の

濃褐色尿 …………………………38

は

発生頻度 …………………………42

ひ

脾機能亢進症 ……… 7, 112, 147
ビタミンK ………… 7, 82
脾摘 …………………………… 147
病因 …………………………34
病的出血 …………………………82

ふ

腹腔鏡手術 …………………… 105
腹部超音波検査 　7, 54, 140
部分的脾動脈塞栓術 …… 7, 112

へ

便色カード …7, 30, 52, 59, 62

ほ

母乳性黄疸 …………… 7, 38, 53

め

免疫抑制 ……… 136, 153, 156

も

門脈圧亢進症 …7, 112, 151, 163
門脈肺高血圧症
　　　　　　　7, 113, 131, 163

よ

予防投与 ………………96, 117

JCOPY	〈(社)出版者著作権管理機構 委託出版物〉

本書の無断複写は著作権法上での例外を除き禁じられています。
複写される場合は，そのつど事前に，下記の許諾を得てください。
(社)出版者著作権管理機構
TEL. 03-3513-6969　FAX. 03-3513-6979　e-mail：info@jcopy.or.jp

胆道閉鎖症診療ガイドライン〈第2版〉

定価（本体価格 5,000 円＋税）

| 2018 年 10 月 5 日 | 第 1 版第 1 刷発行 |
| 2024 年 11 月 18 日 | 第 2 版第 1 刷発行 |

編　集	日本胆道閉鎖症研究会
発行者	長谷川　潤
発行所	株式会社　へるす出版
	〒164-0001　東京都中野区中野 2-2-3
	☎（03）3384-8035〈販売〉
	（03）3384-8155〈編集〉
	振替 00180-7-175971
	http://www.herusu-shuppan.co.jp
印刷所	広研印刷株式会社

© 2024 Printed in Japan　　　　　　　　　　　　　〈検印省略〉
落丁本，乱丁本はお取り替えいたします。
ISBN 978-4-86719-102-6